MMT

MÜNCHENER MEDIZINISCHE TASCHENBÜCHER

Ingo Füsgen

Demenz

Praktischer Umgang mit Hirnleistungsstörungen

4., neu bearbeitete Auflage

Medizin & Wissen

Prof. Dr. med. Ingo Füsgen

Ärztliche Direktor der
Geriatrischen Kliniken Wuppertal
der Kliniken St. Antonius

Lehrstuhl für Geriatrie
der Universität Witten-Herdecke

Carnaper Str. 60
42283 Wuppertal

Lektorat: Brigitte Schwartz

Die Deutsche Bibliothek – CIP-Einheitsaufnahme

Füsgen, Ingo:
Demenz : praktischer Umgang mit Hirnleistungsstörungen / Ingo Füsgen. – 4., neu bearb. Aufl.
München : Urban und Vogel, 2001
ISBN 3-86094-119-4

1. Auflage bei MMV Medizin Verlag GmbH, München 1991

Urban & Vogel ist ein Unternehmen der Fachverlagsgruppe BertelsmannSpringer
4., neu bearbeitete Auflage 2001

Titelbild: Maarten Thiel, Brain drain 1991; Acryl auf Karton (Ausschnitt)

Gesamtherstellung: Zechner Datenservice und Druck, Speyer
Printed in Germany

ISBN 3-86094-119-4

Inhalt

Vorwort zur 1. Auflage 9

Vorwort zur 4. Auflage 12

Altern und Demenz 15
Der physiologische Alternsprozess 15
Zerebrale Veränderungen im Alter 15
„Intellektuelles“ Altern 17
Leichte kognitive Störungen im Alter: Der Übergang zur Demenz? 18

Demenz – Das Krankheitsbild 21
Definition der Demenz 21
Häufigkeit demenzieller Erkrankungen 24
Mögliche Risikofaktoren 28
Formen der Demenz 38
Alzheimer-Krankheit (Demenz vom Alzheimer-Typ = DAT) 40
Levy-Körper-Demenz 42
Frontotemporale Demenzen 44
Vaskuläre Demenzen 46
Begleitsymptome der Demenz 49
Nicht-kognitive Störungen 50
Depressive Symptome und Angst 51
Paranoide Selbsttäuschung 53
Wahn und Halluzinationen 53
Schlafstörungen 54
Antriebsstörungen und Aggressivität 55
Panikreaktionen 56
Persönlichkeitsveränderungen 56
Fehlidentifikationen 57
Epileptische Anfälle 57
Harninkontinenz 57
Stuhlinkontinenz 58
Obstipation 59
Sprachstörungen 60
Bewegungsstörungen 60
Krankheitsprognose 61
Alter und Krankheitsbeginn 64
Geschlecht 64
Schulbildung 64
Familiäre Belastung 64
Schweregrad der Krankheitssymptome 65

Demenz-Diagnose 66
Bedeutung der Frühdiagnose 67
Arzt-Patient-Konflikt 68
Demenzsyndrom nicht übersehen 68
Diagnoseweg 69
Diagnoseschema 71
Eigenanamnese 73
Fremdanamnese 73
Abklärung vaskulärer Faktoren 74
Laboruntersuchungen 74
Testpsychologische Untersuchung 75
Screening-Verfahren 77
Mini-Mental-Status nach Folstein 79
Uhrentest nach Watson 81
Weitere Testverfahren 81
Apparative Untersuchungen 86
Differenzialdiagnose: Akute Verwirrtheit (Delir) 88
Differenzialdiagnose: Depression 91
Einschätzung organisch-internistischer Begleiterkrankungen 95
Überprüfung der Begleitmedikation 96

Bestimmung des Schweregrades und der Funktionsdefizite 98
Einschätzung der Aktivitäten des täglichen Lebens 101

Verlaufs- und Therapiekontrolle 107
„Testbatterie" 107
Einschätzung der „Befindlichkeit" 108
Beurteilung begleitender Symptome 108

Demenz – Das Therapiekonzept 110
Allgemeine Grundsätze der Demenztherapie 111
Aktivieren vor Ruhigstellen 112
Therapieaufklärung bei begrenzter Verständnisfähigkeit 113
Die Bedeutung des ganzheitlichen Therapiekonzeptes 115
Internistisch-geriatrische Basistherapie 116
Nutzen-Risiko-Relation 117
Rehabilitation trotz Demenz? 118
Arzneimitteltherapie 119
Medikamentöse Behandlung der bestehenden Multimorbidität 120
Schmerztherapie 122
Antidementiva (bzw. Nootropika) 123
Praktische Richtlinien 124
Co-Dergocrin 125
Nicergolin 126
Ginkgo biloba 127
Piracetam und Derivate 128
Pyritinol 128
Cholinesterasehemmer 129
Kalziumantagonisten 131
NMDA-Rezeptorantagonisten (Memantine) 132
Weitere medikamentöse Therapien 135
Medikamentöse Therapie nichtkognitiver Störungen 138
Antriebsstörungen, Aggressivität, Angst, Wahn, Halluzinationen 139
Störungen des Schlaf-Wach-Rhythmus 142
Depressive Symptomatik 142
Bewegungsstörungen 143
Harninkontinenz 144
Epileptische Anfälle 145
Psychosoziale Behandlung und Rehabilitation 146
Gedächtnis-, Kompetenz und psychomotorisches Training bei leichten kognitiven Störungen 148
Gedächtnistraining und Gedächtnisspiele 148
Realitätsorientierungstraining (ROT) 152
Wahrnehmungstraining 154
Koordinationstraining 155
Erlebnistraining 155
Psychosoziales Training 156
Arbeitstherapie 156
Bewegungstherapie 157
Gruppengymnastik 161
Toilettentraining bei Harninkontinenz 162
Maßnahmen bei Stuhlinkontinenz 163
Behandlung der Obstipation 164
Kognitive Milieutherapie 165
Ernährung des Demenzkranken 165
Mahlzeiten angenehm gestalten 167
Schwerpunkte der Ernährung 168
Ernährungstherapie 170
Bedeutung der ausreichenden

Flüssigkeits- und Elektrolytaufnahme 172

Umgang mit dem Demenzkranken 175
Demenzkranke zu Hause – Die Rolle der Angehörigen 175
Bedeutung der Angehörigenberatung 175
Belastung der Angehörigen 176
Vermeidung falscher Erwartungen 178
Unterstützung der Angehörigen 180
Validation nach Feil 182
Alltagsfragen im Umgang mit dem Demenzkranken 183
Allein leben – wie lange noch? 183
Autofahren: Warnsignale rechtzeitig beachten! 184
Rauchen 185
Umgang mit Geld 186
Vermögensverwaltung und Regelung finanzieller Angelegenheiten 186
Haustiere 186
Betreuungsgesetz 187
Pflege des Demenzkranken 188
Praktische Tipps zur Körperpflege 189
Kleidung des Demenzkranken 190
Unfallverhütung 190
Praktische Tipps zur Unfallverhütung 191
Verwirrte und demente Patienten in stationären Einrichtungen 192
Gestaltung der Umgebung 194
Strukturierter Tagesablauf 195

Anhang 197
Internationale Klassifikation der Demenz ICD-10 197
Globale Verschlechterungsskala 198
Psychomotorische Kurztests 201
Adressen, die weiterhelfen können 203
Weiterführende Bücher 210

Literatur 213

Register 239

Vorwort zur 1. Auflage (1991)

Demenz: Wir alle sind gefordert!
Mit steigendem Alter nimmt der Anteil an dementen Patienten zu. Die massive Altersverschiebung in der Bundesrepublik mit einer Verdopplung bis Verdreifachung der Anzahl Hoch- und Höchstbetagter wird in den nächsten Dekaden ihre dramatischen Konsequenzen offenbaren: Nach einer neuen Studie der Harvard Medical School erkranken über 10 Prozent der 65-Jährigen an der Demenz vom Alzheimer-Typ – und jenseits des 85. Lebensjahres ist fast jeder Zweite betroffen. Insgesamt ist mehr als die Hälfte aller dementen Patienten vom Morbus Alzheimer betroffen. Trotz eindeutiger Fortschritte in der Grundlagenforschung scheint es hier bisher noch nicht möglich zu sein, spezielle Behandlungs- oder Präventionsstrategien eindeutig zu empfehlen.

Vor dem Hintergrund der steigenden Lebenserwartung wird sich die Demenz zu einem zentralen Problem unserer Gesellschaft entwickeln: Nach offiziellen Statistiken ist davon auszugehen, dass zur Zeit etwa 86 Prozent der Patienten mit demenziellen Erkrankungen zu Hause versorgt werden. Die verbleibenden 14 Prozent der stationär betreuten Patienten verbrauchen allerdings mindestens drei Viertel der von den Krankenkassen für diese Krankheit verausgabten Gelder. Die überwiegend häusliche Betreuung und die daraus resultierende Kostenstruktur wird jedoch in naher Zukunft an ihre Grenzen stoßen, denn durch die Abnahme der jüngeren Jahrgänge wird eine völlige Umschichtung der Bevölkerungsstruktur erfolgen. Die häusliche Versorgung Dementer wird durch die drastische Reduktion des familiären Pflegepotenzials erheblich erschwert werden und ihre Betreuung mehrheitlich nur über öffentliche Hilfe durchgeführt werden können. Doch wir werden nicht alle Dementen in Heimen unterbringen können. Selbst wenn es uns gelingen sollte, die enormen Geldmengen für den Bau neuer Pflegeheime und die Betreuung der Patienten aufzubringen, wird es uns vermutlich an der personellen Kapazität für die Pflege mehrerer Millionen Dementer mangeln. Auch wird es nicht ausreichen, dass man den Heimen erhöhte Pflegesätze für die Betreuung Schwerstverwirrter zugesteht, Alzheimer-Gesellschaften gründet und regional zusätzliche gerontopsychiatrische Betten an Krankenhäusern einrichtet – so verdienstvoll dies sicherlich im Einzelnen ist.

Bei der Versorgung Demenz-Erkrankter kommt es wesentlich darauf an, inwieweit die normalen Aktivitäten des täglichen Lebens weiterhin durchgeführt werden können. Es erscheint daher notwendig, eine nahtlose Verbindung zwischen stationären, teilstationären und ambulanten Maßnahmen sowie sozialen Hilfen herzustellen.

Insbesondere erscheint es mir wichtig, eine gezielte geriatrische Schulung der niedergelassenen Ärzte durchzuführen, denn von großer Bedeutung ist neben der Früherfassung demenzieller Prozesse die Mitbehandlung chronischer Organleiden, die zu einer weiteren Verschlechterung der Hirnleistung beitragen können.

Eine Reihe von Leistungstests und psychometrischen Testverfahren erlaubt die Überprüfung der Hirnfunktion in jeder Hausarztpraxis. Zur Behandlung von Hirnleistungsstörungen steht dem Hausarzt eine Reihe nicht-medikamentöser Therapiemöglichkeiten zur Verfügung: Gedächtnistraining, psycho-soziale Programme, Ernährungsberatung und die Motivierung des Patienten zu körperlicher Aktivität; das medikamentöse Therapieangebot umfasst eine breite Palette verschiedener Substanzgruppen. Inwieweit die teilweise in Doppelblindstudien belegten eindrucksvollen Wirksamkeiten allerdings beim Einzelpatienten zum Tragen kommen, kann heute noch nicht vorhergesagt werden.

Geht man davon aus, dass eine Reihe von Medikamenten aktiv in die Vorgänge des Gehirns eingreift und unter bestimmten Voraussetzungen eine Besserung dementieller Symptome zu bewirken scheint, sollte ein Einsatzversuch durchgeführt werden. Es wäre allerdings unverantwortlich, eine medikamentöse Therapie dieser Art ohne Verlaufskontrolle mittels entsprechender Überprüfung durchzuführen.

Wenn es uns nicht gelingt, die Demenzen als zentrales Thema des Gesundheitswesens mit sinnvollen medizinischen Programmen und Betreuungsmöglichkeiten in die Gesellschaft zu integrieren, werden die finanziellen Konsequenzen sehr bald inhumane Fragestellungen aufwerfen.

Demenzielle Erkrankungen können deshalb nicht mehr nur die Angelegenheit spezialisierter Psychiater und Psychologen sein, sondern müssen ein Thema für die gesamte Gesellschaft werden. Die Voraussetzung dafür ist jedoch, dass sich eine grundlegende Veränderung im öffentlichen und ärztlichen Bewusstsein vollzieht – dass nämlich die Demenz keineswegs eine normale Variante des physiologischen Alterns ist, sondern eine Erkrankung, die der genauen diagnostischen Abklärung und Behandlung bedarf.

Prof. Dr. med. Ingo Füsgen

Vorwort zur 4. Auflage

Seit Erscheinen der ersten Auflage ist das Thema Demenz – das entwürdigende Schwinden der geistigen Kräfte – zunehmend in unser aller Bewusstsein gerückt. Man könnte fast sagen, Demenzdiagnostik und -therapie „haben Rückenwind". Dies und auch die Aktivitäten im Forschungsbereich ändern aber nichts daran, dass bis heute die letzlichen Ursachen sowohl der vaskulären als auch der degenerativen Demenzformen unbekannt sind und wir uns weiterhin in hohem Maße mit einer symptomatischen Therapie zufrieden geben müssen. Eine Reihe von neuen Vorstellungen und Behandlungsmöglichkeiten verbessert aber den Umgang mit der Demenz und entsprechend wurde auch das Buch völlig neu bearbeitet.

Im Bereich der medikamentösen Therapie sind neue Substanzen auf den Markt gekommen. Inzwischen wird der Prävention eine hohe Bedeutung zugemessen – beispielhaft seien hier die Früherfassung kognitiver Störungen und die konsequente Behandlung des Risikofaktors Hypertonie herausgegriffen. Daher wurden die entsprechenden Kapitel in der vierten Auflage bewusst ausgeweitet und die übrigen Bereiche dem neuesten Kenntnisstand angepasst.

Praktisches Umgehen mit der Hirnleistungsstörung und damit Krankheitsbewältigung der verschiedenen Demenzformen muss weiter eines unserer großen medizinischen Ziele bleiben, wenn uns nicht die soziale Problematik dieses menschlich und medizinisch so bedrohlichen Krankheitsbildes überrollen soll.

An dieser Stelle sei besonders Frau Carola Herzberg vom Urban & Vogel Verlag gedankt, die diese Neuauflage mit Bravour und Engagement möglich machte.

Diese vierte Auflage ist Herrn Prof. Dr. Siegfried Kanowski, dem Berliner Gerontopsychiater, zu seinem 65. Geburtstag gewidmet. Er hat sich in den 30 Jahren seiner wissenschaftlichen Tätigkeit schwerpunktmäßig der Aufarbeitung demenzieller Fragestellungen in Diagnostik und Therapie gewidmet und auch immer wieder die begleitenden psychosozialen Fragestellungen aufgegriffen. Mit seinem beruflichen Ausscheiden verlieren die von Demenz Betroffenen einen wichtigen Fürsprecher, Forschung und ärztliche Praxis eine vorwärts drängende Persönlichkeit, die sich in vorbildhafter Weise für eine bessere und erfolgreichere Diagnostik und ganzheitliche Behandlung eingesetzt hat.

Wuppertal, im Januar 2001
Prof. Dr. med. Ingo Füsgen

Altern und Demenz

Der physiologische Alternsprozess

Die Anpassung an die Bedürfnisse des täglichen Lebens bestimmt in hohem Maße die Ausbildung der kognitiven Möglichkeiten. Die Fähigkeit, sich durch Lernen und Erinnern an die jeweiligen Erfordernisse anzupassen, die gerne als „neurale Plastizität" bezeichnet wird, ist ebenso wie die verschiedenen Organsysteme dem Alterungsprozess unterworfen [309]. Häufig wird versucht, die bei Hochbetagten zu beobachtenden Verhaltensweisen mit dem neuropathologischen Substrat zu erklären. Eine einfache Korrelation morphologischer und klinischer, insbesondere psychischer, Veränderungen darf aber nur mit äußerster Zurückhaltung vorgenommen werden und stößt auf große Schwierigkeiten. Eine scharfe Grenzziehung zwischen normalem und pathologischem psychischen Altern ist kaum möglich; in diesem Bereich lassen sich Krankhaftes und noch Gesundes nicht prinzipiell, sondern nur gradweise unterscheiden [10].

Lernfähigkeit bleibt erhalten

Normales Altern geht zwar mit leichten Veränderungen der kognitiven Fähigkeiten einher, sie beschränken sich aber auf eine langsamere Informationsverarbeitung. Im Unterschied zu Dementen sind gesunde alte Menschen in der Lage, ihren Alltag zu bewältigen; sie sind noch lernfähig und haben keine Störungen der Sprache oder der visuell-räumlichen Funktionen.

Zerebrale Veränderungen im Alter

Die physiologische Alterung des Gehirns scheint innerhalb genetisch vorgegebener Grenzen von den geistigen und körperlichen Aktivitäten abhängig zu sein. Funktion und Anzahl der Hirnnervenzellen verringern sich im Alter kaum, während die Zahl der Synapsen abnimmt. Weiterhin verändern sich biochemische und physiologische Parameter der Neurotransmission wie Dichte und Funktionalität der Rezeptoren sowie Konzentration und signalbedingte Freisetzung von Neurotransmittern [213]. Diese Veränderungen sind in der Re-

Komplexe Veränderungen der Neurotransmission

gel sehr komplex und erlauben meist keine eindeutige Aussage darüber, ob die Aktivität des betroffenen Systems im Alter generell erhöht oder erniedrigt ist. So lässt sich zwar im Bereich der zentralen noradrenergen Neurotransmission eine Abnahme der Rezeptordichte und -funktionalität feststellen, aber auch eine erhöhte Konzentration von Noradrenalin und seinen Metaboliten [301]. Da Psychopharmaka in die chemische Neurotransmission eingreifen, ist es nicht verwunderlich, dass unser Gehirn im Alter empfindlicher auf Substanzen reagiert, die unterschiedliche Transmittersysteme bzw. -rezeptoren beeinflussen und im pharmakologischen Sinne entweder verstärkend oder abschwächend auf diese einwirken.

Die Abnahme des Hirnvolumens beginnt zwischen dem 60. und 65. Lebensjahr [118]. Zwischen dem 80. und 90. Lebensjahr hat sich das Hirnvolumen insgesamt um etwa sechs Prozent verringert. Betroffen ist vor allem die weiße Substanz im Zentrum des Gehirns, die um etwa elf Prozent abnimmt. Bisher weiß man allerdings nicht, ob sich die weißen Leitungsbahnen verdünnen oder ob sie verloren gehen.

Volumenverlust vor allem der weißen Substanz

Die Hirnrinde – insbesondere das Frontalhirn – schrumpft im gleichen Zeitraum nur um etwa drei Prozent. Diese Volumenabnahme beruht offenbar auf einer Zellverdichtung sowie auf einer rückläufigen Anzahl von Synapsen. Die einzelnen Bereiche der Hirnrinde werden unterschiedlich stark von den Alterungsprozessen in Mitleidenschaft gezogen: Besonders betroffen ist das motorische Assoziationsareal im Stirnhirn, dessen Volumen bis zum 90. Lebensjahr um 30 Prozent abnimmt. Dagegen verändert sie sich sehr wenig in täglich geforderten Bereichen wie z.B. der Seh- und Sprachrinde sowie der übergeordneten sensiblen und sensorischen Verarbeitung. Die als „psycho-soziale Rinde“ bezeichnete Area 11 scheint nach den Untersuchungen von *Haug* [118] bis zum Eintritt des Rentenalters konstant zu bleiben, danach jedoch deutlich abzunehmen – entsprechend der Einengung des sozialen Umfelds.

„Intellektuelles“ Altern

Kognitive Fähigkeiten nehmen nur geringfügig ab

Der physiologische Alternsprozess beeinflusst zwar kognitive Funktionen und Verhaltensmuster; die kognitiven Fähigkeiten nehmen jedoch bis in das höhere Alter hinein nur geringfügig ab, sofern sie nicht krankheitsbedingt reduziert werden. Die früher vertretene Ansicht, die Intelligenz habe ihren Gipfel im jungen Erwachsenenalter und gehe danach kontinuierlich zurück, wird heute von den meisten psychologischen Untersuchern als überholt abgelehnt. Ergebnisse neuerer Längsschnittuntersuchungen zeigen, dass ein Nachlassen intellektueller Fähigkeiten vor dem Ende des 50. Lebensjahres als pathologisch angesehen werden muss.

Zwischen dem 65. und 75. Lebensjahr findet sich physiologischerweise eine interindividuell sehr unterschiedliche leichte Abnahme einiger kognitiver Funktionen. Erst jenseits des 80. Lebensjahres gibt es bei einer Reihe von Fähigkeiten eindeutige Leistungseinbußen; sie machen sich insbesondere bei Aufgaben bemerkbar, die Geschwindigkeitskomponenten enthalten.

Kognition
Kognitive Fähigkeiten werden als Komponenten einer Intellekt-Struktur-Verknüpfung angesehen. Die Kognition – das Erkennen – lässt sich definieren als unmittelbares Entdecken oder Wiederentdecken einer Information in verschiedenen Formen und ihr intellektuelles Erfassen.

“Flüssige” und “kristallisierte” Intelligenz

Zur Erklärung der in späteren Lebensphasen oft recht widersprüchlichen Ergebnisse von Intelligenztests wurde die Unterteilung der kognitiven Fähigkeiten in „flüssige“ und „kristallisierte“ Intelligenz postuliert:

Die „flüssigen“ Leistungen betreffen die Geschwindigkeit der Informationsverarbeitung. Sie werden relativ wenig von Erziehung und Erfahrung beeinflusst und sind vor allem von der intakten Physiologie des Nervensystems abhängig. Im Bereich der „flüssigen“ Intelligenz kommt es bereits ab dem 30. Lebensjahr zu Defiziten.

Die“kristallisierten“ Leistungen hingegen stehen in enger Korrelation mit Schulbildung und kulturellem Wissen. Sie können durch entsprechendes Training bis ins höchste Lebensalter gesteigert werden. Die Pauschale vom „abnehmenden Gedächtnis“ ist damit unrichtig. Bei Hochbetagten (90-Jährige und ältere) wird es allerdings schwierig zu unterscheiden, was „normales Altern“ ist und ob eine beginnende Demenz vorliegt [318].

Leichte kognitive Störungen im Alter: Der Übergang zur Demenz?

Alltagsfunktionen nicht wesentlich beeinträchtigt

Von normal alternden und dementen Menschen lässt sich noch eine dritte Gruppe von Personen mit „leichten kognitiven Beeinträchtigungen“ abgrenzen. Deren kognitive Leistungen sind zwar subjektiv und objektiv schlechter als die gesunder Altersgenossen; eine Ursache für die eingeschränkte Kognition kann aber nicht nachgewiesen werden. Auch sind sie nicht wesentlich in ihren Alltagsfunktionen beeinträchtigt.

Leichte kognitive Störungen im „Graubereich“ zwischen den physiologischen Alternsveränderungen und einer beginnenden Demenz finden sich bei Älteren häu-

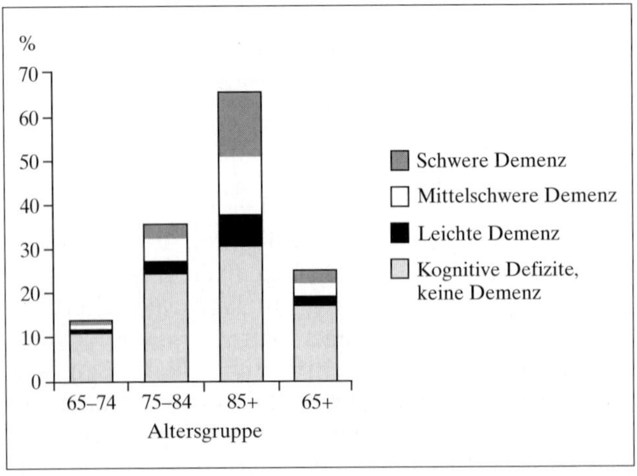

Demenzentwicklung bei ca. 10–15% pro Jahr

Abb.1: Prävalenz von Demenzen und leichten kognitiven Defiziten [nach 105].

fig (Abb. 1). Für derartige Beeinträchtigungen wurden Diagnosen bzw. Bezeichnungen wie „leichte kognitive Störungen“ [337] bzw. „mild cognitive impairment“ [160, 240] oder „altersbezogener kognitiver Abbau“ [8] formuliert.

Subklinische kognitive Defizite, die nicht die Kriterien für eine Demenz erfüllen, aber auch nicht den physiologischen Alternsveränderungen entsprechen, scheinen in der Altenbevölkerung mehr als doppelt so häufig vorzukommen wie Demenzen. Auf Testleistungen und klinischen Beurteilungen beruhende Schätzungen beziffern die Prävalenz auf 16 bis 34 Prozent [53, 62, 105, 117].

Wie Verlaufsstudien zeigen, entwickeln jährlich ca. 10 bis 15 Prozent der Personen mit leichten kognitiven Störungen eine Demenz – im Unterschied zu 1 bis 2 Prozent der bisher gesunden Älteren [241]. Aus prospektiven Studien geht weiterhin hervor, dass bei mehr als 70 Prozent derjenigen, die innerhalb von zwei bis drei Jahren neu an einer Demenz erkrankt sind, bereits vorher leichte kognitive Defizite bestanden haben [54, 60, 280]. Kognitive Einbußen gehen bei älteren Männern mit einer erhöhten Sterblichkeit einher. Amerikanische Wissenschaftler vermuten, dass Faktoren, die zum Abbau der kognitiven Leistungen führen, bei Männern die Sterblichkeitswahrscheinlichkeit mehr erhöhen als bei Frauen [238].

Bisher ist nicht eindeutig geklärt, warum bestimmte Menschen mit leichten kognitiven Störungen eine Demenz entwickeln und andere nicht [148]. Diskutiert werden ein Zusammenhang mit dem Apolipoprotein-E-Status und Frühveränderungen im Bereich des Hippocampus [241]. Bei (noch) nicht dementen Apo-E4-Trägern wurde eine höhere Rate subjektiver Gedächtnisstörungen beschrieben sowie eine stärkere altersassoziierte Gedächtnisverschlechterung [88]. Eine mediotemporale Hirnatrophie im Bereich des Hippocampus und perihippocampaler Strukturen bei Patienten mit leichten kognitiven Defiziten dürfte ein weiterer Prädiktor für eine konsekutive Demenzentwicklung sein [145].

Die Erfassung leichter kognitiver Defizite ist durch psychometrische Tests wie z.B. den Syndrom-Kurztest

Erfassung durch psychometrische Tests

nach Erzigkeit (SKT), die Global Deterioration Scale (GDS) oder das Clinical Dementia Rating (CDR) möglich [148]. Aber auch weitere einfache Tests bieten sich hier an (s. S.77).

Angesichts der Häufigkeit leichter kognitiver Störungen im fortgeschrittenen Alter und des möglichen Übergangs zur Demenz erscheint es sinnvoll, ältere Patienten in der Praxis routinemäßig bezüglich ihrer kognitiven Leistung zu untersuchen [304] und bei Bedarf einer Verlaufsbeobachtung zuzuführen. Dadurch wäre es möglich, demenzielle Prozesse frühzeitig zu erfassen und therapeutische Maßnahmen einzuleiten.

Nach den bisher vorliegenden Erkenntnissen dürfte gerade die Patientengruppe mit leichten kognitiven Defiziten besonders von einem kognitiven Training profitieren [227]. Auch eine frühzeitige Therapie mit Antidementiva erscheint sinnvoll.

Tab. 2: Demenzkriterien nach DSM-IV-R [63].

A Nachweisbare Beeinträchtigung des Kurz- und Langzeitgedächtnisses

- Beeinträchtigungen des Kurz- und Langzeitgedächtnisses (Unfähigkeit, neue Informationen aufzunehmen) können in der Unfähigkeit zum Ausdruck kommen, sich nach fünf Minuten an drei Gegenstände zu erinnern.
- Beeinträchtigungen des Langzeitgedächtnisses (Unfähigkeit, sich an frühere Informationen zu erinnern) kann sich in dem Unvermögen zeigen, sich an persönliche Lebensdaten zu erinnern (z.B. frühere Ereignisse, Geburtsort, Beruf) oder Fakten des Allgemeinwissens korrekt wiederzugeben (z.B. frühere Bundeskanzler, allgemein bekannte Daten).

B Mindestens eines der folgenden Merkmale:

- Beeinträchtigung des abstrakten Denkens, erkennbar z.B. an der Unfähigkeit, Ähnlichkeiten und Unterschiede zwischen verwandten Begriffen herauszufinden, oder an der Schwierigkeit, den Sinngehalt von Worten und Begriffen zu definieren.
- Beeinträchtigtes Urteilsvermögen, erkennbar an der Unfähigkeit, die Lösung persönlicher, familiärer und arbeitsbezogener Angelegenheiten vernünftig zu planen.
- Andere Beeinträchtigungen der höheren kortikalen Funktionen wie Aphasie (Störung der Sprache), Apraxie (Unfähigkeit, motorische Aktivitäten auszuüben – trotz Verständnis und intakter Motorik), Agnosie (Unfähigkeit, Gegenstände wiederzuerkennen oder zu identifizieren – trotz intakter sensorischer Funktionen) und Probleme bei konstruktiven Aufgaben (z.B. Unfähigkeit, dreidimensionale Figuren nachzuzeichnen, Blöcke zusammenzusetzen oder Streichhölzer zu bestimmten Figuren zu legen).
- Persönlichkeitsveränderungen, z.B. Änderung der Akzentuierung prämorbider Persönlichkeitszüge.

C Oben genannte Störungen sind so schwer, dass hierdurch die Arbeit, soziale Alltagsaktivitäten oder Beziehungen zu anderen Menschen deutlich beeinträchtigt werden.

D Die Störung darf nicht nur während eines Delirs vorhanden sein.

E entweder 1. oder 2.

- Es gibt aufgrund der Anamnese, der körperlichen Befunderhebung oder technischer Zusatzuntersuchungen Hinweise auf einen spezifischen oder organischen Faktor (oder Faktoren), der einen ätiologischen Zusammenhang mit der Störung nahe legt.
- Beim Fehlen derartiger Hinweise kann ein ätiologischer organischer Faktor angenommen werden, wenn eine nicht organisch bedingte psychische Störung, wie z.B. eine endogene Depression mit kognitiver Beeinträchtigung, ausgeschlossen werden kann.

Tab. 2: Fortsetzung.

Kriterien für den Schweregrad einer Demenz
Leicht: Obwohl Arbeit und soziale Aktivitäten deutlich beeinträchtigt sind, bleibt die Fähigkeit erhalten, unabhängig zu leben – mit entsprechender persönlicher Hygiene und intaktem Urteilsvermögen.
Mittel: Eine selbständige Lebensführung ist nur mit Schwierigkeiten möglich und ein gewisses Ausmaß an Aufsicht erforderlich.
Schwer: Die Aktivitäten des täglichen Lebens sind derart beeinträchtigt, dass eine kontinuierliche Aufsicht benötigt wird; z.B. besteht die Unfähigkeit, minimale persönliche Hygiene aufrecht zu erhalten, es besteht weitgehende Inkohärenz oder Mutismus.

Demenz durch Symptommuster charakterisiert

Zusammenfassend ist eine Demenz folgendermaßen zu definieren [2]: Ein demenzielles Syndrom ist durch ein Symptommuster charakterisiert. Dies bezieht sich auf kognitive Leistungen, nicht-kognitive Symptome, Alltagsfähigkeiten, Bewusstseinszustand und Krankheitsdauer.

Häufigkeit demenzieller Erkrankungen

Die epidemiologische Forschung versucht, die Inzidenz, Prävalenz und Verteilung von Erkrankungen in bestimmten Bevölkerungsgruppen zu untersuchen. Dies ist aus verschiedenen Gründen schwierig. So ergeben sich etwa bei der exakten Erfassung demenzieller Erkrankungen zahlreiche methodische Probleme: Sie beginnen bei der sogenannten Fallidentifikation, d.h. der Art der Diagnostik, und enden bei der Frage, welche Bevölkerungsgruppe (z.B. eine Krankenhaus- oder Praxispopulation, eine ganze Gemeinde oder Landesregion usw.) untersucht worden ist. Es liegt auf der Hand, dass der Anteil dementer älterer Menschen in einer geriatrischen Klinik oder in einem Pflegeheim höher ist als in einer umschriebenen Region, in der gesunde und möglicherweise auch kranke ältere Menschen in ihrem eigenen Umfeld leben. Für den Arzt in der Praxis bleibt festzustellen, dass alle Studien – ungeachtet der beträchtlichen Streuung in der Höhe der Gesamtraten – eine steile, annähernd exponentielle Zunahme der altersspezifischen Prävalenzraten ausweisen.

Prävalenzraten in Abständen von 5,1 Jahren verdoppelt

Jorm und Mitarbeiter [149] stellten im Rahmen einer Meta-Analyse der zwischen 1945 und 1985 publizierten Untersuchungen fest, dass sich die Prävalenz in konstanten Altersabständen von jeweils 5,1 Jahren verdoppelt. Sind bei den 65- bis 69-Jährigen erst 1,4 Prozent betroffen, erhöht sich die Rate bei den 80- bis 84-Jährigen auf 13 Prozent, bei den 85- bis 90-Jährigen auf 21,6 Prozent und bei den über 90-Jährigen sogar auf 32,2 Prozent. Da der Anteil hochbetagter Menschen in der Bevölkerung weiterhin überproportional zunehmen wird, ist logischerweise mit einer massiv ansteigenden Zahl der Demenzkranken zu rechnen.

Unter Inzidenz versteht man die Rate der Neuerkrankungen innerhalb eines bestimmten Zeitraumes (gewöhnlich ein Jahr). Im Unterschied zur Prävalenz wird die Inzidenz nicht von der Krankheitsdauer beeinflusst und kann deshalb ein unverfälschtes Bild von der Verteilung des Erkrankungsrisikos in der Bevölkerung zeichnen. Das jährliche Neuerkrankungsrisiko wird bei den 60- bis 65-Jährigen auf etwa 0,1 Prozent, bei den 75- bis 80-Jährigen auf 1 Prozent und jenseits des 85. Lebensjahres auf mehr als 5 Prozent geschätzt [Lit. bei 25].

Ab 90 erkranken jährlich 7–14%

Die Vermutung, ab einem bestimmten Alter sei die Risikoperiode für die Entstehung einer Demenz durchschritten und besonders Langlebige seien vor Demenzerkrankungen geschützt, findet keine Bestätigung durch die empirischen Daten. Die vorliegenden Ergebnisse unterstreichen vielmehr, dass von den über 90-Jährigen, deren Zahl inzwischen rasch zunimmt, ein weitaus höherer Anteil als bislang angenommen – nämlich 7 bis 14 Prozent pro Jahr [26, 79, 4] – an einer Demenz erkrankt. Der steile Altersanstieg im Neuerkrankungsrisiko betrifft alle Länder in Europa in gleicher Weise (Abb. 2).

Signifikante Geschlechtsunterschiede in der altersspezifischen Inzidenz von Demenzen scheint es nach den vorliegenden Meta-Analysen nicht zu geben. Allerdings berichten sowohl *Gao* und Mitarbeiter [101] als auch *Jorm* und *Jolley* [151] von einer höheren Alzheimer-Inzidenz bei Frauen, die durch höhere Inzidenzen von vaskulären und sonstigen Demenzformen bei den Männern aufgewogen wird.

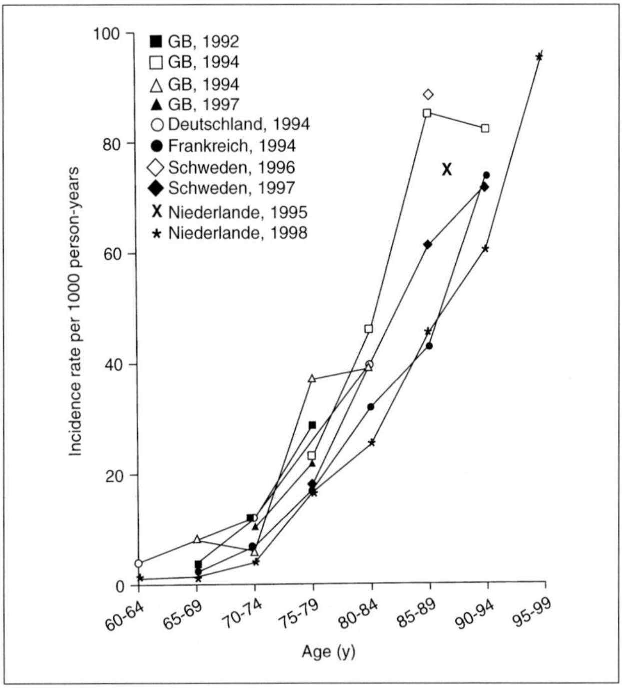

Abb.2: Altersabhängige Inzidenzraten für Demenz [Lit. bei 93].

Unter den Neuerkrankungen überwiegt wie unter den prävalenten Fällen die Alzheimer-Demenz. Sie tritt mit steigendem Alter bei Krankheitsbeginn immer stärker gegenüber den anderen Demenzformen hervor.

In Europa überwiegt die Alzheimer-Demenz

Bei den hochbetagten Patienten handelt es sich häufig um ein Mischbild aus vaskulärer und degenerativer Demenz, wobei dann häufig nicht mehr zu entscheiden ist, welche Demenzform im Vordergrund steht [93, 237]. Nach den vorliegenden Studien kann davon ausgegangen werden, dass in Europa die Alzheimer-Demenz mit fast 60 Prozent gegenüber den vaskulären Demenzformen mit ca. 25,5 Prozent führend ist. Diese Zahlen stehen im Gegensatz zu Untersuchungen aus Asien und Nordamerika, wo sich andere Zuordnungen finden (Abb. 3).

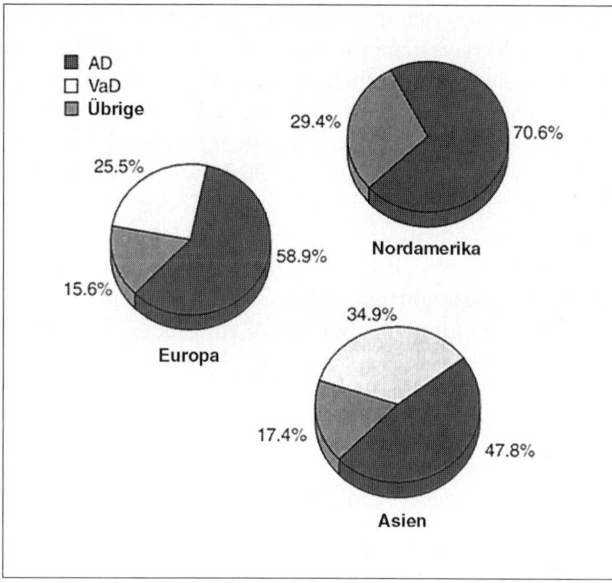

Abb. 3: Inzidenz der verschiedenen Demenzformen: Zusammengefasste Ergebnisse in den verschiedenen Kontinenten (AD = Alzheimer-Erkrankung; VaD = Vaskuläre Demenzformen) [Lit. bei 93].

Mindestens 40 Prozent der an einer mittleren bzw. schweren Demenz Erkrankten werden institutionell betreut und höchstens 60 Prozent verbleiben in Privathaushalten [25]. Mithin wäre davon auszugehen, dass Demente etwa 300.000 der insgesamt knapp 700.000 in Deutschland zur Verfügung stehenden Heimplätze in Anspruch nehmen. In diesem Sinne entfallen die direkten Kosten zu zwei Drittel bis drei Viertel auf die Unterbringung in Alten- und Pflegeheimen. Indirekte Kosten – in erster Linie der unbezahlte Zeitaufwand der pflegenden Angehörigen – liegen um den Faktor 1,4 bis 2,3 über den ausgabenwirksamen Kosten [164]. Bei der stationären medizinischen Behandlung scheinen hingegen für demente Patienten keine höheren Kosten als für altersgleiche Nicht-Demente zu entstehen [226, 257].

Der Anteil der Demenzkranken scheint linear mit dem Sterbealter anzusteigen. Nach einer Repräsentativ-

Anteil der Demenzkranken steigt mit dem Sterbealter

studie befanden sich unter den im Alter zwischen 65 und 69 Jahren Verstorbenen weniger als 5 Prozent Demenzkranke; bei einem Sterbealter von 70 bis 74 Jahren erhöhte sich der Anteil auf 13 Prozent, bei einem Sterbealter von 75 bis 79 Jahren auf 25 Prozent, bei den mit 80 bis 84 Jahren Verstorbenen auf 36 Prozent und bei den Menschen, die zum Zeitpunkt ihres Todes das 85 Lebensjahr überschritten hatten, auf rund 50 Prozent [25]. Von den über 65-jährigen Frauen, die durchschnittlich mit 82,2 Jahren starben, litten 37 Prozent am Lebensende an einer Demenz; bei den Männern, die im Mittel 78,3 Jahre alt wurden, waren es 25 Prozent. Zwischen Frauen und Männern, die im gleichen Alter verstorben waren, ergab sich hinsichtlich des Anteils von Dementen kein Unterschied.

Mögliche Risikofaktoren

Angesichts der sich verändernden Altersstruktur der Bevölkerung sind mögliche Präventionsstrategien nicht nur für alle älteren Menschen, sondern aufgrund der zu erwartenden finanziellen Probleme auch für die Gesundheitspolitik von großem Interesse. Am einfachsten wäre die Prophylaxe im Hinblick auf Risikofaktoren und ihre Beeinflussung.

Als größter Risikofaktor für das Auftreten einer Demenz kann das Alter gelten. Die Gründe dafür sind bisher unklar.

Aus Meta-Analysen zur Inzidenz ergibt sich für Frauen ein höheres Risiko, an einer Alzheimer-Demenz zu erkranken, und für Männer ein höheres Risiko für eine vaskuläre Demenz [101, 151]. Dagegen spricht die auf klinisch diagnostizierten und behandelten Patienten beruhende Rochester-Studie, in der sich, bezogen auf Altersstufen, keine Geschlechtsunterschiede feststellen ließen [259].

Familiäre Belastung

Ein eindeutig definierter Risikofaktor für das Auftreten einer Demenz scheint eine gewisse familiäre Belastung zu sein. Angehörige ersten Grades von Demenzkranken haben nach den vorliegenden Untersuchungen ein 2- bis 3-mal höheres Risiko, selbst eine Demenz zu entwickeln, als Angehörige von Kontrollprobanden [Lit. bei 134]. Verschiedene Studien berichten außerdem über eine Spezifität des Erkrankungsalters bei der Alzheimer-Demenz: Angehörige von Patienten, bei denen vor dem 60. Lebensjahr eine Alzheimer-Demenz diagnostiziert wurde, weisen ein früheres Erkrankungsalter auf als Angehörige von spät erkrankten Patienten [77, 315]. Allerdings sind andere Befunde über den Zusammenhang zwischen familiärer Belastung und Erkrankungsalter widersprüchlich [128, 137].

Es kann als relativ gesichert gelten, dass Träger von krankheitsassoziierten Genen (z.B. ApoE4) früher erkranken. Auch die Progression der Erkrankung scheint bei genetisch belasteten Personen beschleunigt zu sein. Allerdings lässt sich aufgrund der hohen Prävalenz von gesunden Apolipoprotein-E4-Trägern dieses genetische Merkmal nicht als Prädiktor oder diagnostischer Marker für die individuelle Diagnose verwenden [223].

Kopfverletzungen in der Vorgeschichte

Als Risikofaktor für das Auftreten einer Alzheimer-Demenz werden auch immer wieder Schädelprellungen bzw. Kopfverletzungen in der Vorgeschichte diskutiert. Entsprechende Vermutungen stützen sich auf Ähnlichkeiten in der Pathologie der Dementia pugilistica bei ehemaligen Boxern und der Alzheimer-Demenz. Fall-Kontroll-Studien sprechen für diese Hypothese [251]; in Kohortenstudien fand man hingegen meist keine Risikoerhöhung. Einer Studie zufolge besteht nur bei Trägern des ApoE4-Allels ein Zusammenhang mit Schädelhirntraumen [115]; diese Schlussfolgerung konnte jedoch von *O´Meara* und Mitarbeitern [221] nicht bestätigt werden.

Übermäßige Zufuhr von Aluminium

Als weiterer ursächlicher Faktor für die Alzheimer-Demenz wird eine übermäßige Zufuhr von Aluminium erwogen, da im Gehirn von Alzheimer-Patienten abnorm hohe Konzentrationen dieses neurotoxischen Metalls gefunden wurden. Einige Untersuchungen weisen auf eine positive Korrelation zwischen dem Aluminiumgehalt des Trinkwassers und dem Auftreten von Alzheimer-Demenz in der entsprechenden Gegend hin; epidemiologische Studien dieser Art werden aber von manchen störenden Faktoren beeinflusst, abgesehen davon, dass die Aufnahme von Aluminium aus dem Trinkwasser nur einen geringen Teil der Gesamtaufnahme durch die Nahrung ausmacht. Aluminium spielt möglicherweise eine verstärkende Rolle, kommt aber als hauptsächlich kausales Agens heute nicht mehr in Frage. Ein eindeutiger Zusammenhang zwischen der bekannten Neurotoxizität von Aluminium und dem neurogenen Prozess bei der Alzheimer-Erkrankung konnte bisher nicht bewiesen werden [344].

Zinkdefizit

Ebenfalls diskutiert wurde die Hypothese, dass ein Mangel an Zink – eines Bestandteils vieler wichtiger Enzyme – ein kausaler Faktor sein könnte. Tatsächlich wurde in bestimmten Gehirnregionen von Alzheimer-Patienten eine Abnahme der Zinkkonzentrationen gefunden [57]. Aber ein direkter Zusammenhang konnte bisher nicht bestätigt werden [Lit. bei 97].

Möglicherweise kann eine Verbesserung der allgemeinen Lebensbedingungen zu einer Verminderung der Demenzrate führen. In diese Richtung weisen Untersuchungen von *Svanborg* und Mitarbeitern [302]: Bei einem Vergleich wirkte sich die Zugehörigkeit zu einem späteren Geburtsjahrgang positiv auf den körperlichen Gesundheitszustand und das kognitive Leistungsniveau im Alter aus. Ob allerdings eine Erhöhung des Lebensstandards auch zu einer niedrigeren altersspezifischen Inzidenz von demenzieller Erkrankungen führen wird, lässt sich nicht sicher beurteilen.

Schulbildung

Ein Zusammenhang zwischen Schulbildung und Demenz wurde zunächst in Prävalenzstudien festgestellt, aber nicht von allen Untersuchern bestätigt. Mehrheitlich deuten die prospektiven Studien jedoch auf ein höheres Erkrankungsrisiko bei geringer Schulbildung und in den unteren sozialen Schichten hin [26]. Unter Umständen verfügen Personen mit besserer Bildung und lebenslanger Übung kognitiver Fähigkeiten über eine höhere zerebrale Reservekapazität, welche die Manifestation der Krankheitssymptome verzögert [43, 293]. Eine andere Erklärung wäre, dass Intelligenz und Schulbildung ein Indikator für günstigere Lebensbedingungen sind oder für eine verminderte Exposition gegenüber Risikofaktoren in den frühen Lebensjahren und im Beruf, die ihrerseits das Erkrankungsrisiko beeinflussen.

Frühere Studien legen einen inversen Zusammenhang zwischen Rauchen und Alzheimer-Demenz nahe [180], ähnlich den Befunden zum Morbus Parkinson. Gewisse neurophysiologische Befunde sind mit der Hypothese vereinbar, dass eine Stimulation der Nikotinrezeptoren im entorhinalen Kortex von Bedeutung für das Krankheitsgeschehen sein könnte. Diese Hypothese wird seit 1981 immer wieder aufgegriffen [344], von etwa gleich vielen Arbeitsgruppen jedoch vehement abgelehnt [86]. Es gibt aber auch erste Hinweise darauf, dass der Zusammenhang zwischen Rauchen und Alzheimer-Demenz durch genetische Faktoren modifiziert wird. So scheint ein – wenn überhaupt vorhandener – protektiver Effekt von Nikotin auf Apolipoprotein-E4-Träger beschränkt zu sein, während das Rauchen bei genetisch nicht prädisponierten Personen zu einer starken Risikoerhöhung beiträgt [228, 229].

Alkoholkonsum

Ob sich Alkoholkonsum auf das Erkrankungsrisiko auswirkt, lässt sich aufgrund der bisher vorliegenden epidemiologischen Studien nicht beurteilen. Sicher ist, dass Menschen mit hohem Alkoholkonsum ein erhöhtes Demenz-Risiko haben; ein mäßiger Konsum hingegen wirkte sich in Kohortenstudien nicht auf die kognitiven Fähigkeiten aus [175, 126]. Aus einer Prospektivstudie im Gebiet von Bordeaux ergibt sich sogar ein vermindertes Risiko bei Älteren mit geringem bis mäßigem Weinkonsum (bis 0,5 Liter täglich) gegenüber abstinent lebenden Personen vergleichbaren Alters [224].

Mangel an Vitamin B_6, B_{12} und Folsäure

Auch ein chronischer Mangel an Vitamin B_6 und B_{12} sowie Folsäure führt zu einer Minderung des zerebralen Leistungsvermögens, insbesondere im Bereich kognitiver Funktionen. Viele Autoren berichten über niedrige B_{12}-Plasmakonzentrationen bei Demenzkranken – meist ohne entsprechende hämatologische oder neurologische Begleitphänomene. Bei diesen Patienten wurden auch im Liquor niedrigere B_{12}-Konzentrationen beobachtet. Allerdings gibt es Untersuchungen, die darauf hinweisen, dass der B_{12}-Serumspiegel im fortschreitenden Alter insgesamt deutlich zurückgeht und kein signifikanter Unterschied zwischen nicht-dementen und dementen alten Menschen zu finden ist [20]. Interessanter als die Bestimmung der Serumspiegel von Folsäure sowie Vitamin-B_6 und B_{12} ist möglicherweise die der Metaboliten. Vor allem Methylmalonsäure und Homocystein werden hier diskutiert [216]. Allerdings lassen sich aus den derzeitigen Erkenntnissen keine allgemeingültigen Rückschlüsse ziehen.

Depressive Störungen

Ob depressive Störungen zu den frühen Symptomen der Demenz gehören oder ob sie einen Risikofaktor für das Auftreten einer Demenz darstellen, ist strittig. Bei Patienten mit vaskulärer Demenz kommen Depressionen häufiger vor als bei Alzheimer-Kranken [278]. In Fall-Kontroll-Studien fand man eine Assoziation mit depressiven Episoden, die mehr als zehn Jahre vor Beginn der Demenz aufgetreten waren [150, 284]. In einer Meta-Analyse betont *Jorm* [152] noch einmal den Risikofaktor Depression für das Auftreten einer Demenz; er weist aber gleichzeitig darauf hin, dass die Depression eine häufige Begleiterkrankung der Demenz darstellt. Die Frage, ob eine erfolgreiche Depressionsbehandlung das Demenzrisiko vermindern könnte, lässt sich anhand der bisher vorliegenden Untersuchungen nicht beantworten. Sicher scheint zu sein, dass Patienten mit isoliertem Gedächtnisverlust schneller eine Demenz entwickeln als eine Vergleichspopulation [30]. Größere chirurgische Eingriffe führen längerfristig bei etwa 10 Prozent der Betroffenen zu Hirnleistungsstörungen, wobei derzeit das Alter als einziger Risikofaktor bekannt ist [205].

Studien zu protektiven Faktoren: Ergebnisse widersprüchlich

Aus retrospektiven Untersuchungen geht hervor, dass die längerfristige Behandlung mit entzündungshemmenden Substanzen und die Östrogen-Substitution bei Frauen die Häufigkeit von Alzheimer-typischen Krankheitssymptomen verringern bzw. den Zeitpunkt ihres Auftretens verzögern [5]. Insbesondere die „Baltimore Longitudinal Study of Ageing" zeigte einen protektiven Effekt nicht-steroidaler Antiphlogistika, der von der Dauer der Einnahme abhängig war [296]. Dabei ergab sich für die nicht-steroidalen Antiphlogistika Naproxen und Indometacin mit 60 Prozent (relativ zur Häufigkeit bei Nicht-Einnahme) die stärkste neuroprotektive Wirkung. In Bezug auf ASS war in dieser Hinsicht lediglich ein Trend zu erkennen. Das nicht entzündungshemmende Schmerzmittel Paracetamol entfaltete keine schützende Wirkung. Während *Rozzini* und Mitarbeiter [262] in ihren Untersuchungen den protektiven Effekt von antiinflammatorischen Substanzen bestätigten, fanden andere Autoren keinen signifikanten Einfluss auf das Demenzrisiko [129, 248]; in einer Studie wurde sogar ein stärkerer Rückgang der Gedächtnisleistung nach Einnahme nicht-steroidaler Antirheumatika festgestellt [266].

Offen ist auch noch die Frage, ob eine Östrogen-Substitution nach der Menopause das Demenzrisiko vermindert, da bisher keine kontrollierten Studien vorliegen. Aus mehreren Querschnittsuntersuchungen, einschließlich Untersuchungen mit histopathologisch bestätigter Diagnose, ergibt sich eine relative Reduktion des Demenzrisikos um ca. 50 Prozent, was dem Effekt der nicht-steroidalen Antiphlogistika entspricht [231]. In einer Meta-Analyse bewerten *Yaffe* und Mitarbeiter [339] den Nutzen einer Östrogentherapie derzeit noch zurückhaltend. *Grodstein* und Mitarbeiter [108] konnten in einer über vier Jahre laufenden Untersuchung an 2.138 Frauen zwischen 70 und 80 Jahren allerdings keinen positiven Effekt einer Hormontherapie auf die kognitiven Funktionen nachweisen.

Ob die Einnahme von Vitamin E und C die spätere Entwicklung einer Demenz beeinflusst, wurde an einer Subgruppe der „Honolulu-Asia-Ageing-Study“ analysiert [193]. Dabei beobachtete man 3.385 Männer nach einer initialen Untersuchung fünf bzw. 11 Jahre lang. In einer multivarianten Analyse wurde der Zusammenhang zwischen Vitamineinnahme bei Studienbeginn und späterer Inzidenz von Demenzen bestimmt. Männer, die sowohl Vitamin C als auch Vitamin E nahmen, erkrankten signifikant seltener an einer vaskulären Demenz; bezüglich der Demenz vom Alzheimer-Typ fand sich hingegen kein protektiver Effekt. Ferner konnte gezeigt werden, dass unter den Nicht-Dementen die Einnahme von Vitamin E oder C mit besseren kognitiven Leistungen korrelierte. Darüber hinaus wird der Einsatz von Vitamin A diskutiert [285].

Über den Einsatz von Antioxidanzien ist insgesamt eine rege Diskussion im Gange. Indepenone, ein synthetisches Analog zum Koenzym Q, soll ebenfalls die Zellmembranen schützen und den Energiestoffwechsel der Gehirnzellen fördern. Allerdings haben Studien, in denen der Zusammenhang zwischen Antioxidanzien und kognitiver Leistung untersucht wurde, bisher keine klaren Hinweise auf einen protektiven Effekt erbracht [153, 200].

Hinsichtlich der Frage, ob innere Krankheiten in einem plausiblen, pathogenetischen Zusammenhang mit der Demenz vom Alzheimer-Typ stehen, wurden bisher zahlreiche Hypothesen untersucht, aber noch nicht bestätigt. Am einfachsten erscheint die Prophylaxe im Hinblick auf die Risikofaktoren der vaskulären Demenz. Der medikamentösen Behandlung atherogener Faktoren (Hypertonie, Diabetes mellitus, Hypercholesterinämie) und des Vorhofflimmerns kommt in der Demenzvorbeugung eine besondere Bedeutung zu.

Kardiovaskuläre Erkrankungen und Hypertonie

Darüber hinaus können kardiovaskuläre Erkrankungen und Hypertonie an der Entstehung verschiedener Demenzformen beteiligt sein [162, 33]. So ergaben sich in histopathologischen Untersuchungen bei 70 bis 90 Prozent der Alzheimer-Kranken Hinweise auf eine zerebrale Arteriosklerose [283, 239]. Demzufolge sind heute Arteriosklerose, Hypertonie, koronare Herzerkrankung, Herzinfarkt, Vorhofflimmern und Zustand nach Bypass-Operation als Risikofaktoren sowohl für die vaskuläre Demenz als auch für degenerative Demenzformen wie die Alzheimer-Demenz anzusehen [305, 35]. Kalorien- und fettreiche Ernährung, Hypercholesterinämie, erhöhte Homocysteinspiegel und das Vorhandensein von Apolipoprotein E4 erhöhen insgesamt das Risiko für die Entwicklung vaskulärer und degenerativer Demenzen.

Menschen, die aufgrund ihrer Ernährung (z.B. Wein und Fisch) ihr Serumcholesterin reduzieren, vermindern damit das Risiko für eine Arteriosklerose und auch für degenerative Demenzformen wie die Alzheimer-Erkrankung [153, 224].

Für die vaskulären Demenzen ist die Hypertonie zweifellos der wichtigste Risikofaktor [273]; sie dürfte aber auch für die degenerativen Demenzformen eine nicht zu unterschätzende Rolle spielen. Epidemiologische Daten zeigen, dass die arterielle Hypertonie in etwa der Hälfte aller Fälle undiagnostiziert bleibt. Dabei erlaubt die 24-Stunden-Blutdruckmessung eine relativ gute Einschätzung des Hochdruck-Schweregrades und der diurnalen Regulation. Wie aus entsprechenden Untersuchungen hervorgeht, ist die fehlende nächtliche Absenkung des Blutdrucks mit spezifischen neuropsychologischen Defiziten korreliert [179]. Inzwischen gilt als unumstritten, dass die Höhe des systolischen Blutdrucks im mittleren Lebensalter die kognitive Funktion im späten Leben bestimmt. Ein erhöhter Blutdruck mit 70 ist in hohem Maße assoziiert mit einer Demenz im Alter von 79 bis 85 Jahren [85].

Antihypertensive Therapie senkt Inzidenz von Demenzen

Es gibt berechtigte Hoffnungen auf einen Rückgang der vaskulären und vielleicht auch der degenerativen Demenzformen bei entsprechender Prävention. Für die direkte antihypertensive Therapie wurde bestätigt, dass sie die Inzidenz der verschiedenen Demenzformen senken kann [84, 85]. Die Lern- und Gedächtnisfunktion verbessert sich, wenn systolische Blutdruckwerte zwischen 135 und 150 mmHg erreicht werden. Einer interessanten Korrelation sind Forscher des NIA (National Institute on Ageing) auf die Spur gekommen: Bei älteren Hypertonikern schwindet das Gehirn stärker als bei altersgleichen Menschen mit normalem Blutdruck, wobei die Atrophie insbesondere diejenigen Gehirnregionen betrifft, die mit der Merkfähigkeit assoziiert sind [298]. Entsprechend schnitten Hypertoniker in psychometrischen Tests zu Gedächtnis, Erinnerung und Verständnis schlechter ab (Tab. 3).

Gute Blutdruckeinstellung ist das beste Antidementivum

Inzwischen mehren sich die Hinweise darauf, dass eine gute Blutdruckeinstellung das beste Antidementivum ist, über das wir derzeit verfügen [163, 85, 275]. Aufgrund der unterschiedlichen Ergebnisse der SHEP- und SYST-EUR-Studie [275, 288] stellt sich die Frage, ob unterschiedliche Antihypertensiva auch unterschiedliche zerebroprotektive Eigenschaften haben. Ein Antihypertensivum könnte zum einen durch die Blutdrucksenkung per se die kognitive Leistungsfähigkeit verbessern; zum anderen könnten aber auch substanzspezifische, blutdruckunabhängige Faktoren wie z.B. die Verbesserung der Endothelfunktion und der rheologischen Fließeigenschaften von Bedeutung sein. Hierfür spricht,

Tab. 3: Ergebnisse psychometrischer Tests bei Hyper- und Normotonikern [nach 298].

Test	Normotoniker	Hypertoniker
Allgemeine Funktion		
Gesamt-IQ	130 ± 10	125 ± 9
verbaler IQ	131 ± 11	123 ± 9
Gedächtnis		
gerade erzählte Geschichte	22 ± 5	19 ± 5
verzögert	19 ± 5	15 ± 5
Aufmerksamkeit		
Zeichenverbindungstest A	39 ± 13	36 ± 9
Zeichenverbindungstest B	76 ± 27	86 ± 31
Sprache		
Syntax Verständnis	22 ± 5	19 ± 5
verzögert	19 ± 5	15 ± 5
Räumlich-visuelle Wahrnehmung		
Nachzeichnen	19 ± 4	18 ± 3
Gesichtswiedererkennung nach Benton	54 ± 4	47 ± 4

dass ein Diuretikum in der SHEP-Studie keinen Effekt hatte, während ein Kalziumantagonist in der SYST-EUR-Studie die Demenzhäufigkeit reduzieren konnte. In diese Richtung weist auch eine Untersuchung von *Lehrl* an einer kleinen Fallzahl [183]. Eine antihypertensive Therapie führte bei Patienten mit Hypertonie und geistigen Leistungsminderungen zu einer Verbesserung der kognitiven Funktionen, wobei ein Kalziumantagonist einem Diuretikum signifikant überlegen war. Interessanterweise wirkte sich die Blutdrucksenkung vor allem auf die Häufigkeit der Alzheimer-Demenz aus. Aufgrund positiver experimenteller Daten werden vorwiegend Kalziumantagonisten, ACE-Hemmer und AT-1-Antagonisten im Hinblick auf eine Reduktion bzw. Prävention von Demenzen untersucht [273].

Anfangs niedrig dosieren

Der Blutdruckeinstellung kommt deshalb oberste Priorität in der Prophylaxe zu. Bei bereits eingetretenen zerebralen Gefäßveränderungen muss sie allerdings sehr langsam erfolgen, da eine eingeschränkte Autoregulation die Toleranz gegenüber einer akuten Blutdrucksenkung verringern kann. Dies betrifft insbesondere Medikamente aus der Gruppe der ACE-Hemmer (z.B. Captopril) und der Alpha-Adrenozeptorenblocker (z.B. Prazosin), die orthostatische Dysregulationen auslösen können. Daher sollte zu Beginn der Therapie jeweils die niedrigste empfohlene Anfangsdosis gewählt werden und vor jeder Dosissteigerung nach passageren neurologischen Symptomen, insbesondere transitorischen ischämischen Attacken, gefragt werden. Medikamente wie Reserpin, die zu einem Mangel an den zerebralen Transmittern Serotonin und Noradrenalin und damit zur Depression führen können, sollten in der Regel nicht mehr gewählt werden.

Nur selten wird eine langsame Blutdrucksenkung über mehrere Wochen nicht toleriert, sondern führt zu einer Häufung neurologischer Symptome. Bei diesen Patienten muss besonders eingehend nach hochgradigen Stenosen der großen kraniellen Arterien gesucht werden, die bei Blutdrucksenkung einen kritischen Abfall der zerebralen Durchblutung verursachen können.

Gewisse Risikofaktoren unterliegen hinsichtlich ihrer Ausprägung einem Wandel. So verlieren mit zunehmendem Alter Hypertonie und Hypercholesterinämie offenbar an Bedeutung, Diabetes mellitus hingegen bleibt unverändert wichtig. Zumindest bei älteren Frauen ist ein Typ-2-Diabetes mit einer schlechteren kognitiven Funktion und stärkerem geistigen Abbau verbunden [107]. Im hohen Alter spielt auch das Vorhofflimmern eine immer größere Rolle. Dagegen hat das Vorliegen einer Epilepsie trotz häufiger klinischer Hinweise in größeren Untersuchungen keine Bedeutung für das Auftreten bzw. Fortschreiten einer Demenz [127].

Multimorbidität früh erfassen und gezielt therapieren

Die zunehmenden Hinweise auf die Bedeutung der Komorbidität machen deutlich, wie wichtig die Früherfassung und gezielte Therapie der Multimorbidität im Alter ist. Die konsequente Behandlung kardiovaskulärer Risikofaktoren im mittleren Erwachsenenalter und ein entsprechendes Gesundheitsverhalten erscheinen somit geeignet, strukturelle Hirnveränderungen im hohen Alter abzuwenden [88]. Kognitive Fitness im Alter kann durch Bewegung und soziale Kontakte erhalten werden. Geistige Aktivität kann eine Demenz zwar nicht verhüten, aber ein besseres Ausgangsniveau bei Auftreten der Erkrankung schaffen.

Direkt verhüten lassen sich hingegen Demenzzustände, die aufgrund einer unkontrollierten Einnahme bzw. einer Abhängigkeit von Medikamenten oder eines langjährigen Alkoholmissbrauchs entstehen oder durch schwerwiegende Ernährungsmängel, Intoxikationen oder Schädelhirntraumen verursacht werden.

Formen der Demenz

Degenerative und/oder vaskuläre Demenz in 90%

In der Fachliteratur werden mindestens 100 verschiedene zur Demenz führende Erkrankungen genannt. Bei Betrachtung der „Altersdemenzen" zeigt sich jedoch, dass in bis zu 90 Prozent eine degenerative Demenz vom Alzheimer-Typ und/oder eine vaskuläre Demenz vorliegt [138]. Nach klinischen Feldstudien ist in Europa und Nordamerika der größte Teil der dementen Patienten von der Alzheimer-Krankheit betroffen. *Schäfer* [268] konnte allerdings für den stationären geriatrischen Bereich in der Bundesrepublik feststellen, dass vaskulären Demenzformen eine höhere Bedeutung zukommt als bisher angenommen. *Burkhardt* und *Lehrl* [38] haben dies für den häuslichen Bereich in Deutschland bestätigt. Eine in Schweden durchgeführte Studie an zu Hause lebenden Demenzkranken erbrachte ähnliche Ergebnisse [279].

Die Unterscheidung zwischen der primär degenerativen Alzheimer-Krankheit und den vaskulären Demenzformen im Alter erscheint jedoch zunehmend fragwürdig [88]. Eine Überlappung der Krankheitsprozesse ist offensichtlich eher die Regel als die Ausnahme. Das Konzept unterschiedlicher Krankheitsprozesse dürfte die Demenzforschung eher behindern und den Blick auf gemeinsame ätiopathogenetische Mechanismen (z.B. die Hypertonie) verstellen. Bei einer Altersgruppe, die durch Multimorbidität charakterisiert ist, lässt sich das Krankheitsgeschehen durch neuropathologische Klassifikationskriterien kaum erfassen.

Zu den selteneren Ursachen für eine Demenz zählen die Pick-Krankheit, der Morbus Parkinson mit Degeneration weiterer Hirnareale („Parkinson plus"), Multisystematrophien sowie die zur Gruppe der spongiformen Enzephalopathien gehörende Creutzfeldt-Jakob-Erkrankung.

Auch reversible neuropsychologische Leistungsminderungen werden als Demenzen bezeichnet. Bei ca. 10 Prozent aller Patienten lassen sich demenzielle Symptome auf eine behandelbare Ursache zurückführen (Tab. 4). Bei korrekter Therapie kann in dieser Gruppe teilweise eine weitreichende Wiederherstellung der zerebralen Leistungsfähigkeit erzielt werden. Auf diese Fälle wird in der Literatur häufig der Begriff „sekundäre" Demenzen angewendet.

Ca. 10% der Demenzen haben behandelbare Ursachen

In der Diagnostik kommt daher den Krankheitsbildern aus dieser Gruppe besondere Bedeutung zu.

Trotz der oben beschriebenen Fragwürdigkeit einer Unterscheidung zwischen der primär degenerativen Alzheimer-Krankheit und den vaskulären Demenzformen wird im folgenden aus didaktischen und Verständ-

Tab.4: „Sekundäre" Demenzen.

Demenzielle Syndrome bei internistischen Erkrankungen:
Chronisch obstruktive Lungenerkrankungen
Chronische Herzinsuffizienz, Herzrhythmusstörungen
Rezidivierende Asystolien
Hypothyreose, Hyperthyreose, Hypoparathyreoidismus, Hyperparathyreoidismus
Chronische Urämie
Leberzirrhose,
Folsäuremangel, Vitamin-B_6-Mangel, Vitamin B_{12}-Mangel
Intoxikationen durch Industriegifte (z.B. Kohlenmonoxid, Quecksilber, Blei, Perchloräthylen)
Intoxikationen durch Medikamente (z.B. Psychopharmaka, anticholinerge Substanzen, Antihypertonika, Antikonvulsiva, Betablocker, Digoxin)
Immunvaskulitis
Exsikkose
Elektrolytstörungen (Hyponatriämie, Hypernatriämie, Hyperkaliämie, Hypokaliämie)
Rheologisch bedingte Hirndurchblutungsstörungen (z.B. bei Polyzytämie, multiplem Myelom)
Demenzielle Syndrome bei neurologischen Erkrankungen:
Chronisch subdurales Hämatom, Hirntumoren
Morbus Parkinson, Chorea Huntington
Myoklonusepilepsie, Multiple Sklerose
Chronischer Alkoholismus, Enzephalitiden

nisgründen auf vier international definierte Formen der Demenz eingegangen: die Alzheimer-Krankheit, die Lewy-Körper-Demenz, die frontotemporale Demenz und die vaskulären Demenzen.

Alzheimer-Krankheit (Demenz vom Alzheimer-Typ = DAT)

Schleichender Beginn, gleichförmiger Verlauf

Die Alzheimer-Krankheit ist eine primär degenerative Krankheit, die langsam und fortschreitend Nervenzellen zerstört. Klinisch kennzeichnend ist ein schleichender Beginn der Symptomatik sowie ein gleichförmiger Verlauf. Abrupte Verschlechterungen, ausgeprägte Tagesschwankungen der Symptomatik sowie deutliche Phasen der Besserung sprechen gegen eine Alzheimer-Demenz. Leichte Schwankungen können jedoch vorkommen.

Nach dem Auftreten unspezifischer Prodromalsymptome wie Kopfschmerz, Müdigkeit, Konzentrationsschwäche und Schwindel, die über Jahre hinweg bestehen können, stellen sich als erste – auch von Beobachtern wahrnehmbare – Symptome kognitive Störungen ein. Dabei fallen insbesondere Gedächtnis- und Orientierungsstörungen auf. Allerdings können auch Wortfindungs- und andere Sprachstörungen erste erkennbare Symptome der Krankheit sein. Nur 47 Prozent der Patienten zeigen Gedächtnisstörungen als erstes Symptom [142].

Häufig stellen die Betroffenen als erste das Nachlassen der Hirnleistung fest. Im Verlauf der Erkrankung nehmen die kognitiven Ausfälle im Ausmaß und in der Anzahl zu. Dabei kann sich die Progression verlangsamen oder beschleunigen.

Als Risikofaktoren werden genetische Merkmale diskutiert. Dabei handelt es sich entweder um einen Defekt, der unmittelbar die Krankheit hervorruft, oder um eine Veränderung, die lediglich das Risiko für die Krankheit erhöht. Veränderungen von fünf Genen auf den Chromosomen 1, 12, 14, 19 und 21 wurden bereits identifiziert. Weiterhin werden Varianten des Apolipoprotein-E-Gens (Apo-E4-Allel) als Risikofaktoren eingestuft. Allerdings kommt einer Untersuchung des Apo-E-Polymorphismus mit Blick auf die Alzheimer-Krankheit weder eine diagnostische noch eine prädiktive Bedeutung zu. Apo-E4 ist nicht nur ein Risikofaktor für eine Alzheimer-Erkrankung, sondern auch für die koronare Herzerkrankung (besonders die früh auftretende Form), die Arteriosklerose und die vaskuläre Demenz. Entsprechend dieser Assoziation findet sich eine Abnahme der Apo-E4-Häufigkeit, wenn Gruppen von Menschen vor und nach dem 65. Lebensjahr verglichen werden.

Frühphase: oft nur Rückzug und Unsicherheit

Bei der Alzheimer-Krankheit handelt es sich um einen schleichenden Prozess. Daher lässt sich manchmal sogar im Nachhinein nur schwer feststellen, wann sie begonnen hat. Die Progression kann während der ersten zwei Jahre sehr gering sein, so dass die Symptomatik stabil wirkt. Im Anschluss an die oft nur durch Rückzug und Unsicherheit gekennzeichnete Frühphase treten im weiteren Krankheitsverlauf die neuropsychologischen Beeinträchtigungen in den Vordergrund. Mnestische Störungen fallen anfangs als Störungen der Merkfähigkeit auf: Neu Erworbenes wird nur schlecht eingeprägt und rasch vergessen, wobei ältere Gedächtnisinhalte anfänglich besser abrufbar sind. Bei fortschreitender Erkrankung bildet sich neben der anterograden Gedächtnisstörung auch eine retrograde Amnesie aus.

Amnestische, apraktische, agnostische und aphasische Störungen

Als Teilleistungsschwächen können amnestische, apraktische, agnostische und aphasische Störungen auftreten. Im Rahmen von apraktischen Störungen ist es oft nur noch eingeschränkt möglich, Tätigkeiten des Alltags, z.B. Essen zubereiten oder Ankleiden, auszuführen oder häusliche Arbeit zu verrichten. Weitere Störungen bestehen in der Unfähigkeit, bekannte Gesichter wiederzuerkennen, Gebrauchsgegenstände zweckentsprechend einzusetzen oder die Uhrzeit abzulesen. Oft findet sich eine verminderte Rechenfähigkeit sowie eine visiokonstruktive Schwäche, z.B. beim Abzeichnen von Figuren. Aphasische Störungen treten zunächst als eine durch Wortfindungsstörungen charakterisierte amnestische Aphasie auf. Typischerweise helfen sich die Patienten mit Umschreibungen.

Motorische oder sensible neurologische Symptome machen sich in der Regel erst in fortgeschritteneren Stadien oder im Endstadium der Erkrankung bemerkbar.

Primitivreflexe und gesteigerte Muskeleigenreflexe sind zumeist die ersten neurologischen Symptome. Später kann eine Bradykinese sowie ein erhöhter Muskeltonus auftreten. Im fortgeschritteneren Stadium finden sich bei jedem fünften bis zehnten Betroffenen Myoklonien, bei jedem dritten ein Parkinson-Syndrom (Tab. 5).

Lewy-Körper-Demenz

Die (idiopathische) Parkinson-Krankheit ist in neuropathologischer Hinsicht charakterisiert durch das Auftreten von Lewy-Körperchen in der Substantia nigra und weiteren subkortikal oder im Hirnstamm gelegenen

Tab. 5: Häufige Zeichen in verschiedenen Stadien der Alzheimer-Krankheit.

Frühstadium
- Vergesslichkeit und Geistesabwesenheit
- Müdigkeit
- Schwierigkeiten beim Erinnern bekannter Wörter
- Unvermögen, Neues zu erlernen
- Verschlechterung des Urteilsvermögens und des Sozialverhaltens

Mittleres Stadium
- Verlust von Logik. Gedächtnis und motorischen Fähigkeiten
- Ungeduld
- Ruhelosigkeit
- Körperliche oder verbale Aggressionen als Reaktionen auf Frustration
- Abnahme verbaler Fertigkeiten und Rechenleistungen
- Abnahme sozialer Fertigkeiten
- Paranoia

Fortgeschrittenes Stadium
- Abnahme der Blasen- und Darmkontrolle
- Abnahme der Fähigkeit, zu sprechen und einfache Anweisungen auszuführen
- Halluzinationen
- Emotionale Störungen, Neigung zur Beschimpfung Angehöriger oder zur Teilnahmslosigkeit
- Ruhigere Gemütsverfassung, da das Bewusstsein dafür, dass etwas nicht in Ordnung ist, verloren geht
- Schlurfender Gang, langsame und unbeholfene Bewegungen

Endstadium
- Unfähigkeit, zu denken, zu sprechen, wahrzunehmen oder sich zu bewegen

Merkmale der Parkinson- und der Alzheimer-Krankheit

Kerngebieten. Unter Lewy-Körperchen versteht man eosinophile Einschlusskörper, die immunologisch auf Ubiquitin reagieren. Bei etwa 7 bis 20 Prozent aller dementen Patienten lassen sich Lewy-Körperchen auch im Kortex nachweisen [198]. In den meisten Fällen findet man außerdem histologische Charakteristika der Alzheimer-Krankheit.

Zum gegenwärtigen Zeitpunkt ist noch offen, ob es sich bei der Lewy-Körper-Demenz um ein eigenständiges Krankheitsbild, eine Variante der Alzheimer-Krankheit oder aber – und dafür sprechen die meisten Befunde – um einen Ausschnitt aus dem Spektrum zwischen Alzheimer-Krankheit einerseits und Parkinson-Krankheit andererseits handelt.

Ähnlich wie bei der Alzheimer-Krankheit basiert die Diagnose auf einem fortschreitenden kognitiven Abbau, der die üblichen sozialen oder beruflichen Aktivitäten massiv beeinträchtigt. Für eine Lewy-Körper-Demenz sprechen drei weitere Kriterien [196]:

- Fluktuierende kognitive Leistung mit ausgeprägten Veränderungen von Aufmerksamkeit und Wachheit;
- rezidivierende, ausgestaltete und detaillierte optische Halluzinationen;
- spontane motorische Parkinson-Symptome.

Detailreiche optische Halluzinationen

Während fluktuierende kognitive Leistungen auch bei anderen Demenzformen vorkommen, lassen sich die beiden anderen Kriterien, nämlich (optische) Halluzinationen und Parkinson-Symptome, relativ gut als Merkmale zur Unterscheidung zwischen Lewy-Körper-Demenz und Alzheimer-Krankheit heranziehen. Ihre Sensitivität ist jedoch eingeschränkt, weil sie nur bei knapp der Hälfte der Patienten mit Lewy-Körper-Demenz vorkommen. Typischerweise halluzinieren die Kranken Personen oder Tiere, die in ihre Wohnung eindringen und sich dort einrichten. Bemerkenswert ist die häufig detailreiche Wahrnehmung und Schilderung. Wenn eine Demenz innerhalb von 12 Monaten nach Beginn einer Rigidität und Bradykinese (typische Parkinson-Symptome) einsetzt, spricht das für eine Lewy-Körper-Demenz. Entwickeln sich die Symptome innerhalb eines längeren Zeitraums, sollte man eher von einer Parkinson-assoziierten Demenz ausgehen.

Folgende weitere Kriterien stützen die Diagnose Lewy-Körper-Demenz: wiederholte Stürze, Synkope, transiente Bewusstseinsverluste, Neuroleptika-Hypersensitivität, systematisierter Wahn und Halluzinationen in anderen Modalitäten.

Die Therapie sollte grundsätzlich behutsam erfolgen. Von den drei einer Therapie zugänglichen Symptombereichen (Parkinson-Syndrom, psychotische Symptome, kognitive Störungen) sollte vorrangig derjenige behandelt werden, der für den Patienten oder seine Umgebung am belastendsten ist.

Frontotemporale Demenzen

Beginn meist zwischen 50. und 60. Lebensjahr

Frontotemporale Demenzen sollen bis zu 10 Prozent aller demenziellen Erkrankungen ausmachen [249]; bei Jüngeren dürften sie nach der Alzheimer-Krankheit die zweithäufigste degenerative Demenzform sein. Den größten Anteil stellt dabei die Frontallappendegeneration (FLD), die von *Brun* erstmals 1987 und dann 1994 [36] endgültig definiert wurde. Sie ist in den klinischen Symptomen identisch mit der 1892 von *Arnold Pick* [243] beschriebenen frontalen und frontotemporalen Atrophie bei dementen Patienten. Bei der Pick-Erkrankung findet sich makroskopisch eine Atrophie des Frontalhirns; bei der FLD kann das Frontalhirn makroskopisch unauffällig wirken. Beide Demenzformen entwickeln sich langsam und beginnen gewöhnlich früher als die Alzheimer-Krankheit, meist zwischen dem 50. und 60. Lebensjahr; auffallend sind frühe, langsam fortschreitende Charakterveränderungen und der Verlust sozialer Fähigkeiten.

Die Ursachen sind unbekannt. Neuropathologisch ist beim Morbus Pick eine Degeneration des Frontal- und Temporalhirns zu erkennen, die sich im bildgebenden Verfahren als Substanzverlust darstellt. Histologisch zeigen sich ein Schwund der Ganglienzellen in den genannten Bereichen und Nervenzellschwellungen mit argyrophilen Einschlüssen (Pick-Zellen). Die hervorstechenden Merkmale der FLD sind eine Astrozytose, eine Mikrovakuolisierung im Neuropil und eine Nervenzellschrumpfung in den Laminae I bis III der frontalen Konvexität. Koinzidente Plaques, Neurofibrillen und

Amyloidangiopathie findet sich vor allem bei über 65-jährigen Patienten mit einer frontotemporalen Demenz.

Überlappen hirnorganisch bedingter und depressiver Symptome

Im Anfangsstadium können die kognitiven Defizite von Alzheimer-Kranken und Patienten mit frontotemporaler Degeneration sehr ähnlich sein. Bei beiden Krankheitsbildern überlappen sich die hirnorganisch bedingten Symptome mit denen der Altersdepression, vor allem wenn diese mit Störungen von Gedächtnis und Konzentration einhergeht. Relativ unterschiedlich ist die Ausprägung von Verhaltensstörungen: Während Verfolgungs- und Beziehungswahn fast ausschließlich bei psychotisch-depressiven Patienten auftreten, lassen sich Sprachauffälligkeiten im engeren Sinn bei depressiven Patienten nicht feststellen. Die inkohärente Sprache ist ein Merkmal der Alzheimer-Krankheit; Selbstüberschätzung, peinliche Verhaltensweisen und Sprachverarmung dagegen sind Charakteristika der frontalen Hirnschädigung [303] (Tab. 6).

Für die Diagnose spricht ein normales EEG, ein reduzierter Blutfluss im Frontal- und Temporallappen in der SPECT- oder PET-Untersuchung und eine Frontotemporallappenatrophie im CT oder MRI. Häufige Merkmale sind das Auftreten früher primitiver Reflexe und eine Früh-Inkontinenz [201, 243, 36].

Tab. 6: Kriterien für die frontotemporale Demenz.

- Bestehen eines Demenzsyndroms mit leichtem, mittleren oder schweren Ausprägungsgrad
- Langsamer Beginn und ständige Verschlimmerung der Symptome
- Vorherrschen von Frontalhirnsymptomen mit zwei oder mehr der folgenden Merkmale: emotionale Abstumpfung, Vergröberung des Sozialverhaltens, Enthemmung, Apathie oder psychomotorische Unruhe
- Relatives Erhaltensein von Gedächtnis und Parietallappenfunktionen in den frühen Stadien der Krankheit
- Fortschreitende Sprachverarmung mit „stehenden Redensarten"
- Fortschreitender Abbau der Motorik
- Vorgeschichte, körperliche Untersuchung und spezielle Zusatzbefunde ergeben keinen Hinweis auf klinisch erkennbare Ursachen der Demenz oder auf eine primäre oder sekundäre Hirnkrankheit

Vaskuläre Demenzen

In Europa zweithäufigste Demenzursache

Zerebrovaskuläre Prozesse sind in Europa die zweithäufigste Ursache einer Demenz, wobei die Prävalenz in Frankreich, Deutschland und Italien viel höher liegt als in anderen Ländern. Dabei werden unter der Bezeichnung „vaskuläre Demenzformen" demenzielle Syndrome zusammengefasst, die durch verschiedene vaskuläre und hämodynamische Faktoren bedingt sind.

Häufig abrupter Beginn, fluktuierender Verlauf

Das klinische Erscheinungsbild ist durch einen oft abrupten Beginn, meist schon im Frühstadium vorhandene fokal-neurologische Ausfälle sowie durch einen oft fluktuierenden Verlauf gekennzeichnet. Jedoch können auch Verläufe mit schleichendem Beginn und ohne starke Fluktuationen (z.B. lakunäre und inkomplette Infarkte sowie Marklager-Veränderungen) vorkommen und die Abgrenzung zur Alzheimer-Krankheit erschweren.

Meist werden die vaskulär bedingten demenziellen Syndrome in drei Kategorien eingeteilt [138]:

- subkortikal vaskuläre Enzephalopathien (Binswanger-Krankheit) mit 40 Prozent,
- Multiinfarktdemenz (MID) mit 40 Prozent,
- strategische Einzelinfarkte mit 17 Prozent.

Dazu kommen noch seltene Gefäßerkrankungen, wie beispielsweise die zerebrale autosomal dominante Arteriopathie mit subkortikaler Leukenzephalopathie (CADASIL).

Subkortikale vaskuläre Enzephalopathie. Diese demenzverursachende Erkrankung der kleinen Blutgefäße wird häufig als Binswanger-Krankheit bezeichnet, aber auch der Begriff Leukoaraiose ist üblich. Bei einer subkortikalen vaskulären Enzephalopathie finden sich in unterschiedlich schweren Ausprägungen: eine Arteriosklerose und Hyalinose der Marklagerarterien, lakunäre Infarkte, ein Verlust an Myelin sowie eine zunehmende Gliose des Marklagers, eine Erweiterung der perivaskulären Räume mit mikroskopischem Gewebeuntergang.

Schleichender Verlauf, oft frühe Persönlichkeitsveränderung

Charakteristisch sind ein schleichender Verlauf und eine oft frühe Persönlichkeitsveränderung – meist im Sinne einer gewissen Enthemmung mit impulsgesteuertem Verhalten. Oft nehmen die Betroffenen selbst eine überschießende emotionale Mimik als unangemessen und plötzlich auftretende weinerliche Affekte als störend wahr. Letztere sind nicht unbedingt als Zeichen von Depressivität zu werten. Neben dieser auch mit dem Begriff „Emotionale Inkontinenz" belegten Störung findet sich häufig eine früh auftretende Harninkontinenz sowie im weiteren Verlauf ein kleinschrittiger Gang. Später können auch Pyramidenbahnzeichen sowie eine pseudobulbäre Paralyse hinzutreten. Ischämische Läsionen der Kleinhirnbahnen können zu einer homolateralen Ataxie führen.

Multiinfarkt-Demenz. Das Modell der Multiinfarkt-Demenz sieht die Ursache für ein demenzielles Syndrom im Auftreten vieler, sich mit der Zeit addierender ischämischer Gewebedefekte. Vorstellbar ist dabei zum einen, dass sich disseminierte kortikale und subkortikale Defekte summieren; zum anderen, dass sie sich durch ihre räumliche Verteilung in ihrer Wirkung potenzieren. Zwei Drittel der betroffenen Patienten kommen allerdings nicht wegen eines abrupt einsetzenden Infarktgeschehens in ärztliche Behandlung, sondern wegen einer kontinuierlich zunehmenden demenziellen Symptomatik.

Multiple Gewebedefekte, die sich addieren oder potenzieren

Zu den Ursachen multipler ischämischer Defekte gehören arterio-arterielle Embolien, kardiogene Embolien, multilakunäre Veränderungen und Grenzzoneninfarkte bei hypertonen Krisen. Multilakunäre Veränderungen entstehen meist auf dem Boden einer Arteriolosklerose der Marklagergefäße, können aber auch Ausdruck multipler Embolien sein.

Strategische Einzelinfarkte. Die Infarktareale können jeweils nur sehr klein sein. Als besonders kritisch gelten dabei uni- und bilaterale Thalamusinfarkte, Infarkte des mediobasalen Vorderhirns sowie kortikale Infarkte unter Einschluss des linksseitigen Gyrus angularis. Ein einzelner Infarkt im Bereich der inneren Kapsel kann die thalamo-kortikalen Verbindungen unterbrechen und so zu einer Deaktivierung des Frontalkortex und zu einem demenziellen Syndrom führen. Untersuchungen mit funktioneller Bildgebung (SPECT und PET) zeigen in diesen Fällen die Größe des deaktivierten Areals, die den ursächlichen Infarkt um ein vielfaches übersteigt. Nach Infarkten der linken Hemisphä-

Demenzielle Symptomatik häufiger nach linksseitigen Infarkten

re entwickelt sich häufiger eine demenzielle Symptomatik als nach rechtsseitigen Läsionen. Dieses Übergewicht bleibt auch bestehen, wenn das häufiger zu beobachtende Auftreten von Aphasien oder depressiven Störungen nach linkshemisphärischen Insulten berücksichtigt wird [138].

Liegen vaskuläre Risikofaktoren vor (Hypertonie, Diabetes mellitus, Herzrhythmusstörungen), sollte auch bei unauffälligem CT-Befund eine kernspintomographische Untersuchung erfolgen, da dieses Verfahren strategische Infarkte nachweisen kann, die im CT zum Teil unerkannt bleiben.

Seltenere vaskuläre Demenzursachen. Vaskulitiden können isoliert im Bereich der zerebralen Gefäße auftreten. Diese Diagnose ist – bei bestehender Demenz und positiven immunologischen Parametern wie antinukleären Antikörpern – allerdings schwierig zu stellen, vor allem, wenn sich eine Kollagenose nicht peripher manifestiert. Bei der Arteriitis temporalis kann eine Biopsie der Temporalarterie die Diagnose klären. Beim Lupus erythematodes treten mitunter neben einem demenziellen Syndrom auch depressive oder schizophreniforme Bilder auf.

Als weitere seltene vaskuläre Demenzursachen sind die zerebrale Amyloidangiopathie und die granuläre kortikale Atrophie zu nennen. Für die tägliche Praxis haben sie keine Bedeutung.

Neuerkrankungsrisiko steigt altersabhängig erheblich an

Demenzrisiko bei ischämischem Insult. Etwa 16 Prozent der Patienten, die wegen eines ischämischen Hirninsults stationär aufgenommen werden, haben bereits vor dem akuten Ereignis an einem demenziellen Syndrom gelitten [138]. Das Risiko, neu an einer Demenz zu erkranken, steigt bei älteren Menschen nach einem ischämischen Hirninfarkt erheblich an. So fanden *Tatemichi* und Mitarbeiter [307] ein nahezu zehnfach erhöhtes Risiko, als sie 251 Apoplexpatienten im Alter von 60 Jahren und darüber untersuchten und mit einer etwa gleichgroßen Gruppe gleichaltriger Personen ohne Schlaganfall verglichen. Fünf Jahre nach einem klinisch auffälligen ischämischen Infarkt sind insgesamt 34 Prozent aller Patienten dement, wobei eine deutliche Altersabhängigkeit besteht.

Nach früheren Konzepten hängt das Auftreten einer Demenz entscheidend vom Ausmaß des Gewebeverlustes ab. So nahmen *Tomlinson* und Mitarbeiter [310] an, dass mindestens 100 ml Hirngewebe untergegangen sein müssen, bevor sich eine Demenz ausbildet. Neben dem Volumen ist aber ohne Zweifel auch die Lokalisation des geschädigten Hirngewebes wichtig. Tiefliegende lakunäre Infarkte bedeuten ebenfalls ein erhöhtes Demenzrisiko. Kardioembolisch bedingte Infarkte führen wahrscheinlich seltener zur Demenz als Infarkte infolge eines anderen Pathomechanismus.

Der Zusammenhang zwischen Alter und Demenzentwicklung nach ischämischen Hirninsulten könnte darauf hindeuten, dass die Summe der vaskulären Schäden bei Älteren höher und damit entscheidend ist. Angesichts der Altersabhängigkeit der Alzheimer-typischen Veränderungen finden sich unter älteren Infarktpatienten auch viele, bei denen sich beide Schädigungsmuster addieren.

Begleitsymptome der Demenz

Psychische Störungen, Verhaltensauffälligkeiten, Funktionseinschränkungen

Psychische Störungen und Verhaltensauffälligkeiten sowie somatische Funktionseinschränkungen sind regelhaft anzutreffende Begleitphänomene demenzieller Abbauprozesse. Nicht selten liegen sie bereits vor, wenn die kognitiven und funktionellen Defizite im täglichen Leben noch kompensiert werden können und sich allenfalls in sehr sensitiven psychomotorischen Tests oder bei eingehender körperlicher Untersuchung nachweisen lassen. In diesen Fällen ist der psychopathologische Befund wegweisend für die Diagnose einer Demenz.

Die Erfassung und Zuordnung der Begleitsymptome ist aber auch insofern bedeutsam, als sich aus der individuellen Symptomkonstellation die Indikation für die nicht-medikamentösen und medikamentösen Behandlungsoptionen ableitet.

Nach den Ergebnissen einer Längsschnittuntersuchung zeigen 64 Prozent der Demenzkranken psychische Störungen und Verhaltensauffälligkeiten [62]. Nimmt man dazu noch die funktionellen und körperlichen Einschränkungen, dann weisen fast 100 Prozent der Patienten Begleitsymptome auf.

Diese haben ohne Zweifel eine multifaktorielle Genese. Die aktuellen pathophysiologischen Konzepte messen neurobiologischen, psychologischen und sozialen Einflussgrößen die größte Bedeutung zu.

Nicht-kognitive Störungen

Psychische Störungen und Verhaltensauffälligkeiten finden sich bei allen Formen primär-degenerativer Demenzen in unterschiedlicher Häufung und Ausprägung. Nicht selten machen sie sich bereits vor der Diagnosestellung einer Demenz bemerkbar (Abb.4.)

Grundsätzlich können die psychischen Symptome und Verhaltensauffälligkeiten in jedem Stadium der Demenz auftreten. Es ergibt sich aber eine Häufung bestimmter Symptome in bestimmten Phasen des Erkrankungsverlaufs.

So treten affektive Störungen eher in einem vergleichsweise frühen Stadium auf. Moderate Einschränkungen der kognitiven Leistungsfähigkeit werden häufig von agitierten und psychotisch gefärbten Verhaltens-

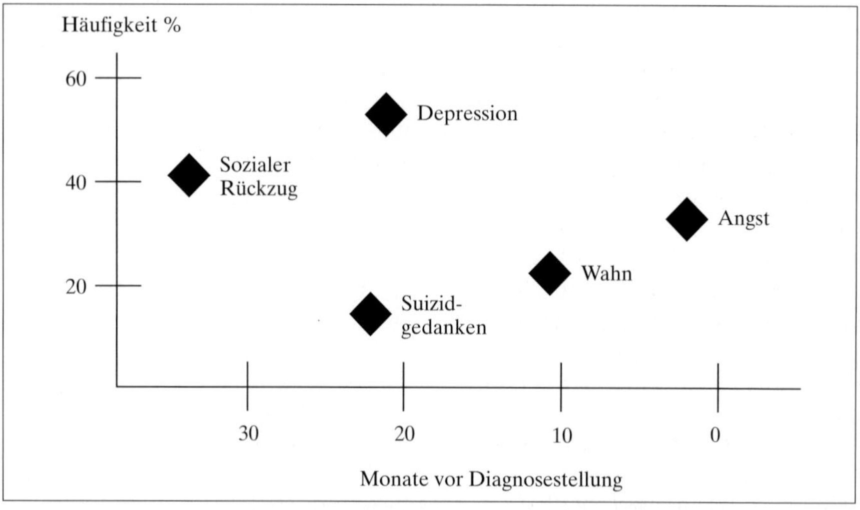

Abb.4: Zeitpunkt des Auftretens nicht-kognitiver Störungen vor Diagnosestellung [nach 232].

mustern begleitet, welche mit der weiteren Krankheitsprogredienz eher abnehmen. Generell gilt, dass die Mehrzahl aller psychischen Störungen und Verhaltensauffälligkeiten ihren Höhepunkt noch vor Eintritt fortgeschrittener Demenzstadien erreicht. Über den gesamten Zeitverlauf einer Demenz gesehen erweisen sich rastloses Umhergehen und Agitation als die konstantesten Symptome.

Konstanteste Symptome: rastloses Umhergehen und Agitation

Von der Internationalen Gesellschaft für Gerontopsychiatrie (International Psychogeriatric Association, IPA) wurde für den Bereich der nicht-kognitiven Störungen der nicht unmittelbar ins Deutsche übersetzbare Begriff „Behavioural and Psychological Signs and Symptoms of Dementia (BPSSD)“ geprägt [143]. Die internationale Beachtung dieses wichtigen Aspektes der Demenz hat dazu geführt, dass sich klinische Forscher weltweit vermehrt mit Depression, Wahn, Antriebsstörungen und Aggressivität, Halluzinationen und Störungen des Tag-Nacht-Rhythmus bei Dementen beschäftigen und Verhaltensstörungen als einen wichtigen Gegenstand von Diagnostik und Therapie betrachten. Gerade die nicht-kognitiven Veränderungen haben neben weiteren Begleiterscheinungen eine überragende soziale Bedeutung im Krankheitsverlauf. Werden sie nicht sorgfältig erfasst und beurteilt, ist die Therapie sowohl für den Kranken als auch für die betreuende Familie absolut unzureichend.

Überragende soziale Bedeutung

Depressive Symptome und Angst

Depressive Symptome, insbesondere soziale Rückzugstendenzen, gehören zu den häufigsten im Vorfeld einer Demenz auftretenden Störungen. Im Verlauf der Erkrankung geraten die meisten Patienten zu irgendeinem Zeitpunkt oder wiederholt in eine depressive Stimmung. Deren Häufigkeit wird von dem Großteil der Untersucher mit 30 bis 50 Prozent angegeben [383].

Ausgeprägte, länger anhaltende depressive Verstimmungen sind allerdings relativ selten. Insgesamt findet man unter den Patienten, die an depressiven Störungen leiden, etwa 15 Prozent, bei denen die Kriterien einer depressiven Episode erfüllt sind [123]. Oft treten depressive Verstimmungszustände im Rahmen von Über-

Kriterien einer depressiven Episode in 15% erfüllt

forderungen auf. Sie entsprechen am ehesten der Diagnose einer reaktiven Depression oder einer Anpassungsstörung mit depressivem Erscheinungsbild. Die reaktive Komponente wird von der organischen Depression nicht immer trennbar sein. Allerdings ist diese Unterscheidung für die Therapie auch nicht relevant.

Die Häufigkeit geht mit fortschreitendem Krankheitsprozess in der Regel zurück [15]. Im allgemeinen ist das Auftreten depressiver Symptome mit einem eher leichteren Schweregrad der Demenz verknüpft [40]. *Haupt* und Mitarbeiter [121] fanden aber auch einzelne depressive Störungen bei Patienten mit stärker ausgeprägten Alltagsbeeinträchtigungen.

Schwierige Diagnose im fortgeschrittenen Demenzstadium

Im initialen Krankheitsstadium gelingt die Diagnose depressiver Zustandsbilder zumeist (s. S. 91ff.); bei fortgeschrittener Demenz hingegen ist sie mangels Ausdrucksfähigkeit der Patienten nicht einfach. Es wird dann immer schwieriger, Symptome wie Gewichtsverlust, Schlafstörungen, Agitation oder sozialen Rückzug einer Depression oder der Demenz zuzuordnen.

Nicht selten äußert sich eine Depression in Form von Angst, leibhaftigen Erlebnisphänomenen und Schlafstörungen.

Angst hauptsächlich in frühen Phasen

Angst tritt hauptsächlich in den frühen Phasen demenzieller Erkrankungen auf und nimmt im späteren Stadium wieder ab. Sie stellt zwar keinen zuverlässigen Indikator für den Krankheitsverlauf dar, ist aber im Hinblick auf den Zusammenhang zwischen Aktivations- und Leistungsniveau von Bedeutung:

Sie kann als Indikator von Überaktivierung und submaximaler geistiger Leistungsfähigkeit angesehen werden. Demnach entspräche ein mittleres Aktivationsniveau optimalen Leistungen; ein durch Angst erhöhter Aktivationsgrad hingegen würde zu einem Leistungsabfall führen. Einer Psychotherapie ist die hirnorganisch bedingte Angst kaum zugänglich:

Die Angst auslösende Erkrankung reduziert gleichzeitig die Fähigkeit des Patienten, sich mit der Angst auseinander zu setzen und sie zu überwinden. Der Demenzkranke befindet sich folglich in einem Teufelskreis.

Angstzustände bei Demenzkranken beziehen sich häufig auf die finanzielle Lage oder die Gesundheit bzw.

allgemein auf die Zukunft. Sehr häufig besteht auch Angst vor dem Alleinsein: Aktivitäten, die zuvor nicht als belastend erlebt wurden, beispielsweise das Verlassen des Hauses, bereiten dem Patienten nun Stress.

Als weitere Symptome einer depressiven Verstimmung können Antriebsarmut, Verlangsamung und Apathie auftreten. Hier kann die Abgrenzung zu organischen Syndromen, insbesondere einem akinetischen Mutismus bei Läsionen im Bereich der Stammganglien, schwierig sein. Dabei erhebt sich natürlich die Frage, inwieweit manche der als Depression gedeuteten Phänomene auf Störungen in bestimmten Hirnstrukturen respektive Funktionssystemen zurückzuführen sind.

Manisch euphorische Zustandsbilder sind als Frühsymptome der Demenz selten. Sie können jedoch bei ausgeprägten Demenzformen im Spätstadium vorkommen. Allerdings sind sie nicht so häufig wie früher angenommen [172].

Paranoide Selbsttäuschung

Der Demenzkranke lebt in einer Welt, mit der er sich jeden Augenblick ohne Erinnerungsvermögen an eben Vorangegangenes auseinander setzen muss, in einer Welt, in der Dinge verschwinden, Erklärungen nicht gefunden werden und Unterhaltungen mit anderen keinen Sinn ergeben. Wer sich diese besondere Erlebenssituation bewusst macht, kann leichter Verständnis für das „paranoide" Verhalten des Patienten aufbringen.

Therapie verbessert kognitive Funktion und Wohlbefinden

Paranoide Selbsttäuschungen verschlechtern die Verarbeitungskapazität des Gedächtnisses. Sie können die Ursache für bedenkliche kognitive Funktionsstörungen sein oder bestehende kognitive Defizite weiter vergrößern. Eine entsprechende Therapie sollte selbstverständlich sein, da sie die kognitive Funktion und das Wohlbefinden dieser Patienten wesentlich verbessern kann.

Wahn und Halluzinationen

Die Angaben zur Häufigkeit von Wahnphänomenen schwanken sehr stark; im Durchschnitt liegen sie bei etwa 30 Prozent [338]. Inhaltlich geht es vor allem um Bestehlung und Beeinträchtigung. Die Phänomene sind in der Regel flüchtig und treten oft nur in Form von Wahneinfällen oder als vorübergehende wahnhafte Wahrnehmungen mit Eigenbeziehung auf. Nach bisherigem Kenntnisstand sind sie im wesentlichen mit einem höheren Schweregrad der kognitiven Störungen assoziiert.

Bei der Alzheimer-Krankheit sind Wahnstörungen zusammen mit halluzinatorischen Erlebnissen eng mit dem Auftreten aggressiven Verhaltens verknüpft [122].

Halluzinationen seltener als Wahnsymptome

Insgesamt sind Halluzinationen seltener zu beobachten als Wahnsymptome; ihre Häufigkeit liegt im Mittel bei 15 bis 20 Prozent [338]. Sie äußern sich am häufigsten in Form von akustischen und optischen Drohwahrnehmungen, seltener als olfaktorische, taktile oder gustatorische Phänomene.

Wie der Wahn sind auch Sinnestäuschungen im wesentlichen mit einem höheren Schweregrad der Demenz und einer rascheren Zunahme der kognitiven Leistungsstörungen sowie der Alltagsbeeinträchtigungen verknüpft [47, 292].

Schlafstörungen

Ältere Menschen benötigen im allgemeinen weniger Schlaf als jüngere. Bei Demenzkranken scheint darüber hinaus die „innere Uhr" falsch zu gehen: Sie sind tagsüber häufig schläfrig, nachts dagegen hellwach, wandern mitten in der Nacht umher, wollen das Haus verlassen oder kochen.

Schlafstörungen bei bis zu 70% der Demenzkranken

Schlafstörungen treten bei bis zu 70 Prozent der Patienten auf, wobei die Häufigkeit des Aufwachens und die Beeinträchtigung der Schlaftiefe mit dem Schweregrad der Demenz zusammenhängen.

Die häufigste Form einer vorübergehenden Steigerung des Antriebsniveaus und daraus resultierender sozial unangemessener Verhaltensweisen in den Abendstunden ist das sogenannte „Sun-Downing-Phänomen", das zu den Störungen der zirkadianen Rhythmik bei der Alzheimer-Demenz gehört [122]. Darunter versteht man ein tageszeitlich gebundenes Muster von Verhaltensänderungen, welches sich in der Regel auf einen Verwirrtheitszustand zurückführen lässt.

Weitere Ursachen der nächtlichen Aktivität könnten das mangelnde Differenzierungsvermögen zwischen

Realität und Traum und fehlende körperliche Bewegung sein. Manchmal hat der Demenzkranke sein Schlafbedürfnis bereits während des Tages erfüllt. Diese Aspekte sind bei der Behandlung von Schlafstörungen zu berücksichtigen: Oft reicht es aus, den Patienten tagsüber durch interessante Aktivitäten wach zu halten oder am späten Nachmittag noch einen Spaziergang zu unternehmen. Die Beachtung der allgemeinen schlafhygienischen Regeln sollte selbstverständlich sein, d.h. der Tag sollte ruhig ausklingen, der Patient sollte täglich zur selben Zeit zu Bett gehen etc.

Antriebsstörungen und Aggressivität

Antriebsstörungen sind ein sehr häufiges Phänomen. Sie manifestieren sich als motorische Unruhezustände, z.B. zielloses Wandern, aber auch als Antriebsverminderung. Eine Apathie findet sich bei bis zu 50 Prozent der Demenzkranken vor allem im frühen und mittleren Stadium. Die Patienten beteiligen sich nicht mehr an den Aktivitäten des täglichen Lebens, haben kein Interesse an sozialen Kontakten und fallen durch ausdruckslose Mimik, Spracharmut, emotionale Verflachung und allgemeine Interesselosigkeit auf [40].

Medizinische, psychologische und soziokulturelle Determinanten

Unter dem Begriff Aggression bzw. Agitation fasst man jene verbalen, stimmlichen oder motorischen Aktivitäten zusammen, für die ein außenstehender Betrachter keinerlei Anlass sieht. Diese Symptome lassen sich nicht allein mit einer Demenz erklären; Vorkommen und Ausprägung werden auch durch medizinische und psychologische Faktoren im Sinne der prämorbiden Persönlichkeitsstruktur sowie allgemein durch das soziokulturelle Umfeld determiniert.

Hohe Belastung für Angehörige und Betreuer

Motorische Unruhezustände sind das am längsten persistierende nicht-kognitive Symptom überhaupt und sehr eng mit dem Auftreten von aggressivem Verhalten assoziiert. Dahinter verbergen sich eine Reihe von Verhaltensstörungen, die besonders für Angehörige und Betreuer sehr belastend sind. Die Häufigkeit des „Umherwanderns“ wird mit bis zu 50 Prozent angegeben [232].

Aber auch eine Antriebsverminderung mit Apathie, fehlender Initiative und vorzeitiger Erschöpfbarkeit ist bei der Mehrzahl der Demenzkranken zu beobachten. Im Rahmen von aggressiven Verhaltensmustern und Unruhezuständen treten nicht selten auch soziale Verhaltensstörungen auf, wie lautes Rufen, Schreien, Androhung oder Ausübung körperlicher Gewalt gegenüber Bezugspersonen [123]. Man spricht in diesem Zusammenhang von einer Enthemmung. Darunter werden zusammengefasst: Schreien, Euphorie, verbale oder physische Aggression, selbstzerstörerisches Verhalten, sexuelle Enthemmung, psychomotorische Erregung, impulsives Verhalten und Wandern. Motorische Unruhezustände und aggressives Verhalten sind mit dem Schweregrad der kognitiven Leistungseinbußen verknüpft.

Panikreaktionen
Hierzu zählen unvermittelt einsetzende Stimmungsschwankungen ebenso wie plötzliche Wutausbrüche mit verbal oder physisch aggressiven Verhaltensweisen. Die Häufigkeit von Panikreaktionen wird im fortgeschrittenen Krankheitsstadium mit bis zu 40 Prozent angegeben [232].

In einem Teil der Fälle gehen den Panikreaktionen Fehlwahrnehmungen, Halluzinationen oder Wahnvorstellungen voraus. Pathogenetisch werden neben hirnorganischen Veränderungen auch Umgebungseinflüsse und psychische Faktoren, wie z.B. das Bewusstwerden der eigenen Vergesslichkeit oder die reduzierte Möglichkeit der Kommunikation, diskutiert.

Persönlichkeitsveränderungen

Vergröberung des Affekts, Enthemmung, gestörtes Sozialverhalten

Veränderungen von Persönlichkeitsmerkmalen sind gerade bei der Alzheimer-Demenz recht häufig. Man findet sie bereits im frühen Stadium der Erkrankung; hierzu gehören vor allem eine Vergröberung des Affekts, Enthemmung und Störungen des Sozialverhaltens. Diese Merkmale werden nach den Kriterien der ICD-10 auch bei der Diagnosestellung der Alzheimer-Krankheit verlangt. Trotz dieser Persönlichkeitsveränderungen bleibt aber bei einem großen Teil der Patienten das Bewusstsein für soziale Konventionen und Umgangsformen noch lange erhalten – dies sollte man beim Umgang mit dem Kranken keinesfalls vergessen.

Fehlidentifikationen

Verkennungen sind ein häufiges Phänomen bei der Demenz. Beispiele dafür sind die bildhafte Vorstellung, andere Personen seien im selben Raum (Phantom-Boarder-Syndrom), die Wahrnehmung von Ereignissen oder Personen im Fernsehen als real existierend (TV-Sign), die Unfähigkeit, sich selbst im Spiegel zu erkennen (Mirror-Sign), die Vorstellung, der Ehepartner sei eine andere Person (Capgras-Syndrom) und die Verwechslung der eigenen mit einer fremden Wohnung [123]. Verkennungen hängen sicherlich noch viel enger mit den kognitiven Leistungseinbußen zusammen als Wahn und Halluzinationen. Insgesamt kommen Verkennungsphänomene bei einem Viertel der Patienten vor [40]. Nicht selten sind sie mit Unruhezuständen verbunden [122].

Verkennungsphänomene bei einem Viertel der Patienten

Epileptische Anfälle

Literaturangaben zufolge erleiden zwischen 6 und 22 Prozent der Alzheimer-Kranken epileptische Anfälle. Bei der Multiinfarktdemenz wird die Häufigkeit mit 17 Prozent angegeben. Es handelt sich hierbei um tonisch-klonische Krampfanfälle, normalerweise mit Bewusstseinsverlust, teilweise mit Inkontinenz. Differenzialdiagnostisch muss immer eine transitorisch-ischämische Attacke (z.B. kardiovaskulärer Genese) ausgeschlossen werden.

Frakturgefahr durch Stürze

Epileptische Anfälle können das Bild der Demenz komplizieren bzw. wesentliche ätiopathogenetische Determinanten sein. Dabei spielen die möglicherweise zugrundeliegende Hirnschädigung, die Frequenz und Art der Anfälle und die Behandlung eine entscheidende Rolle. Da der ältere Patient durch Stürze beim Anfall frakturgefährdet ist, muss unbedingt eine entsprechende Therapie eingeleitet werden.

Harninkontinenz

Eine Harninkontinenz ist beim dementen Patienten häufig zu beobachten (bei mittlerer Demenz in bis zu 60 Prozent und im fortgeschrittenen bzw. terminalen Stadium in bis zu 100 Prozent). Männer scheinen etwas häufiger betroffen zu sein als Frauen [277]. Zu berücksichtigen ist, dass Inkontinenz unter anderem Symptom eines Delirs sein kann, weswegen differenzialdiagnostisch zuerst die Ursachen der Verwirrtheit ermittelt und unter Umständen behandelt werden müssen.

Verlust der supraspinalen Miktionskontrolle

Die Harndrangsymptomatik bei der Demenz resultiert aus einem Untergang hemmender zerebraler Regelkreise im kortiko-retikulären System und dem damit verbundenen Verlust der supraspinalen Miktionskontrolle. Typisch sind Pollakisurie, imperativer Harndrang und Dranginkontinenz [98].

Dabei ist das Gefühl für die Blase erhalten, die Entleerung kann aber nicht kontrolliert werden: Das entscheidende Symptom ist der Harndrang, der auftritt, sobald der intravesikale Druck infolge ungehemmter Impulse eine individuell bestimmte Stärke erreicht hat. Solange der Betroffene zwischen dem Auftreten erster, als Miktionsdrang empfundener Blasenkontraktionen und der Blasenentleerung die Toilette noch erreichen kann, geht diese Form der Blasenfunktionsstörung nicht mit einer Inkontinenz einher.

Der häufige Harndrang bei jeweils geringen Urinmengen stört in Heimen und Krankenhäusern den Tagesablauf und gibt denjenigen, die dieses Bild einer Blasenfunktionsstörung nicht kennen, vielfach Anlass zu Aggressionen. Wird ein Kranker, der die ersten Anzeichen von Harndrang verspürt, nicht gleich zur Toilette geführt, lässt sich Einnässen nicht vermeiden. In dieser Situation ist die Inkontinenz als Folge von Abhängigkeiten zu betrachten.

Stuhlinkontinenz

Gastrokolischer Reflex kann nicht willentlich gehemmt werden

Der normale Ablauf einer Defäkation erfolgt über den gastrokolischen Reflex. Dieser bewirkt eine Bewegung der fäkalen Massen vom Colon descendens in das Rektum. Die rektale Dehnung ist der adäquate Reiz für eine Erschlaffung des Sphincter ani internus und eine Kontraktion des Rektums selbst. Gesunde können diesen Reflex willentlich hemmen, wobei sich der Kontraktionstonus des Sphinkters rasch normalisiert. Bei Patienten mit einer Demenz geht diese Fähigkeit verloren.

Die meist nach dem klinischen Bild gestellte Diagnose „neurogene fäkale Inkontinenz“ kann durch ein Rektogramm apparativ bestätigt werden. Dabei wird ein dehnbarer Ballon in das Rektum eingeführt. Beim Aufblasen des Ballons registriert ein Manometer, welcher Druck eine Folge von Rektumkontraktionen mit eventuell ungewolltem Ausstoßen des Ballons auslöst. In diesem Fall ist die willentliche Unterbrechung des von den rektalen Dehnungsrezeptoren ausgelösten Defäkationsreflexes gehemmt.

Klinisch äußert sich die „neurogene fäkale Inkontinenz“ bei Demenz als täglich ein- bis zweimaliges Absetzen von geformtem Stuhl in das Bett oder die Kleidung, meist unmittelbar nach Mahlzeiten oder heißen Getränken.

Obstipation

Stuhlgewohnheiten kontrollieren

Um eine Obstipation feststellen zu können – insbesondere ältere Frauen sind häufig stark betroffen – müssen die Stuhlgewohnheiten des Demenzkranken kontrolliert werden. Chronische Obstipation kann nicht nur die zerebrale Situation verschlechtern, sondern bei Kotsteinbildung auch zu einer „paradoxen Diarrhoe“ führen. Eine solche Stuhlinkontinenz erschwert die Führung des Patienten zu Hause und macht eine weitere soziale Integration fast unmöglich.

Im fortgeschrittenen Stadium einer Demenz leiden über 50 Prozent der Erkrankten an einer Obstipation. Dabei ist nicht geklärt, ob die Grundkrankheit mit der zerebralen Schädigung dafür verantwortlich ist, oder ob einfach der reduzierte Allgemeinzustand im progredienten Krankheitsverlauf wirksam wird.

Demente können sich schlecht konzentrieren und verhalten sich eher passiv. Sie haben keinen Appetit und ein reduziertes Durstgefühl und ignorieren mitunter den Stuhldrang. Diese Faktoren können eine Obstipation anstoßen, die dann durch eine notwendige Medikation (z.B. Neuroleptika mit anticholinerger Nebenwirkung) manifest bzw. verstärkt wird. Obstipation lässt sich relativ gut behandeln (s. S. 164f.).

Sprachstörungen

Die neurologische Ausfallssymptomatik in der Sprache ist vielfältig und von der Erkrankungsdauer abhängig. Sie betrifft vor allem die höheren Hirnleistungen. Im Vordergrund stehen dabei aphasische Störungen, die bereits in frühen Phasen der Demenz vorliegen können. Am Anfang stehen Wortfindungsstörungen, es folgt dann eine amnestische Aphonie, später eine Störung des Sprachverständnisses, wobei Nachsprechen und imitatorische Fähigkeiten noch intakt sind. Die Logorrhoe und der Sprachzerfall sind Endpunkt dieser Entwicklung.

Kommunikationsstörung verschlechtert soziale Integration

Sprachstörungen sind als ein ernstes Krankheitssymptom mit erheblichen Konsequenzen zu betrachten. Die Unterbrechung der sozialen Kommunikation durch Sprachstörung verschlechtert die weitere Integration des Patienten in seine Umgebung und seine Teilhabe am täglichen Leben („Kommunikativer Dekubitus"). Die logopädische Behandlung demenzieller Sprachstörungen gestaltet sich relativ schwierig und aufwendig. Deshalb müssen hier von vornherein längere Therapiezeiträume angesetzt werden.

Bewegungsstörungen

Neben der Sprachstörung finden sich häufig Tonuserhöhungen im pyramidalen, vor allem aber auch im extrapyramidalen Bereich. Dabei treten Gangstörungen in 72 Prozent auf. Insgesamt entwickeln 24 bis 50 Prozent der Patienten extrapyramidale Symptome. Oft wird angeführt, dass früh auftretende Bewegungsstörungen in ihrem Ausmaß geringer sind. Besondere Bedeutung haben Bewegungsstörungen beim Morbus Parkinson mit Demenz und bei der Lewy-Körper-Demenz. Bei der Alzheimer-Krankheit treten sie in der Regel erst in späteren Stadien auf, bei vaskulären Demenzen, wie z.B. nach einem Schlaganfall, sowie bei der Lewy-Körper-Demenz finden sie sich bereits von Anfang an.

Der Verlauf der Alzheimer-Erkrankung ist durch eine kontinuierliche Zunahme der motorischen Symptomatik geprägt. Bei den vaskulären Demenzformen kann die Gangstörung als wesentlicher Aspekt der Erkrankung bezeichnet werden. Weitere neurologische Ausfälle sind von der Lokalisation und der Anzahl der Gefäßverschlüsse abhängig.

Der Gang des dementen Patienten wird mit zunehmender Krankheit kleinschrittiger und schlürfender. Die zunehmende Steifigkeit und Ungeschicklichkeit erschweren es, von einem Stuhl aufzustehen oder das Bett zu verlassen. Mit fortschreitender neurologischer Symptomatik ist der Patient extrem gefährdet zu stürzen. Potenzielle „Hindernisse" sollten daher rechtzeitig aus dem Weg geräumt werden.

Kleinschrittiger und schlürfender Gang

Nicht zu vergessen ist, dass demente Patienten generell verstärkt zu Stürzen neigen; unter einer Medikation mit Psychopharmaka nimmt das Risiko noch deutlich zu [252]. Dabei besteht ein erhöhtes Risiko, eine Oberschenkelhalsfraktur zu erleiden, weil Demente meist rückwärts oder zur Seite fallen [125]. Es handelt sich dabei um ein ähnliches Phänomen wie bei der Parkinson-Krankheit [147]. Das Frakturrisiko erhöht sich mit dem Auftreten klinischer Demenzsymptome, insbesondere Bewegungsstörungen und/oder verminderte Reflexe [199].

Im Endstadium seiner Erkrankung zeigt der Demente eine ausgeprägte Apathie: Das Bewegungspotenzial ist auf wenige stereotype Automatismen reduziert. Eine extreme Hypokinese kann zu Beugekontrakturen der Extremitäten führen, welche die Pflege erschweren.

Beachtet werden muss, dass neurologische Symptome auch durch Medikamente, z.B. Neuroleptika, ausgelöst werden können. Jede plötzliche Gang- oder Haltungsänderung des Patienten oder andere, neu aufgetretene Bewegungsstörungen sollten daher unbedingt die Überprüfung der bestehenden Medikation nach sich ziehen.

Medikation überprüfen

Krankheitsprognose

Für Patienten mit einer Demenz und ihre Angehörigen wäre es von großer Bedeutung zu erfahren, welchen Verlauf die Krankheit voraussichtlich nehmen wird – ob mit einem langsamen oder raschen Fortschreiten der Symptome zu rechnen ist und zu welchem Zeitpunkt der Zustand der Pflegebedürftigkeit erreicht sein wird. Auf der Grundlage solcher Informationen könnten sie

Individuelle Prognose kaum möglich

gemeinsam die Zukunft planen und die notwendigen Hilfen organisieren. Leider sind aber die Möglichkeiten einer individuellen Prognose äußerst begrenzt. Zu den spärlichen klinischen Hinweisen auf einen rascheren Krankheitsverlauf zählen extrapyramidale Symptome, Myoklonien und psychotische Phänomene. Biologische Verlaufsprädiktoren sind bisher nicht bekannt. Das Vorhandensein des Apolipoprotein-E4-Allels, das in einigen Patientenstichproben mit einem früheren Beginn der Alzheimer-Krankheit verbunden ist, sagt nach den bisherigen Untersuchungen über den klinischen Verlauf nichts aus. Studien, die hier Korrelationen zu finden glauben, werden bisher kontrovers diskutiert [295, 170].

Die meisten der vorliegenden Hinweise auf spezifische prognostische Faktoren für den Krankheitsverlauf stammen aus klinischen Studien und sind damit nicht repräsentativ für die vielen Patienten, die zu Hause bzw. in Pflegeeinrichtungen versorgt werden. Dazu kommt, dass die Einschätzungsinstrumente für den kognitiven Abbau in hohem Maße vom sprachlichen Vermögen abhängen – und es ist schwer zu beurteilen, ob das sprachliche Vermögen oder der kognitive Gesamtzustand überhaupt als Hauptfaktoren für das Fortschreiten der Demenz anzusehen sind.

In der Regel haben Alzheimer-Kranke eine längere Überlebenszeit als Patienten mit einer vorwiegend vaskulären oder einer gemischten Demenzform [233].

Längere Überlebenszeit bei Alzheimer-Kranken

Barcley und Mitarbeiter [16] fanden, dass die 50-Prozent-Überlebenszeit nach Beginn der Symptome für Alzheimer-Kranke 8,1 Jahre, für vaskuläre Demenzen 6,7 und für gemischte Demenzformen 6,2 Jahre beträgt. Dabei wirken sich begleitende pathologische Veränderungen im Rahmen einer Multimorbidität reduzierend auf die Lebenserwartung aus. Dies wurde z.B. in einer Studie bei Alzheimer-Patienten im Zusammenhang mit Alkoholmissbrauch aufgezeigt [27].

Alter, männliches Geschlecht, die rasche Zunahme kognitiver Defizite, das Auftreten von Verhaltensproblemen, vaskuläre Begleitkrankheiten, Sehstörungen mit Einschränkung des Lesens, EEG-Veränderungen und eine ausgeprägte temporo-parietale Atrophie sind assoziiert mit einer kürzeren Überlebenszeit [31, 48].

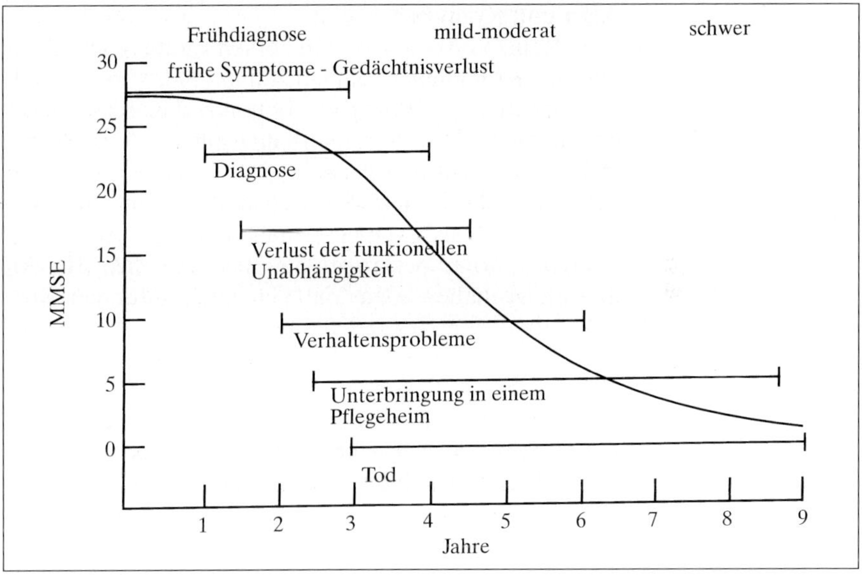

Abb. 5: Demenzverlauf.

Verglichen mit männlichen Patienten scheinen übergewichtige Frauen besser auf eine Therapie mit Cholinesterasehemmern anzusprechen [37].

Engagement der Betreuenden spielt eine große Rolle

Die Entscheidung darüber, ob der Demenzkranke zu Hause oder in einer Institution (Gerontopsychiatrische Langzeitversorgung, Pflegeheim) betreut wird, hängt häufig von verschiedenen Faktoren ab, die in hohem Maße durch das Engagement der Betreuenden beeinflusst werden. So spielen etwa erfolgreiche Therapiemaßnahmen eine wichtige Rolle, denn Faktoren wie die Erhaltung der Aktivitäten im täglichen Leben und das Fehlen nicht-kognitiver Probleme wirken sich natürlich erheblich darauf aus, ob eine institutionelle Unterbringung notwendig wird [6, 295]. Fast immer sind es die Begleitsymptome der Demenz, wie z.B. die nicht-kognitiven Störungen, welche die tägliche Betreuung und Pflege durch die Angehörigen enorm erschweren und damit nicht selten dazu beitragen, dass Patienten zu Hause nicht mehr weiter versorgt werden können [49, 120, 168, 290].

Alter und Krankheitsbeginn

Eine Reihe von Studien fand keinen Einfluss des Alters auf den Krankheitsverlauf [Lit. bei 233]. Unterschiedlich diskutiert wird dagegen, ob ein früher Krankheitsbeginn (vor dem 65. Lebensjahr) mit einer rascheren Progression und damit einer kürzeren Überlebenszeit verbunden ist. Es gibt Untersuchungen, die auf einen derartigen Zusammenhang hindeuten [253, 190, 274]. Andere Autoren bestätigen dies nicht [157, 225, 41, 308] und einige haben sogar das Gegenteil gefunden [100, 21].

Geschlecht

Die meisten vorliegenden Studien zeigen keinen geschlechtsspezifischen Unterschied im kognitiven Abbau [157, 32, 22]. Allerdings gibt es einige Untersuchungen, die eine – von neurologischen und psychiatrischen Symptomen abhängige – deutlich kürzere Überlebenszeit für Männer beschreiben, wogegen die Überlebenszeit der Frauen durch vorbestehende kardiovaskuläre Erkrankungen beeinflusst zu werden scheint [Lit. bei 233].

Schulbildung

In der Mehrzahl der Untersuchungen findet sich kein Hinweis, dass sich die Schulbildung auf das Fortschreiten der Demenz bzw. die Überlebenszeit auswirkt. *Stern* und Mitarbeiter [293], stellten sogar bei Patienten mit einer höheren Schulbildung eine höhere Sterblichkeit fest, wenn man Alter, Geschlecht und Krankheitsausprägung mit einbezieht. Sie schlossen aus ihren Ergebnissen, dass demenzielle Symptome durch Erziehung, Bildung und intellektuelle Übung längere Zeit kompensiert und überbrückt werden können und erst bei höhergradiger Hirnschädigung auffallen.

Familiäre Belastung

Einige Untersucher [32] fanden hinsichtlich Krankheitsverlauf und Überlebenszeit keinen Unterschied zwischen familiär belasteten und nicht belasteten Patienten; andere dagegen [133] stellten eine deutlich schlechtere Prognose bei familiärer Belastung fest. Allerdings scheint diese nur für diejenigen Patienten bedeutsam zu sein, deren Eltern ebenfalls unter einer Demenz gelitten haben [41].

Schweregrad der Krankheitssymptome

Es ist nicht überraschend, dass der Schweregrad der demenziellen Symptome entscheidend für die Überlebenszeit ist [322]. Schwere kognitive Einschränkungen und damit verbundene Funktionsverluste sind Prädiktoren für das Auftreten von Inkontinenz, Inaktivität und Institutionalisierung [67], die dann oft von einem raschen Tod begleitet sind.

Zusammenhang zwischen Aggressivität und rascher Progression

Insbesondere Aggressivität und andere Verhaltensstörungen scheinen Prädiktoren für eine rasche Krankheitsverschlechterung zu sein [208, 322]. Es besteht eine Assoziation zwischen aggressiven Verhaltensweisen und einer raschen Progression der kognitiven Störungen sowie einer raschen Abnahme von Alltagsfähigkeiten. Herumwandern, begleitet von Stürzen, führt ebenfalls zu einer deutlichen Verkürzung der Überlebenszeit [322]. Auch Wahnphänomene scheinen den Verlust der kognitiven Leistungen und der instrumentellen Alltagsfähigkeiten zu beschleunigen [208]. Ähnliches gilt offenbar für Halluzinationen [292]. Allerdings finden sich in der Literatur auch prospektive Studien, die einen derartigen Zusammenhang nicht herstellen konnten [67].

Depressive Störungen hingegen haben nach den bisher vorliegenden longitudinalen Untersuchungen keinen Einfluss auf die Progression der kognitiven Einbußen oder der Alltagsbeeinträchtigungen [7]. Auch für das Auftreten von Verkennungen konnte bislang keine derartige Korrelation festgestellt werden [40, 122]. Schlafstörungen zu Beginn der Erkrankung wirken sich ebenfalls nicht auf dic Symptomprogression im weiteren Verlauf aus [122].

Demenz-Diagnose

Früherkennung und Differenzialdiagnose oft problematisch

Früherkennung und Differenzialdiagnose demenzieller Syndrome stellen sich oft problematisch dar: Der klinische Sammelbegriff „Demenz" umfasst zahlreiche pathologisch-anatomisch unterschiedliche Erkrankungen, die sich in vielfältigen Erscheinungsbildern präsentieren, wobei das individuelle Muster sowohl durch die Umgebung des Patienten als auch durch andere, gleichzeitig vorliegende Krankheiten beeinflusst wird. So ist bei der Diagnostik daran zu denken, dass die psychische und körperliche Verfassung und die soziale Situation jeweils aufeinander einwirken und das Gesamtbild des älteren Menschen prägen. Die wichtigsten diagnostischen Instrumente bei der Erstuntersuchung sind die Eigen- und Fremdanamnese, der psychische Befund, die körperliche Untersuchung und die Durchführung von Laboruntersuchungen. Am Ende dieses basisdiagnostischen Vorgehens sollten aus den gewonnenen Fakten Teile eines Persönlichkeitsbildes des Patienten entstanden sein, das den Verdacht auf ein demenzielles Syndrom weckt.

Dazu müssen die Demenzkriterien entsprechend ICD-10 bzw. DSM-IV-R (s. S. 22ff.) erfüllt sein, also Abnahme des Gedächtnisses und der Denkfähigkeit sowie eine Beeinträchtigung der sozialen Aktivitäten. Dieses Demenzsyndrom ist zunächst ätiologisch unspezifisch und wird zusammen mit weiteren Symptomen zu einer Krankheitsdiagnose zusammengeführt.

Die Diagnosekriterien für eine Demenz setzen voraus, dass entsprechende klinische Merkmale vorhanden sind. Zusätzlich sollte der Verlauf durch einen allmählich fortschreitenden Verfall gekennzeichnet sein. Werden kognitive Einbußen vermutet, die sich jedoch nicht durch die Erstuntersuchung bestätigen lassen, sollte nach sechs bis 12 Monaten bzw. bei Auftreten beunruhigender Veränderungen eine Überprüfung erfolgen. Unter Umständen ist bei solchen Patienten eine neuropsychologische Beurteilung mit einer differenzierten Einschätzung der intellektuellen Leistungsfähigkeit in Betracht zu ziehen.

Andere Ursachen einer kognitiven Störung ausschließen

Die endgültige Beantwortung der Frage, welche Form einer Demenz vorliegt, ist dann das Ergebnis einer manchmal schwierigen differenzialdiagnostischen Abklärung. Dabei sollten andere Ursachen einer kognitiven Störung ausgeschlossen werden.

Bedeutung der Frühdiagnose

Die frühzeitige Diagnose demenzieller Erkrankungen ist aus den in Tabelle 7 aufgeführten Gründen wichtig. Sie ist aber auch aus weiteren Gründen sowohl für den Patienten mit kognitiven Defiziten als auch für seine Angehörigen von Bedeutung:

- Durch die Diagnose werden aus den Defiziten Symptome, d.h. die kognitiven Störungen erhalten Krankheitswert. Für den Betroffenen bedeutet dies, dass er von seiner Umgebung ein „krankengerechtes" Verhalten erwarten darf.
- Der Patient und seine Angehörigen sind mit den Störungen nicht mehr allein: Ärzte und Therapeuten stehen als professionelle Gesprächspartner zur Verfügung.
- Der Patient und seine Angehörigen erhalten Zugang zu krankheitsrelevanten Informationen, z.B. über Therapiemöglichkeiten, den wahrscheinlichen oder potentiellen Krankheitsverlauf und die Prognose.
- Die der diagnostisch-therapeutischen Abklärung folgende Beratung ist wegweisend für die zukünftige Interaktion zwischen dem Patienten und seinen Angehörigen.

Tab. 7: Bedeutung der Frühdiagnose bei Demenzen.

- Frühe (Differenzial-)Diagnostik anderer (besser) behandelbarer Störungen (z.B. Depressionen);
- Die Behandlung ist wirkungsvoller, je weniger fortgeschritten die Krankheit ist;
- Angehörige können rechtzeitig über die Krankheit und ihre Folgen sowie über Unterstützungsmöglichkeiten informiert werden;
- Erschließung von Möglichkeiten zur (Sekundär-)Prävention;
- Ethische Konsequenzen.

Arzt-Patient-Konflikt

Oft wird das Thema "Hirnleistungsstörung" nicht angesprochen

Die Frühdiagnose demenzieller Syndrome wird häufig dadurch erschwert. dass sich der Arzt scheut, den Kranken auf bestimmte Dinge anzusprechen – sei es um ihn zu schonen oder ihm Peinlichkeiten zu ersparen. Um mit einem Patienten die Problematik von Hirnleistungsstörungen offen und für beide Seiten fruchtbar diskutieren zu können, ist eine subtile Gesprächsführung von Seiten des Arztes erforderlich. Das Reaktionsmuster der Patienten ist individuell sehr unterschiedlich: Viele wollen das drohende Krankheitsschicksal nicht wahrhaben. Es ist deshalb nur allzu verständlich, wenn sie versuchen, ihre Einschränkungen zu vertuschen und die erahnte Realität hinter körperlichen Symptomen zu „verstecken". Andere wiederum reagieren unverhältnismäßig heftig, wenn ihre Fähigkeiten in Frage gestellt und entsprechende Untersuchungen angeraten werden.

Die Konsequenz: Das Thema Hirnleistungsstörung wird im vermeintlichen Interesse einer „friedlichen" Arzt-Patienten-Beziehung vermieden. Der Erfolg dieses Verhaltens: Den Betroffenen, die sich in ihrer Selbständigkeit bedroht fühlen, wird es geradezu unmöglich gemacht, ihre Beeinträchtigung einzugestehen.

Hinzu kommt, dass Demenzpatienten gerade im Frühstadium der Erkrankung eine nahezu perfekte Fassade aufbauen und dabei Defizite gut überspielen können. Problematisch gestaltet sich die Frühdiagnose demenzieller Syndrome auch durch das sich nahezu ständig verändernde Erscheinungsbild: Die Störungen wechseln insbesondere zu Beginn der Erkrankung stark. Aber auch in einem späteren Stadium können ausgeprägte tageszeitliche Schwankungen beobachtet werden. Die bewusste Einschätzung und Verlaufsbeobachtung einer Demenz wird auf diese Weise erschwert.

Demenzsyndrom nicht übersehen

Sofern eine Demenz in Betracht gezogen wird und die klinische Untersuchung einschließlich einfacher neuropsychologischer Screening-Tests in diese Richtung geht, können auch milde Demenzsyndrome vom Hausarzt zuverlässig diagnostiziert werden. Dennoch übersehen niedergelassene Ärzte je nach Region mehr als 30 bis 70 Prozent der Demenzsyndrome [81, 263]. Dies hängt vor allem damit zusammen, dass insbesondere bei Alzheimer-Patienten ohne neurologische Ausfälle aufgrund der erhaltenen Persönlichkeit und der altgewohnten Umgangsformen nicht an eine Demenz gedacht wird. Je jünger der Patient ist, umso weniger rechnet der Arzt mit einer Hirnleistungsstörung.

Diagnoseweg

Zunächst einen raschen Überblick gewinnen

Bei der Erstuntersuchung wird man versuchen, einen raschen Überblick über den Zustand des Patienten zu gewinnen. Dazu bittet man diesen, sich zu setzen, wieder aufzustehen und umherzugehen. Dabei kann man feststellen, inwieweit die Bewegungen und die motorischen Funktionen harmonieren. Anschließend kontrolliert man das Hör- und Sehvermögen, indem man den Patienten einige Zeilen aus der Zeitung vorlesen lässt.

Bestehen im Gespräch Zweifel an der Verwertbarkeit der Angaben, führt man einen einfachen Gedächtnis- und Orientierungstest durch. Ein derartiger Test umfasst Fragen nach der Tagesbeschäftigung, ob der Patient liest oder nicht, welche Zeitung oder Illustrierte er vorzieht, welches Buch er zuletzt gelesen hat, ob er fernsieht, was sein bevorzugtes Programm ist, ob er die Tagesschau ansieht und wer Bundeskanzler bzw. Bundespräsident ist.

Darüber hinaus kann man dem Patienten ohne weiteres mitteilen, dass eine kurze Gedächtnisprüfung wichtig sei. Dabei wird beispielsweise ermittelt, ob er die Namen von fünf Städten, fünf Blumen und fünf Farben behalten kann. Man kann ihm auch eine Rechenaufgabe stellen, z.B. die „Siebener-Reihe“ (100 minus 7; 93 minus 7; 86 minus 7; usw.) oder ihn bitten, die Monate des Jahres vorwärts bzw. rückwärts aufzusagen usw. Solche einfachen Tests können leicht durchgeführt werden und in das anamnestische Gespräch einfließen.

Anamnese und Fremdanamnese werden dann weitere Anhaltspunkte bringen, die den Demenzkriterien entsprechend ICD-10 bzw. DSM-IV-R entsprechen.

Pathologische Befunde weiter abklären

Ergeben sich sowohl hinsichtlich der kognitiven als auch der funktionellen Leistung pathologische Befunde, empfiehlt sich eine weitere differenzierte Ursachenforschung. Ziel ist die Behandlung der derzeitigen Erkrankung, die Prävention des fortschreitenden Abbaus und die kontinuierliche Betreuung bei körperlichen, psychischen und sozialen Folgen des demenziellen Prozesses. Dazu muss man unterscheiden, ob eine „sekundäre" oder eine „primäre" Demenz vorliegt; in letzterem Fall ist möglichst auch zu differenzieren, um welche Form es sich handelt (Abb. 6).

Aber auch Diskrepanzen zwischen der kognitiven und der funktionellen Leistung – d.h. pathologische Befunde im kognitiven und unauffällige Befunde im funktionellen Bereich bzw. umgekehrt – machen weitere diagnostische Maßnahmen erforderlich. Nähere Einzelheiten sind dem auf Seite 72 dargestellten Diagnoseschema zu entnehmen. Gemischte Befunde werden vor allem dann beobachtet, wenn der Patient schon immer sehr hohe intellektuelle Leistungen erbracht hat und kognitive Einbußen kompensieren kann oder wenn er von seiner Umgebung so weit unterstützt wird, dass funktionelle Beeinträchtigungen bisher nicht aufgefallen sind. Eine Bestätigung wird man erst im Laufe der Zeit erhalten, wenn sich etwa bei Patienten mit Alzheimer-De-

Erstuntersuchung
(Verdacht auf Demenz)
↓
Demenz nach ICD-10 bzw. DSM-IVR
↓
→ „Sekundäre Demenzen"

Diagnoseschema
Anamnese
neurologischer, internistischer, psychiatrischer Befund,
Labor-CT usw.
„Primäre Demenz"

↓ degenerative | ↓ gemischte | ↓ vaskuläre | ↓ andere

Abb. 6: Diagnoseweg.

menz die Mini-Mental-State-Examination (MMSE) jährlich um durchschnittlich vier Punkte verschlechtert [287].

Diagnoseschema

Zur Diagnostik bzw. Differenzialdiagnostik demenzieller Erkrankungen hat sich das Vorgehen nach einem festen Diagnoseschema (Tab. 8) bewährt. Im Zentrum der Diagnostik stehen die sorgfältige, ausführliche Anamnese, ergänzt durch die Fremdanamnese, der Ausschluss „reversibler" Demenzformen („sekundäre Demenz") aus dem internistischen und neurologischen Bereich sowie die Abgrenzung einer Depression und eines Delirs. Zusätzlich kann mit Hilfe des Diagnoseschemas eine weitere Differenzierung der Demenz erfolgen.

Unabdingbare Voraussetzung: Abnahme der kognitiven Leistungsfähigkeit

Eine Abnahme der kognitiven Leistungsfähigkeit ist eine unabdingbare Voraussetzung für die Diagnostik. Entgegen älterer Auffassungen muss der Verlauf einer Demenz nicht durchgängig progredient sein. Die Diagnose lässt sich also auch mit einem gleichbleibenden Befund oder einer reversiblen Symptomatik vereinbaren.

Für die Alzheimer-Demenz ist zu fordern, dass Anamnese, körperliche Untersuchung oder spezielle Untersuchungen keinen Hinweis auf eine andere Demenzform, eine Systemerkrankung oder auf Alkohol- bzw. Substanzmissbrauch ergeben [64].

Die Diagnose „vaskuläre Demenz" kann gestellt werden, wenn folgende Kriterien erfüllt sind:

- demenzielle Symptomatik,
- vaskuläre Läsionen des Gehirns, die mit bildgebenden Verfahren objektiviert wurden,
- durch Anamnese bzw. Fremdanamnese zu belegender zeitlicher Zusammenhang zwischen Demenz und vaskulären Läsionen. Klinische Kurzbeurteilungsskalen (z.B. Hachinski-Score, s. S. 75) können Hinweise auf eine vaskuläre Genese einer Demenz liefern, sind aber zur Diagnostik weder notwendig noch hinreichend.

Tab. 8: Diagnoseschema für die geriatrische Praxis.

Anamnese (Ergänzung durch Fremdanamnese)
- ▶ Schulbildung
- ▶ Ausbildung
- ▶ frühere berufliche Aktivitäten
- ▶ familiäre und persönliche, psychiatrische und neurologische Vorgeschichte
- ▶ Beginn und Verlauf der aktuellen Beschwerden

klinischer Status
- ▶ Herz-Kreislaufsystem (Ruhe-EKG, Langzeit-EKG, Belastungs-EKG, Blutdruck, Langzeit-RR, Doppler-Sonographie der hirnversorgenden Gefäße, Sonographie des Herzens)
- ▶ Lungenstatus, Lungenfunktion, Röntgen-Thorax
- ▶ Risikofaktorenprofil für vaskuläre Demenz (Hypertonie, Diabetes mellitus, Rauchen, Alkohol, Adipositas)
- ▶ ADL-Skala (Aktivitäten des täglichen Lebens)

Labordiagnostik
- ▶ Blutsenkung
- ▶ kleines Blutbild
- ▶ Blutzucker
- ▶ Cholesterin
- ▶ Leberfunktion
- ▶ Elektrolyte
- ▶ Harnstoff, Kreatinin
- ▶ Folsäure und Vitamin B_{12}
- ▶ Urinstatus
- ▶ Schilddrüsenfunktion (T4, TSH basal)
- ▶ u.w. bei Bedarf, s. S. 74

psychiatrischer Status
- ▶ Ausschluss einer Depression bzw. Einschätzung begleitender depressiver Verstimmungen (Depressionsskalen)
- ▶ Ausschluss eines Delirs

neurologischer Status
- ▶ Beurteilung von Hirnnerven, Reflexen, Motorik etc.

Beurteilung mentaler Funktionen
- ▶ Hirnleistungstests (Psychometrische Tests)

apparative Untersuchungen
- ▶ EEG, Computertomographie (CT)
- ▶ selten: Kernspinresonanztomographie (Nuclear Magnetic Resonance = NMR), regionale Hirndurchblutungsmessung, Single-Photon-Emissions-Computertomographie (SPECT), Positronen-Emissions-Tomographie (PET)

Eigenanamnese

Vor allem nach Medikamenten fragen

In der Eigenanamnese sollte neben den Fragen zu Biografie und Vorerkrankungen insbesondere auf Medikamenteneinnahmen über längere Zeiträume eingegangen werden. Die im Vordergrund stehenden Beschwerden bei Beginn der Erkrankung und im weiteren Verlauf sind wichtig zur Differenzierung der Demenz.

Die Anamneseerhebung wird man möglichst behutsam beginnen. So ist es empfehlenswert, am Anfang einige sondierende Fragen zu stellen. In der Praxis haben sich Fragen etwa in folgendem Wortlaut bewährt:

- „Haben Sie das Gefühl, dass Ihre Leistungsfähigkeit gegenüber früher nachgelassen hat?"
- „Haben Sie das Gefühl, dass Sie sich weniger als früher merken können?"
- „Haben Sie das Gefühl, dass Sie in letzter Zeit immer öfter nicht die richtigen Wörter finden?"

Vergleich zwischen früheren und aktuellen kognitiven Fähigkeiten

Die Diagnose demenzieller Erkrankungen basiert auf einem Vergleich der geschätzten prämorbiden mit den derzeit vorhandenen kognitiven Fähigkeiten und auf Änderungen im individuellen Verhaltensmuster. Der Hausarzt, der seinen Patienten über Jahre, häufig sogar über Jahrzehnte hinweg, betreut, hat im allgemeinen ein klares Bild von dessen früheren Fähigkeiten und Persönlichkeitszügen. Häufig ist der Arzt aber auf die subjektive Einschätzung des Patienten angewiesen, die jedoch insbesondere im späteren Verlauf der Erkrankung keine Gültigkeit mehr haben wird. Aber auch schon in einer frühen Phase ist die Defizitbeschreibung von Seiten des Patienten oft wenig ergiebig oder nur schwierig zu interpretieren – entweder weil dieser widersprüchliche Angaben macht oder weil er die durchaus selbst bemerkten Ausfälle im Gespräch mit dem Arzt bagatellisiert.

Fremdanamnese

Befragung der Angehörigen oft aufschlussreich

In der Regel mehr Aufschluss über den Verlust der kognitiven Fähigkeiten bzw. über Änderungen in der Persönlichkeitsstruktur des Patienten gibt die Fremdanamnese. Daher spielen die Angehörigen eine entscheidende Rolle bei der Diagnostik demenzieller Erkrankungen. Dies gilt nicht nur für das fortgeschrittene Stadium der Demenz, wenn vom Patienten selbst keine verlässlichen Angaben mehr zu erhalten sind. Bereits im Anfangsstadium kann die Befragung von Angehörigen oder eines engen Vertrauten des Patienten den Verdacht auf ein demenzielles Geschehen erhärten. Der Arzt sollte sich genau schildern lassen, wie sich z.B. die vom Patienten beklagte Vergesslichkeit im Alltag auswirkt: Die Angabe, er vergesse häufig Namen, ist allein noch nicht sehr aussagekräftig. Erst die Zusatzinformation der Angehörigen, nämlich dass der Patient z.B. die Namen seiner Kinder oder andere ihn unmittelbar persönlich berührende Dinge, wie etwa sein Alter, vergisst, lässt eine Einschränkung der kognitiven Leistungen vermuten.

Eine besondere Rolle spielt die Fremdanamnese bei der Einschätzung von Persönlichkeitsveränderungen: Häufig werden diese von den Angehörigen eher bemerkt als vom Patienten selbst. Der Krankheitscharakter der dem veränderten Verhalten zugrunde liegenden Störung wird jedoch oft nicht erkannt. Vielmehr gehen die Angehörigen von einem bewussten „Nicht-Wollen" des Patienten aus.

Abklärung vaskulärer Faktoren

Zur systematischen Erfassung von Anzeichen für einen vaskulären Schädigungsmechanismus kann der Hachinski-Score [111a] benutzt werden, wobei die Summe der positiven Antworten einen Anhalt für die Wahrscheinlichkeit einer vaskulären Demenz gibt (Tab. 9). Neuere Listen bewerten auch bildgebende Verfahren. Sie unterscheiden sich vom Hachinski-Score lediglich darin, dass für fokal-neurologische Auffälligkeiten nur einmal zwei Punkte vergeben werden. Dafür wird eine Computertomographie mit einem nachweisbaren Infarkt mit zwei Punkten bewertet [138].

Laboruntersuchungen

Im Rahmen der Ausschlussdiagnostik müssen Laboruntersuchungen vorgenommen werden. Die obligatori-

Tab. 9: Ischämie-Skala nach Hachinski [111a].

Auffälligkeit	Punkte
Abrupter Beginn	2
Schrittweise Verschlechterung	1
Fluktuierender Verlauf	2
Nächtliche Verwirrtheit	1
Erhaltene Persönlichkeit	1
Depressive Symptomatik	1
Körperliche Beschwerden	1
Emotionale Instabilität	1
Bekannter Bluthochdruck	1
Anamnestisch erfassbare Insulte	2
Zeichen für eine Atherosklerose	1
Fokalneurologische, anamnestisch vorhandene Symptome (z.B. Amaurosisis fugax)	2
Fokalneurologische Auffälligkeiten bei der körperlichen Untersuchung	2
Maximale Punktzahl	18
Wahrscheinliche vaskuläre Demenz	>6
Mischformen, nicht eindeutig	5–6
Wahrscheinliche Alzheimer-Demenz	<5

schen Untersuchungen sind in Tab. 10 zusammengefasst. Je nach klinischem Bild oder anamnestischen Informationen kann es erforderlich werden, weitere Parameter zu bestimmen (fakultative Untersuchungen: z.B. Lues-Serologie, Borrelien-Titer, HIV-Test, Untersuchung auf toxische Substanzen wie Blei, Kupfer, Quecksilber, Benzol, Toluol u.a., Drogen-Screening z.B. auf Benzodiazepine). Bei diagnostisch unklaren Bildern, vor allem bei Verdacht auf eine ZNS-Infektion, rasch progredientem Verlauf der Demenz, ungewöhnlicher Symptomkonstellation, metastasierendem Tumorleiden, Beginn der Demenz vor dem 55. Lebensjahr oder Immunsuppression ist eine Liquordiagnostik anzuraten.

Testpsychologische Untersuchung

Einsatz von psychologischen Tests obligat

Gemäß dem derzeitigen Kenntnisstand ist der Einsatz von psychologischen Tests zur Diagnostik, Schweregradbestimmung und Verlaufskontrolle obligat, weil sie dazu beitragen, den Verdacht auf eine Demenz zu verifizieren. Aus der Kenntnis des Schweregrades lassen sich

Tab. 10: Obligatorische Laboruntersuchungen im Rahmen der Differenzialdiagnostik.

- Blutbild (Differenzialblutbild)
- Blutsenkung
- Elektrolyte (Natrium, Kalium, Kalzium, Chlorid, Magnesium)
- Leberparameter (GPT, GT)
- Nierenparameter (Kreatinin, Harnstoff-N)
- Glukose
- Schilddrüsen-Parameter (zumindest TSH)
- Vitamin B_{12}, Folsäure

therapeutische Entscheidungen ableiten. Darüber hinaus können Tests differenzialdiagnostische Hinweise geben, z.B. auf eine depressive Störung. Die Erfolge einer medikamentösen oder psychologisch fundierten Therapie müssen regelmäßig durch testpsychologische Verfahren überprüft werden. Diese Tests sind dann immer im Zusammenhang mit einer Erfassung der Alltagsaktivität und des Schweregrades durchzuführen (s. S. 98).

Hirnleistungsstörungen lassen sich nur im Vergleich zum früheren Leistungsniveau einschätzen, d.h. das prämorbide Intelligenzniveau muss grundsätzlich berücksichtigt werden. So können Beeinträchtigungen, die bei anderen Personen nicht auffallen würden, bei einem kognitiv hoch leistungsfähigen Menschen bereits „krankhaft" sein. Umgekehrt bedeutet ein schlechtes Abschneiden in einem psychometrischen Test noch nicht, dass die Hirnleistung des Betreffenden abnimmt; möglicherweise bewegt sich dieser Patient schon seit jeher auf diesem Leistungsniveau [209]. Diese Überlegungen demonstrieren, wie wichtig die Kenntnis der früheren kognitiven Fähigkeiten für die Ersterhebung und die Verlaufskontrolle beim Einsatz verschiedener therapeutischer Maßnahmen ist.

Umfangreiche Testverfahren erfordern im allgemeinen eine lange Einarbeitungszeit des Untersuchers hinsichtlich Durchführung und Interpretation. Die Anwendung dieser Tests liegt daher oft in den Händen speziell dafür ausgebildeter Psychologen. An dieser Stelle sollen nur Tests vorgeschlagen werden, die der Arzt und seine Mitarbeiter ohne lange Einarbeitungszeit vornehmen können. Dies setzt allerdings voraus, dass bereits die Verdachtsdiagnose einer Hirnleistungsstörung besteht.

Screening-Verfahren

Screening-Verfahren können zwar keine neuropsychologische Testbatterie ersetzen; sie stellen aber für die ärztliche Praxis eine große Hilfe dar, vor allem in der Diagnostik leichter kognitiver Störungen. Verschiedene Verfahren wurden insbesondere im angloamerikanischen Sprachraum entwickelt, keines gilt jedoch als der „Goldstandard" [82]. Das international am häufigsten angewandte Screening ist der Mini-Mental-Status-Test (MMST), ein etwa 10 Minuten dauerndes Interview mit praxisnahen Handlungsaufgaben, das wegen seiner mangelnden Sensitivität gerade bei leichten kognitiven Störungen nicht unumstritten ist [65, 323]. In den letzten Jahren ist ein Trend zur Entwicklung von möglichst zeitsparenden Verfahren zu beobachten. Beispiele dafür sind ein von *Solomon* und Mitarbeitern [282] vorgestelltes, in 7 Minuten durchzuführendes Demenz-Screening, das gut zwischen demenziell bedingten kognitiv-mnestischen Beeinträchtigungen und „normalen" kognitiven Leistungsänderungen im Alter unterscheiden soll oder das von *Buschke* und Mitarbeitern [42] entwickelte, etwa 4 Minuten dauernde Demenz-Screening in Form eines ausschließlichen Gedächtnistests.

Große Hilfe für die ärztliche Praxis

Im deutschen Sprachraum gibt es mittlerweile zwei neue Verfahren: den TFDD (Test zur Früherkennung von Demenzen mit Depressionsabgrenzung) von *Ihl* und *Grass-Kapanke* [141] und den DemTECT von *Kessler* [161] (s. Anhang, S. 201f.).

Zu beachten ist, dass Screening-Verfahren immer im Kontext weiterer patientenbezogener Daten interpretiert werden müssen, zumal Grenzwerte die Illusion einer Diagnosesicherheit vermitteln können. Auf dem

Angehörige mit einbeziehen

Tab. 11: Mini-Mental-Status nach Folstein et al. [83].

Name: **Geb.:** **Geschl. m/w.**	**Datum**	**Datum Punkte**	**Datum**
1. Orientierung Welches Datum, Jahr, Jahreszeit, Tag, Monat haben wir heute? (5 Punkte maximal)	____	____	____
Wo sind wir? (Ortschaft, Land, Bundesland, Praxis, Stockwerk) (5 Punkte maximal)	____	____	____
2. Aufnahmefähigkeit Nachsprechen: Zitrone, Schlüssel, Ball (im Rhythmus 1 Wort pro Sekunde, max. 3 Punkte, bis 5x vorsagen)	____	____	____
3. Aufmerksamkeit und Rechnen Von 100 jeweils 7 subtrahieren (Jede richtige Subtraktion 1 Punkt, max. 5 Punkte)	____	____	____
4. Gedächtnis Frage nach den oben nachgesprochenen Wörtern (pro Wort 1 Punkt, max. 3 Punkte)	____	____	____
5. Sprache Benennen: Was ist das? (Bleistift)	____	____	____
Was ist das? (Uhr)	____	____	____
Nachsprechen: „Keine wenn und aber“ (3 Punkte, wenn alles befolgt)	____	____	____
6. Ausführen eines dreiteiligen Befehles Nehmen Sie ein Blatt Papier, falten Sie es in der Mitte und legen es auf den Boden (max. 3 Punkte)	____	____	____
7. Lesen (auf separatem Blatt) und Ausführen „Schließen Sie beide Augen“ (1 Punkt für beides)	____	____	____
8. Schreiben Einen Satz schreiben lassen (1 Punkt)			

Tab. 11: Fortsetzung.

9. Konstruktive Praxis (kopieren) Sich überschneidende fünfeckige Figur nachzeichnen lassen (1 Punkt) (auf der Rückseite zeichnen lassen)	_____	_____	_____
Gesamtpunkte	_____	_____	_____

25–30 Punkte	= keine Demenz
>22–24 Punkte	= mäßige Demenz
<10 Punkte	= erhebliche Demenz

„Buenos Aires Alzheimer‘s Disease International Workshop“ von 1995 wurde für den Einsatz von Screening-Verfahren durch praktische Ärzte folgendes vorgeschlagen [34]: Der Arzt sollte stufenweise vorgehen und dabei vor allem auch Angehörige mit einbeziehen. Wenn diese von einem Nachlassen der kognitiven Fähigkeiten berichten, sollen Tests durchgeführt werden.

Dabei lässt sich aus einem positiven Screening nicht zwangsläufig ein beginnendes Demenzsyndrom ableiten, sondern zunächst einmal einfach die Feststellung, dass kognitive Defizite vorliegen. Dann sollte zuerst abgeklärt werden, wodurch diese Einbußen verursacht sein können. Gerade beim älteren multimorbiden Patienten kommen bestimmte Krankheiten, aber auch Medikamente als Auslöser in Frage. Auf alle Fälle sollte man Patienten mit festgestellten kognitiven Defiziten in eine Verlaufsbeobachtung übernehmen.

Mini-Mental-Status nach Folstein

Ein für die Praxis geeigneter Hirnleistungstest ist der sogenannte Mini-Mental-Status nach *Folstein* et al. [83]. Mit Hilfe eines einfachen Fragebogens lassen sich die kognitiven Fähigkeiten eines älteren Menschen innerhalb von 10 bis 15 Minuten zuverlässig abschätzen (Tab. 11). Ein entscheidender Vorteil dieses Tests: Er erfordert kein speziell geschultes Personal, sondern kann nach kurzer Einarbeitungszeit auch von der Arzthelferin durchgeführt werden.

Kann auch von der Arzthelferin durchgeführt werden

Die Interpretation der im Mini-Mental-Status erzielten Punktwerte erfolgt anhand festgelegter Normen. Da der Test für frühe Demenzformen nicht empfindlich genug ist, kann ein „normaler“ Wert eine beginnende Demenz nicht ausschließen. Die maximal erreichbare Punktezahl beträgt 30 Punkte. 23 Punkte oder weniger deuten auf eine Hirnleistungsstörung hin. Zu beachten ist, dass bei depressiven Patienten falsch-positive Ergebnisse ermittelt werden können. Im Verdachtsfall sollte daher grundsätzlich eine Depression anhand der geriatrischen Depressionsskala (S. 94) ausgeschlossen werden (Tab. 12).

Tab. 12: Auswertung des Mini-Mental-Status nach Folstein.

1. Orientierung (0–10 Punkte)	Zeitliche und örtliche Orientierung
2. Aufnahmefähigkeit (0–3 Punkte)	Die zu benennenden Gegenstände sollten nicht zusammengehören. Die erste Wiederholung bestimmt den Punktwert des Patienten. Die Worte sollen bis 5x vorgesagt werden, damit der Patient diese lernt (Abruf bei übernächster Frage)
3. Aufmerksamkeit und Rechnen (0–5 Punkte)	Von 100 rückwärts laufend 7 abziehen (100, 93, 86, 79, 72, 65). Kann der Patient die Aufgabe nicht durchführen, das Worte Lampe rückwärts buchstabieren lassen. Punktzahl nach Zahl der Buchstaben, die in richtiger Reihenfolge genannt werden, z.B. epmal = 5, epaml = 2.
4. Gedächtnis (0–3 Punkte)	Siehe Aufnahmefähigkeit
5. Sprache (0–3 Punkte)	Hier wird Benennung und Nachsprechen geprüft.
6. Ausführung eines Befehls	Prüfung von Aufmerksamkeit und Gedächtnis (Kurzzeit).
7. Lesen (1 Punkt, wenn beides ausgeführt)	Hierbei soll der Satz vorgelesen und befolgt werden.
8. Schreiben (0–1 Punkt)	Es soll ein vollständiger Satz aufgeschrieben werden (Subjekt und Prädikat). Nicht nötig: Korrekte Grammatik und Zeichensetzung.

Tab. 12: Fortsetzung.

9. Kopieren (konstruktive Praxis, 0–1 Punkt) 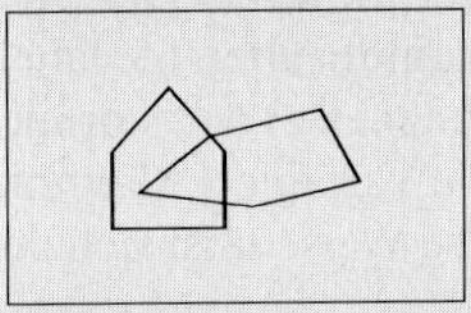	Auf separatem Blatt die angege bene Figur (jede Seite der Fünfecke ca.2,5 cm lang) exakt kopieren lassen. (Vorlage nicht wegnehmen). Zittern und Verdrehen wird nicht gewertet. Alle 10 Winkel müssen vorhanden sein und 2 Winkel müssen sich überschneiden.

Uhrentest nach Watson

Eine sinnvolle Ergänzung zum verbal orientierten Folstein-Test stellt der Uhrentest nach Watson [324] dar. Dabei soll der Patient in einem Kreis ein Zifferblatt einzeichnen, wobei bei der Beurteilung die räumliche Verteilung der Ziffern auf die vier Quadranten entscheidend ist.

Sinnvolle Ergänzung zum Folstein-Test

Beim Zeichnen auftretende Fehler im Sinne einer konstruktiven Apraxie gelten als frühes Zeichen einer Demenz, gleichzeitig werden Hemineglect und Hemianopsie erkannt.

Bei maximal 7 Fehlerpunkten ist im Bereich von 4 bis 7 Fehlerpunkten eine Demenz als wahrscheinlich anzunehmen.

Weitere Testverfahren

Syndrom-Kurztest nach Erzigkeit. Mit dem Syndrom-Kurztest (SKT) nach Erzigkeit [71, 72] lassen sich Schweregrad und Verlauf von Aufmerksamkeits- und Gedächtnisstörungen bei demenziellen Erkrankungen

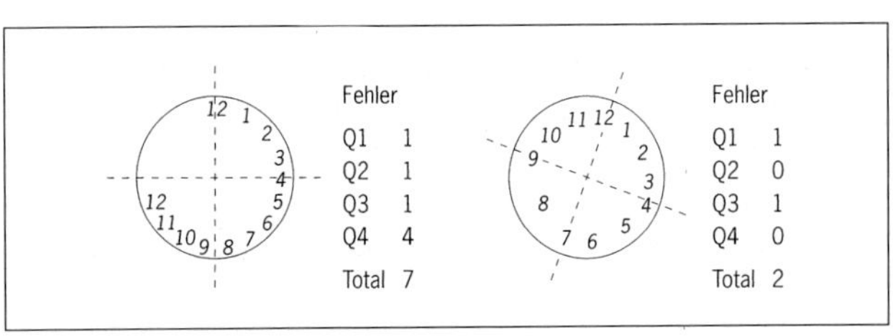

Abb. 7: Uhrentest n. Watson [324].

Besonders geeignet für Patienten über 65

beurteilen. Der SKT ist sowohl für die allgemeinmedizinische Praxis als auch für teil- oder vollstationäre Einrichtungen geeignet. Anhand der Normierung kann der Untersucher die Testwerte gut interpretieren. Der SKT eignet sich insbesondere für Patienten über 65 Jahre, d.h. die Hauptgruppe der Betroffenen. Bei der Normierung des Testverfahrens wurden die Variablen Alter und Intelligenz berücksichtigt. Auf diese Weise lässt sich der Störungsgrad besser differenzieren.

Um im Rahmen der Verlaufskontrolle bei Patienten mit leichten Störungen Lerneffekte auszuschließen, wurde der Test in fünf Parallelformen konzipiert. Da er nur 10 bis 20 Minuten in Anspruch nimmt und vom Praxispersonal durchgeführt werden kann, lässt er sich ohne weiteres in den zeitlichen Ablauf einer allgemeinmedizinischen Praxis integrieren. Der Verzicht auf Papier und Bleistift vermeidet den Eindruck einer Prüfungssituation. Aufgrund seiner Ausführung ist er auch am Krankenbett anwendbar. Der Test ist zu beziehen über die Geromed GmbH, Theodor-Klippel-Str.7, 91052 Erlangen, Tel.: 09131/127120, Fax: 9131/127121, e-mail: Klaus.Arnold@Geromed-GmbH.de.

„Sandoz Clinical Assessment Geriatric-scale" (SCAG). Die SCAG-Skala (Tab. 13) ist ein Instrument zur Beurteilung von psychischen Rückbildungssymptomen bei älteren Menschen im Krankenhaus und in Pflegeeinrichtungen. Sie wird vom behandelnden Arzt auf der Grundlage eines vorausgegangenen Patienten-Interviews ausgefüllt. Die SCAG-Skala ermöglicht, ein Bild der kognitiven, affektiven, sozialen und einiger körperlicher Funktionen des geriatrischen Patienten zu erstellen und erlaubt somit eine Zustandsbeurteilung. Darüber hinaus eignet sie sich für Wiederholungsuntersuchungen und Verlaufsbeschreibungen.

Grundlage: Patienten-Interview

Die Skala setzt sich aus 19 Parametern zusammen, die je nach Schweregrad mit 1 bis 7 Punkten bewertet werden. Je höher die erreichte Gesamtpunktzahl ausfällt, um so schwerer ist das Krankheitsbild. Werte zwischen 50 bis 80 Punkten weisen auf Hirnleistungsstörungen hin.

Tab. 13: SCAG-Skala.

Nr.	Beurteilungsgegenstand	Bewertung
1	Verwirrtheit	1 = nicht vorhanden
2	Geistige Wachsamkeit	2 = sehr gering
3	Beeinträchtigung des Kurzzeitgedächtnisses	3 = gering 4 = gering bis mäßig
4	Desorientierung	5 = mäßig stark
5	Depressive Stimmung	6 = stark
6	Emotionale Labilität	7 = sehr stark
7	Sorgst für sich selbst	
8	Angst	
9	Motivation, Initiative	
10	Reizbarkeit	Maximal-
11	Feindseligkeit	bewertung: 133
12	Lästig	
13	Indifferent gegenüber der Umgebung	
14	Ungeselligkeit	
15	Nicht kooperativ	
16	Ermüdung	
17	Appetit (Anorexie)	
18	Schwindel	
19	Gesamteindruck des Patienten	

Erfassung therapeutisch induzierter Veränderungen

Nürnberger Altersinventar (NAI). Das NAI ist ein umfangreiches Instrumentarium zur Messung kognitiver Leistungskomponenten, Befindlichkeit, Einstellung zum Alter sowie zur Verhaltensbeobachtung älterer Menschen. Es umfasst Leistungstests und verschiedene Fragebögen (insgesamt 10 Tests). Das NAI wurde mit dem Ziel entwickelt, eine „Testbatterie" zur Verfügung stellen zu können, die therapeutisch induzierte Veränderungen bei alten Menschen objektiv, zuverlässig und sensitiv erfasst. Bei der Konstruktion und Gestaltung der einzelnen Tests wurden die besonderen motivationalen und körperlichen Erfordernisse älterer Menschen berücksichtigt, z.B. wurde die Schriftgröße an die im Alter eingeschränkte Sehfähigkeit angepasst. Die Abnahme des NAI dauert nach unseren Erfahrungen mindestens 40 bis 60 Minuten. Der Test ist über den Buchhandel zu beziehen oder direkt beim Hogrefe Verlag.

Hilfsblatt zur Ergänzung einfacher psychometrischer Tests in den Bereichen Aphasie, Apraxie, Agnosie. Der nachfolgende Fragebogen eignet sich hervorragend für die Verlaufskontrolle von Störungen in den Bereichen Aphasie, Apraxie und Agnosie. Dieses Erfassungsblatt wurde ursprünglich vom Stadtärztlichen Dienst Zürich [286] verfasst und von uns abgewandelt.

Tab. 14: Fragebogen zur Verlaufskontrolle von Störungen in den Bereichen Aphasie, Apraxie und Agnosie.

1. **sprachlicher Ausdruck** (je die Zeile mit der höchsten Punktezahl ankreuzen, die den Fähigkeiten des Patienten entspricht)

a) **männlich**	Punkte
▶ kann seine Bedürfnisse und Wünsche mündlich nicht mitteilen	0
▶ kann seineBedürfnisse und Wünsche nur begrenzt und mangelhaft ausdrücken	1
▶ kann sie nur in einfachen Wörtern und alltäglichen Redewendungen ausdrücken	2
▶ kann teilweise eine Unterhaltung führen, hat jedoch ausgeprägte Schwierigkeiten Wörter zu finden oder längere Mitteilungen zu machen	3
▶ kann eine Unterhaltung führen, hat jedoch leichte Schwierigkeiten Wörter zu finden oder längere Mitteilungen zu machen	4
▶ kann ein Gespräch führen, hat jedoch gelegentlich Schwierigkeiten	5
▶ keine Ausfälle im mündlichen Ausdruck zu beobachten	6
b) **schriftlich**	
▶ kann sich schriftlich nicht äußern	0
▶ kann nur seinen Namen spontan und ein paar einzelne Wörter nach Diktat schreiben, macht agraphische Fehler	1
▶ kann nur kurze und einfache Sätze spontan oder nach Diktat schreiben, macht agraphische Fehler	2
▶ kann spontan in Sätzen schreiben, macht aber manchmal Fehler	3
▶ kann einen zusammenhängen Text (z.B. Brief) mit höchstens wenigen agraphischen Fehlern schreiben	4
Summe sprachlicher Ausdruck (0–10)	____

2. **Sprachverständnis** (je Zeile mit der höchsten Punktzahl, die der Patient befolgen kann, ankreuzen)

a) **einfache Stufenbefehle**	Punkte
▶ befolgt einfache verbale Aufforderungen nicht	0
▶ Zeigen Sie Ihre Nase	1
(wenn nicht auf Anhieb umschreiben, z.B. „anfassen“, „berühren“)	1/2
▶ Zeigen Sie zur Decke und dann zum Boden	2
▶ Zeigen Sie zur Türe, zum Fenster, zum Mund	3
▶ Zeigen Sie den Tisch, den Stuhl und beide Augen	4
▶ Machen Sie die Augen zu und zeigen Sie Ihre Nase, den Boden und die Türe	5
b) **sprachliche komplexe Befehle** (Legen Sie von L nach R vor den Patienten Bleistift, Papier, Uhr, Schlüssel[bund])	
▶ befolgt auch einfache verbale Aufforderungen nicht	0

Tab. 14: Fortsetzung.

▶ Nehmen Sie den Bleistift	1
(wenn nicht auf Anhieb „in die Hand nehmen", „aufheben" ...)	1/2
▶ Nehmen Sie die Uhr und legen Sie sie auf das Papier	2
▶ Nehmen Sie den Schlüssel(bund) und legen Sie ihn zwischen den Bleistift und das Papier	3
▶ Nehmen Sie das, was zwischen Bleistift und Uhr liegt, in die Hand	4
▶ Nehmen Sie das, was zwischen Papier und Schlüssel(bund) liegt und legen es unter den Bleistift	5
Summe Sprachverständnis (0–10)	

3. **Apraxie** (je die Zeile mit der höchsten Punktezahl, die der Patient befolgen kann, ankreuzen)

a) Wie winkt man Adieu? (Mit anderen Worten das gleiche sagen ...)	Punkte
▶ richtige Bewegung (ohne Vorzeigen)	3
▶ nur richtige Handstellung (ohne Vorzeigen)	2
▶ nur nach Vorzeigen richtig	1
▶ auch Imitation nicht richtig	1/2
▶ kann nicht imitieren	0

b) Wie kämmt man sich die Haare mit einem Kamm	
▶ richtige Handstellung (Finger als Kamm = falsch) (ohne Vorzeigen)	3
▶ richtige Kämmbewegung (ohne Vorzeigen)	2
▶ nur nach Vorzeigen richtig	1
▶ auch Imitation unkorrekt	1/2
▶ keine Imitation	0

c) Wie macht ein böser Bube eine lange Nase?	
▶ zweihändig, mit richtiger Stellung und Fingerbewegung (ohne Vorzeigen)	4
▶ eine Hand in richtiger Stellung mit richtigen Fingerbewegungen (ohne Vorzeigen)	3
▶ nur eine richtige Handstellung (ohne Vorzeigen)	2
▶ nur nach Vorzeigen richtig	1
▶ auch nach Vorzeigen unkorrekt	1/2
▶ keine Imitation	0
Summe Praxis (0–10)	

NB: Emotionale Reaktion auf „lange Nase"?:

(0 = keine, 1 = gewisse, 2 = adäquat, 3 = inadäquat)

4. Körperschema

a) (Prüfen mit mündlichen Aufforderungen, wenn 2-Stufen-Kommandi sicher, sonst zusätzlich gestische Aufforderung mit Hilfe des Strichmännleins) / (alle Fragen in der angegebenen Reihenfolge stellen)	Punkte
▶ Wo ist Ihr Bauchnabel?	1
▶ Wo ist Ihre linke Hand?	1
▶ Wo ist Ihr rechter Fuß?	1
▶ Wo ist Ihr rechtes Auge?	1
▶ An welchen Fuß gehört dieser Schuh? (linken zeigen, richtig ist zeigen oder sagen)	1

b) Lokalisation der Berührung (bei geschlossenen Augen) (richtig ist zeigen oder nennen)	
▶ Nase	1
▶ beide Wangen	1
▶ beide Hände	1

Tab. 14: Fortsetzung.

c) Visuelle Lokalisation im Raum („Schauen Sie mir auf die Nase")				
Zeigen sie welche Hand ich bewege				1
linke				
rechte				
► abwechselnd		beide Seiten richtig bezeichnet		1
► gleichzeitig		beide Seiten richtig bezeichnet		___
Total Körperraum			(0–10)	___
Neglect visuell:				
nur bei Simultanstimulation	leicht O	schwer O	kompl. O	
Neglect taktil:				
nur bei Simultanstimulation	leicht O	schwer O	kompl. O	
Neglect L O R O				

Apparative Untersuchungen

Grundsätzlich CT durchführen

Grundsätzlich sollte eine Computertomographie durchgeführt werden. Nur mit Hilfe des Schädel-CT lassen sich bestimmte Krankheitsbilder wie z.B. intrakranielle Raumforderungen oder Normaldruckhydrocephalus erkennen, die bis zu 10 Prozent der Demenzen hervorrufen und häufig erfolgreich behandelt werden können.

Von besonderer Bedeutung bei der Alzheimer-Demenz ist die Darstellung des Mediotemporalbereichs, der meist eine Hippocampusatrophie zeigt. Obwohl statistisch eine signifikante Korrelation zwischen dem Ausmaß der Hippocampusatrophie und der globalen Hirnatrophie einerseits und den kognitiven Defiziten andererseits besteht, kann auch ein morphologischer Normalbefund mit der Diagnose einer Alzheimer-Demenz vereinbar sein. Auch bei der Alzheimer-Demenz können schwerwiegende Marklagerveränderungen auftreten (Leukoaraiose). Mit Ausnahme der Hippocampusatrophie kann kein einzelner Befund als diagnostisch richtungsweisend für die Alzheimer-Demenz angesehen werden.

Unerlässlich für die Diagnose einer vaskulären Demenz ist der neuroradiologische Nachweis vaskulärer Hirnveränderungen wie multipler Infarkte im Versorgungsgebiet großer Hirnarterien oder eines einzelnen Infarktes an strategisch wichtiger Stelle (z.B. Gyrus angularis, Thalamus, basales Vorderhirn, Gebiete der A. cerebralis posterior oder A. cerebralis anterior) oder von mehr als zwei Lakunen im Bereich der Basalganglien und „White Matter Lesions“ oder ausgeprägter periventrikulärer Läsionen bzw. eine Kombination obiger Befunde.

Bisher ist nicht bekannt, ob weitere, aufwändigere radiologische apparative Untersuchungen beim geriatrischen Patienten im Hinblick auf den Krankheitsverlauf Vorteile bieten [258].

Während der Ausschlussdiagnose z.B. einer Depression noch vitale Bedeutung zukommt, wird die weitere Differenzierung (z.B. der Alzheimer-Erkrankung von einer Frontallappen-Demenz) als wenig bedeutsam angesehen [55].

Weitere apparative Abklärung sorgfältig abwägen

Vor einer Überweisung zur weiteren apparativen Abklärung sind mindestens vier Gesichtspunkte zu beachten:

- Ist man sicher, dass behandelbare Ursachen einer Demenz ausgeschlossen wurden und tatsächlich die wahrscheinlichste Diagnose gestellt wurde? Ausschlaggebend hierfür ist eine Übereinstimmung zwischen den Befunden und den oben genannten diagnostischen Entitäten. Atypische Merkmale, wie rasche Progression, systemische Erkrankung, Anfälle oder unerklärliche motorische Störungen, sollten Anlass zu weiteren Untersuchungen sein.
- Da inzwischen wirksamere Medikamente zur Behandlung bestimmter Demenzformen (z.B. Alzheimer-Demenz) zur Verfügung stehen, sollte die Diagnose möglichst spezifisch sein, insbesondere bei Patienten mit leichten bis mittelschweren Beeinträchtigungen. Reichen die erhobenen Befunde für eine Therapieentscheidung nicht aus, empfiehlt sich eine Überweisung.
- Als drittes ist der Wunsch des Patienten oder seiner Angehörigen nach einer präzisen Diagnose zu berücksichtigen.
- Die letzte Überlegung ist finanzieller Art: Stimmt die Kosten-Nutzen-Relation, welchen zusätzlichen Nutzen für die Therapie bringt die Untersuchung wirklich?

Differenzialdiagnose: Akute Verwirrtheit (Delir)

Differenzialdiagnostisch sollte die akute Verwirrtheit (Delir) von der chronischen Verwirrtheit (Demenz) getrennt werden. Tab. 15 führt Kriterien auf, mit deren Hilfe eine solche Abgrenzung phänomenologisch möglich sein kann. Vorübergehend akutpsychotische Erkrankungen (z.B. affektive Psychosen) sollten ebenfalls erwogen werden.

Häufigstes atypisches Symptom bei alten Mensch

Das Risiko, in ein Delir zu geraten, nimmt mit steigendem Lebensalter zu. Besonders gefährdet sind Personen ab dem 70. Lebensjahr mit einer bestehenden Multimorbidität. Obwohl es sich beim Delir um das häufigste atypische Krankheitssymptom bei alten Menschen und die häufigste psychiatrische Erkrankung handelt, wird es nur in ca. 10 Prozent der Fälle als solches diagnostiziert [44] und oft als Demenz eingestuft. Allerdings beruht ein großer Teil akuter Verwirrtheitszustände bei Älteren auf der „Demaskierung" einer Demenz. Bezüglich des weiteren therapeutischen Vorgehens ist es daher bereits im Anfangsstadium sehr wichtig, zwischen einem demenzbedingten und einem durch andere Erkrankungen ausgelösten Verwirrtheitszustand zu unterscheiden.

Diagnose erfolgt klinisch

Die Diagnose eines Delirs erfolgt klinisch. Grundlage sind die Kriterien des DSM-IV-R oder der ICD-10 (Tab. 16). Mehrere bzw. eingreifende Untersuchungen, Wechsel des Untersuchungsortes und die für den Patienten unverständlichen Handlungen im Rahmen der Untersuchungen können das Delir weiter verstärken. In etwa 20 Prozent der Fälle gelingt es nicht, eine Ursache zu finden [328].

Häufig multifaktorielle Ätiologie

Zu den Auslösern eines Delirs gehören zahlreiche schwere Erkrankungen. Vielfach handelt es sich auch um Belastungen, denen der Patient ausgesetzt ist, um Schädigungen, für die klinisch oder epidemiologisch eine Prädisposition besteht. Bei der Suche nach ursächlichen Faktoren sollte berücksichtigt werden, dass das Delir, wie andere funktionelle Störungen, häufig eine multifaktorielle Ätiologie aufweist und daher auch eine mehrdimensionale Behandlung erfordert. Alle beeinflussbaren Faktoren, die möglicherweise in Beziehung

Tab. 15: Differenzialdiagnostik der akuten und chronischen Verwirrtheit (Delir – hirnorganisches Psychosyndrom/Demenz).

Kriterium	Delir	Demenz
Beginn	akut, innerhalb weniger Tage, oft nachts	schleichender Beginn innerhalb von Wochen oder Monaten
Dauer	Stunden, bis zu einer Woche	Monate bis Jahre
Verlauf	zirkadiane Fluktuationen, nächtliche Exazerbation	eher gleichbleibend, Fluktuationen über mehrere Tage / Wochen
akute somatische Erkrankungen	stets nachweisbar	keine Beziehungen
Bewusstsein	getrübt	nicht getrübt
Orientierung	stets gestört, parallel zur fluktuierenden Bewusstseinstrübung, Tendenz zur Konfabulation	relativ intakt oder in Parallele zur Intensität von Gedächtnisausfällen gestört
Gedächtnis	Merkfähigkeit und Neugedächtnis beeinträchtigt, Altgedächtnis im akuten Zustand i.d.R. nicht prüfbar, nach Abklingen intakt	Merkfähigkeit, Neugedächtnis und in fortgeschrittenen Fällen auch Altgedächtnis gestört, Verlust von Allgemeinwissen
Denken	inkohärent, eher beschleunigt	Beeinträchtigungen der Abstraktionsfähigkeit, auf konkrete Alltäglichkeiten reduziert
Wahrnehmung	illusionäre Verkennungen, Halluzinationen, bevorzugt visueller Natur	relativ selten Wahrnehmungsstörungen
Schlaf-Wach-Rhythmik	gestört: Schläfrigkeit bei Tage, Umtriebigkeit in der Nacht	fragmentierter und verkürzter Nachtschlaf
Psychomotorik	Unruhe, Nesteln	eher apathisch-gehemmt
Stimmung	ängstlich oder dysphorisch-gereizt, aggressiv	eher euphorisch oder depressiv

Tab. 16: Diagnostische Kriterien für ein Delir nach ICD-10 (aus jedem Bereich muss mindestens ein Symptom bestehen) [verkürzt nach 332, 326].

- Störungen des Bewusstseins und der Aufmerksamkeit (z.B. verminderte Konzentrationsfähigkeit, leichte Bewusstseinsminderung, Koma)
- Globale Störung der Kognition (z.B. veränderte Wahrnehmung der Wirklichkeit, Halluzinationen, Beeinträchtigung des Denkens, Desorientiertheit, Gedächtnisstörungen)
- Psychomotorische Störungen (z.B. Hypo-, Hyperreaktivität)
- Störungen des Schlaf-Wach-Rhythmus (z.B. Schlaflosigkeit, Umkehr des Tag-Nacht-Rhythmus, nächtliche Exazerbation)
- Affektive Störungen (z.B. Depression, Angst, Reizbarkeit, Euphorie, Apathie)

Der Beginn ist akut, im Tagesverlauf wechselnd, die Gesamtdauer der Störung beträgt weniger als 6 Monate.

zur kognitiven Störung stehen, sollten ausgeschaltet oder verbessert werden. Allerdings lassen Studienergebnisse vermuten, dass eine Behandlung des Delirs nicht immer auch eine Heilung der kognitiven Störung bewirkt [18].

Die Therapie umfasst unspezifische und spezifische Maßnahmen (Tab. 17). Die in der Regel multifaktorielle Genese des Delirs macht eine gezielte Behandlung schwierig. Die alleinige Gabe stark wirkender Sedativa ist weder pathogenetisch begründbar noch indiziert. Häufig kommt es dadurch sogar zu sogenannten paradoxen Effekten mit Verstärkung der Symptomatik.

Oft spielen Medikamente eine Rolle

Wurde eine Grunderkrankung bzw. ein möglicher Auslöser für den Verwirrtheitszustand festgestellt, der sich therapeutisch gut beeinflussen lässt, stehen natürlich entsprechende Therapiemaßnahmen im Vordergrund (z.B. Ausgleich einer Exsikkose oder einer Hyponatriämie, Behandlung einer Herzinsuffizienz, einer Pneumonie oder eines Harnwegsinfektes, Absetzen eines Antidepressivums usw.). Da in vielen Fällen Medikamente eine Rolle spielen, sollten möglichst alle, besonders aber die zerebral wirksamen, weggelassen werden.

Tab. 17: Therapiemaßnahmen bei einem Delir [nach 113].

Spezifische Maßnahmen
- Behandlung der zugrunde liegenden Ursache
- Weglassen aller (vor allem zerebral wirksamer) Medikamente

Unspezifische Maßnahmen
- Orientierungshilfen (z.B. durch anwesende Familienmitglieder)
- Ruhige, klar strukturierte Umgebung
- Kontinuierliche Bezugspersonen
- Freundlicher, verstehender Umgang
- Überwachung (um eine Selbstgefährdung auszuschließen)
- Ausreichende Flüssigkeits- und Nahrungszufuhr
- Psychopharmaka und Fixierung nur bei konkreter Selbst- bzw. Fremdgefährdung

Differenzialdiagnose: Depression

Nur schwer von einer Demenz abzugrenzen

Differenzialdiagnostisch lässt sich eine Depression nur schwer von einer Demenz abgrenzen. Tabelle 18 gibt Symptome an, die eine Depression wahrscheinlicher, eine Demenzerkrankung unwahrscheinlicher werden lassen; es ist jedoch nicht möglich, diese Differenzialdiagnose in Tabellenform befriedigend darzustellen. Generell gilt, dass zahlreiche Demenzerkrankungen gerade in ihrem Beginn mit depressiven Symptomen einhergehen und dass auch reine Depressionen über eine Störung von Aufmerksamkeit und Konzentration kognitive Störungen leichten Ausmaßes verursachen.

Depressive Störungen können sich bei älteren Menschen anders präsentieren als bei Personen mittleren Alters: Beim Alterspatienten äußert sich die Depression oft weniger in Form von vitalen Symptomen wie Essunlust, allgemeine Inappetenz oder Schlafstörungen; vielmehr stehen (unbegründete) Ängste vor Krankhei-

Tab. 18: Wichtige Symptome der Depression im hohen Alter.

- Ängste vor Krankheit und Verarmung
- Klagen über Gedächtnisstörungen, „Verblödung“ etc.
- Hoffnungslosigkeit
- starke Verlangsamung
- Interesselosigkeit
- Patient vernachlässigt sich

ten, „Verblödung“, Verarmung sowie allgemeine Hoffnungslosigkeit im Vordergrund. Es kann aber auch ein Symptomkomplex aus Interesselosigkeit, Abwendung und allgemeiner Verlangsamung vorherrschen. Letzterer kann leicht als beginnende Demenz verkannt werden.

Hinweise auf eine „Pseudodemenz“

Wesentliche Hinweise auf das Vorliegen einer „Pseudodemenz“ ergeben sich häufig bereits im Gespräch: Depressive klagen typischerweise über ihre Gedächtnisstörungen und andere psychische oder körperliche Leistungsminderungen. Patienten mit einer beginnenden demenziellen Erkrankung bagatellisieren diese Störungen. Zwar zeigt auch der depressive Patient eine gewisse Denkhemmung, die jedoch nicht fehlerhaft ist. Dies kann z.B. anhand einfacher Rechenaufgaben überprüft werden; ein weiteres Charakteristikum der „Pseudodemenz“ gegenüber der „echten“ Demenz ist der Erhalt der zeitlichen und örtlichen Orientierung. Insgesamt gibt es eine Reihe von Hinweisen, die mithelfen, depressive Verstimmungen bzw. eine Depression von einem demenziellen Syndrom abzugrenzen (Tab. 19).

Wer über „Gedächtnisschwund" klagen, ist oft eher depressiv

Ein Paradoxon von Gedächtnis und Älterwerden besteht darin, dass der ältere Patient, der sich über „Gedächtnisschwund“ beklagt, oft eher depressiv als dement ist. Häufig gestaltet sich die Diagnose einer Depression im Alter recht schwierig, da sich Depressionsskalen, die für jüngere Patienten entwickelt wurden, infolge der veränderten Symptomatik nur eingeschränkt für Ältere eignen. Von einer amerikanischen Gruppe wurde deshalb eine spezielle geriatrische Depressionsskala, die „Geriatric Depression Scale“ (GDS) entwickelt [342]. Der Fragebogen kann vom betagten Patienten selbst ausgefüllt werden (Tab. 20). Die Bewertungstabelle enthält insgesamt 30 Fragen, kann aber auch in einer verkürzten Version mit 15 Fragen verwendet werden. In beiden Versionen ist die GDS sehr gut zur Anwendung in der allgemeinmedizinischen Praxis geeignet.

Normal sind Werte bis zu 10 Punkten; 11 und mehr Punkte sprechen für zunehmend schwere Depressionen. Schwer depressive Alterspatienten erreichen durchschnittlich 23 Punkte. Bei der 15-Fragen-Version gelten

Tab. 19: Abgrenzung Depression („Pseudodemenz“) versus Demenz.

weist auf Depression hin	**weist auf Demenz hin**
Subjektive Klagen stärker als objektive Befunde, Patient klagt viel über kognitive Leistungsverluste	Bagatellisiert, Patient klagt weniger über kognitive Leistungsverluste
Depressive Stimmung labil	Affektlabilität, leicht umstimmbar
Schuldgefühle und Versagensangst	Verneint, beschuldigt andere, konfabuliert
Unsicherheit gegenüber anderen	Fordernd
Stimmungen, Wahngedanken kongruent	Wahnideen oberflächlich, teils lächerlicher Natur
Rascher Beginn, Dauer weniger als sechs Monate	Meist heimtückischer, langsamer Beginn, erste Anzeichen datieren in der Regel länger als ein Jahr zurück
Schlaflosigkeit, selten nächtliche Unruhe	Deutliche nächtliche Unruhe
Familiäre Belastung mit Depressionen	Familiäre Belastung mit Demenz
Keine Orientierungsstörungen, weiß Hilfe zu finden	Desorientiert, ungezielt Hilfe suchend
Aufmerksamkeit und Konzentration noch gut erhalten	Aufmerksamkeit und Konzentration früh gestört
Überwiegend gequälte Stimmungslage, Selbstabwertung	Stimmung eher gleichgültig, eher kompensatorische Selbstüberschätzung
Wenig Bemühung leistungsfähig zu bleiben	Versuch, Defizite z.B. mit Notizen usw. auszugleichen
Kaum Bemühung, auch bei leichten Aufgaben	Freude an der Bewältigung auch leichter Aufgaben
Auffällige Leistungsschwankungen bei Aufgaben gleichen Schwierigkeitsgrades	Meist gleichmäßige Leistungsminderung bei Aufgaben gleichen Schwierigkeitsgrades
Remission der Depression und der kognitiven Störung	Bei Ansprechen auf antidepressive Therapie persistieren die kognitiven Störungen
Im Untersuchungsverlauf Verbesserung	Im Untersuchungsverlauf schlechter

Tab. 20: Fragen der geriatrischen Depressionsskala (GDS).

Wählen Sie die beste Antwort dafür, wie Sie sich in der letzten Woche gefühlt haben:

1.	Sind Sie grundsätzlich mit Ihrem Leben zufrieden?	ja/nein
2.	Haben Sie viele Ihrer Aktivitäten und Interessen aufgegeben?	ja/nein
3.	Haben Sie das Gefühl, dass Ihr Leben leer ist?	ja/nein
4.	Sind Sie oft gelangweilt?	ja/nein
5.	Sind Sie im Hinblick auf die Zukunft voller Hoffnung?	ja/nein
6.	Sind Sie über Gedanken wütend, die Ihnen nicht aus dem Kopf gehen wollen?	ja/nein
7.	Sind Sie die meiste Zeit guten Mutes?	ja/nein
8.	Haben Sie manchmal Angst, dass Ihnen etwas Schlechtes zustößt?	ja/nein
9.	Fühlen Sie sich die meiste Zeit glücklich?	ja/nein
10.	Fühlen Sie sich oft hilflos?	ja/nein
11.	Werden Sie oft rastlos und zappelig?	ja/nein
12.	Ziehen Sie es vor, zu Hause zu bleiben, anstatt auszugehen und neue Dinge zu tun?	ja/nein
13.	Machen Sie sich oft Sorgen um Ihre Zukunft?	ja/nein
14.	Haben Sie das Gefühl, mit dem Gedächtnis in letzter Zeit mehr Probleme zu haben als sonst?	ja/nein
15.	Haben Sie den Eindruck, dass es schön ist, jetzt in dieser Zeit zu leben?	ja/nein
16.	Fühlen Sie sich oft niedergeschlagen und hoffnungslos?	ja/nein
17.	Fühlen Sie sich ziemlich wertlos, so wie sie im Augenblick sind?	ja/nein
18.	Machen Sie sich viele Gedanken über die Vergangenheit?	ja/nein
19.	Finden Sie das Leben sehr aufregend und interessant?	ja/nein
20.	Macht es Ihnen Mühe, neue Pläne zu machen oder neue Unternehmungen zu beginnen?	ja/nein
21.	Fühlen Sie sich voller Energie?	ja/nein
22.	Haben Sie den Eindruck, dass Ihre Situation hoffnungslos ist?	ja/nein
23.	Haben Sie den Eindruck, dass es den meisten Leuten besser geht als Ihnen?	ja/nein
24.	Regen Sie sich oft über Kleinigkeiten auf?	ja/nein
25.	Haben Sie oft das Gefühl, dass Sie am liebsten schreien möchten?	ja/nein
26.	Haben Sie Schwierigkeiten, sich zu konzentrieren?	ja/nein
27.	Freuen Sie sich, am Morgen aufzustehen?	ja/nein
28.	Vermeiden Sie gesellige Zusammenkünfte?	ja/nein
29.	Ist es für Sie einfach, Entscheidungen zu treffen?	ja/nein
30.	Ist Ihr Gedächtnis so klar wie früher?	ja/nein

Werte bis zu 5 Punkten als normal; 6 bis 10 Punkte sprechen für eine leichte bis mittelgradige Depression. Patienten, die Punktwerte über 10 aufweisen, leiden an einer schweren Depression und müssen antidepressiv behandelt werden.

Einschätzung organisch-internistischer Begleiterkrankungen

Im Vordergrund stehen Herz-Kreislauf-Erkrankungen

Demente Patienten sind wie auch andere Ältere von einer Reihe begleitender Krankheiten betroffen, die relativ häufig erst nach Auftreten der Hirnleistungsstörung diagnostiziert werden [125a]. Dies gilt generell für psychiatrische Patienten und speziell solche mit hirnorganischen Erkrankungen, aber auch für die verschiedenen Demenzformen [19, 280]. Der Anteil der Patienten, bei denen bis dahin unentdeckte klinisch bedeutsame Begleiterkrankungen vorliegen, dürfte bei mindestens einem Drittel liegen. Im Vordergrund stehen Herz-Kreislauferkrankungen, aber auch Malignome.

Hinsichtlich der Prävalenz bestimmter Erkrankungen gibt es nur geringfügige Unterschiede zwischen den verschiedenen Demenzformen, lediglich bei der peripheren arteriellen Verschlusskrankheit stellte *Förstl* [87] eine gewisse Häufung unter Patienten mit vaskulärer Demenz fest. Bei einem erheblichen Prozentsatz klinisch behandelter Demenzkranker finden sich Herzinsuffizienz (42 Prozent), Herzrhythmusstörungen (20 Prozent), Arteriosklerose und Hypertonus (20 Prozent) [nach 86]. Die Erfassung der verschiedenen Begleiterkrankungen ist unbedingt notwendig, auch wenn es sich um Krankheitsbilder handelt, die ätiopathogenetisch nicht unmittelbar in Zusammenhang mit dem demenziellen Syndrom stehen. Sie können aber im weiteren Verlauf den körperlichen Zustand des Patienten in einer Weise verändern, die psychopathologische Konsequenzen nach sich zieht. Schließlich sollte man auch an die medizinischen Folgeprobleme denken, die sich vor allem in späteren Stadien einer Demenz entwickeln können.

Das demenzielle Syndrom kann durch diese zusätzlichen Erkrankungen beeinflusst werden: Alle internisti-

Einfluss auf das demenzielle Syndrom

schen oder neurologischen Erkrankungen (s. S. 39), die zu einer sekundären Demenz führen, wirken sich naturgemäß auch auf eine bereits bestehende primäre Demenz negativ aus. Plötzliche Verschlechterungen im kognitiven Zustand des Patienten treten häufig im Rahmen von Infektionskrankheiten auf. Erschwerend kommt hinzu, dass der Kranke nicht in der Lage ist, neu aufgetretene Symptome (konkret) zu beschreiben.

Begleiterkrankungen und medizinische Maßnahmen können beim Demenzkranken delirante Syndrome auslösen. Als wesentliche Auslöser wurden von verschiedenen Autoren [184, 13] Infektionen, speziell der Harnwege, andere internistische Erkrankungen, chirurgische Eingriffe, Medikamente und akute Schmerzzustände genannt. Eine frühzeitige Erfassung und entsprechende Behandlung prädisponierender Krankheitsbilder kann mit dazu beitragen, für den klinischen Verlauf ungünstige delirante Zustände zu vermeiden. Bei der Abklärung der bestehenden Multimorbidität erscheint es sinnvoll, die jeweiligen Diagnosen nach Bedeutung und Therapiebedarf zu gewichten. Nicht jedes Krankheitsbild muss medikamentös behandelt werden; oft sind auch physikalische und/oder verhaltenstherapeutische Maßnahmen möglich.

Überprüfung der Begleitmedikation

Bis zu 12% der demenziellen Syndrome medikamentös bedingt

Die Einnahme von Medikamenten führt bei älteren Menschen häufiger als bei jüngeren zu kognitiven Defiziten [334, 185]. Die Ursachen dürften vielfältig sein [206], wobei insbesondere die verminderte Adaptationsfähigkeit bei Stress und akuter Erkrankung im Alter, Probleme im Umgang mit Medikamenten und zerebrale Altersveränderungen diskutiert werden. Einigen Studien zufolge lassen sich sogar bis zu 12 Prozent der demenziellen Syndrome auf die medikamentöse Behandlung der Multimorbidität zurückführen [174, 156, 289]. Ohne Zweifel können Medikamente bei Älteren akute Verwirrtheitsphasen in bis zu 30 Prozent auslösen [220, 102]. So kommt der kritischen Überprüfung der Medikation beim dementen Patienten besondere Bedeutung zu. In Tab. 21 sind Medikamente aufgeführt, die eine ko-

Tab. 21: Medikamente, die mit einer kognitiven Beeinträchtigung verbunden sein können [nach 206].

Medikamente	Beispiele	Risiko
Anticholinergika	Atropin	Hoch
	Scopolamin	
Benzodiazepine	Nitrazepam	Hoch
	Flurazepam	
	Diazepam	Mittel
	Temazepam	
Opioide Analgetika	Pethidin (Mepridine)	Hoch
Antipsychotika	Thioridazin	Mittel
	Chlorpromazin	
	Risperidon	Niedrig
Antiparkinson-Mittel	Trihexyphenidyl	Hoch
	Benzatropine	
	Bromocriptin	Mittel
	Levodopa	
	Selegilin (deprenyl)	
Antidepressiva	Amitriptylin	Hoch
	Imipramin	
	Nortriptylin	Mittel
	Desipramin	
	SSRI	Niedrig
Antikonvulsiva	Primidon	Mittel
	Phenytoin	Niedrig
H_2-Antagonisten[a]	Cimetidin	Niedrig
	Ranitidin	
H_1-Antagonisten[a]	Chlorphenamin	Niedrig
Herz-Kreislauf-Präparate	Chinidine	Mittel
	Digoxin	
	Methyldopa	
	Betablocker	
	Diuretika	Niedrig
	ACE Hemmer	
Kortikosteroide	Prednisolon	Mittel
NSAR	Indometacin	Mittel
	Ibuprofen	Niedrig
Antibiotika	Cephalosporine	Niedrig
	Penicillin	
	Chinolone	

a: Histaminrezeptor-Antagonisten
SSRI = selektive Serotonin-Wiederaufnahme-Hemmer

gnitive Beeinträchtigung bedingen können und dementsprechend besonderer Beachtung bedürfen.

Bestimmung des Schweregrades und der Funktionsdefizite

Nachdem das demenzielle Syndrom anhand anerkannter Diagnosekriterien wie ICD-10 und DSM-IV-R (s. S. 22ff.) definiert und eine Differenzialdiagnostik durchgeführt wurde, gilt es eine Schweregradbestimmung vorzunehmen (Abb. 8) und Rückschlüsse auf die Alltagskompetenz zu ziehen.

Nach dem DSM-IV-R unterscheidet man drei Schweregrade der Demenz:

- **Leichte Demenz:** Obwohl Arbeit und soziale Aktivitäten deutlich beeinträchtigt sind, bleibt die Fähigkeit erhalten, unabhängig zu leben mit entsprechender Hygiene und intaktem Urteilsvermögen.
- **Mittelschwere Demenz:** Eine selbständige Lebensführung ist mit Schwierigkeiten möglich und ein gewisses Ausmaß an Aufsicht erforderlich.
- **Schwere Demenz:** Die Aktivitäten des täglichen Lebens sind derart beeinträchtigt, dass eine kontinuierliche Aufsicht benötigt wird. Der Kranke kann z.B. eine minimale persönliche Hygiene nicht mehr aufrecht erhalten, denkt zerfahren und spricht nicht mehr.

Im Hinblick auf die sozial-pflegerische Betreuung von Dementen hat sich aber gezeigt, dass die im folgenden aufgeführte Einteilung in vier Stadien nicht nur die

Demenzfeststellung
↓
Differenzial- und Ausschlussdiagnostik
↓
Schweregradbestimmung (Demenzstadium)
↓
Bestimmung der Funktions- und Verhaltensstörungen
↓
Ganzheitliches Therapiekonzept entsprechend Diagnose, Schweregrad, Funktions- und Verhaltensstörungen

Abb. 8: Schritte der Demenzdiagnostik zur Therapie.

Krankheit besser beschreibt, sondern auch den Betreuungsaufwand widerspiegelt. Dabei ist es sinnvoll, zwischen Primär- und Sekundärsymptomen zu unterscheiden [112]. Während die Primärsymptome meist obligat vorkommen und nicht entscheidend beeinflussbar sind, handelt es sich bei den Sekundärsymptomen oft um therapierbare reaktive Zusatzsymptome, die auch nicht immer auftreten müssen.

Unterscheidung zwischen Primär- und Sekundärsymptomen

Frühes Stadium

Pflegeaufwand erträglich

- Der Pflegeaufwand ist erträglich, die Patientengefährdung durch die Krankheit gering.
- Der Kranke ist unaufmerksam, wenig interessiert an Alltäglichkeiten, vergesslich, indifferent gegenüber sozialen Kontakten, unentschlossen, zögernd (Tab. 22).

Fortgeschrittenes Stadium

Pflege schwierig

- Die Pflege ist schwierig, die Gefährdung des Patienten durch die Krankheit hat im alltäglichen Leben deutlich zugenommen.
- Die Merkfähigkeit schwindet, der Kranke vergisst Vereinbarungen, Geburtstage, Rechnungen zu bezahlen; er findet nicht mehr nach Hause, verliert Papiere, Zeitungen häufen sich, er entleert den Mülleimer nicht, nimmt Medikamente unregelmäßig ein, verlegt

Tab. 22: Frühes Stadium der Demenz.

Primärsymptome	Sekundärsymptome
▶ Gedächtnisstörung: Merkfähigkeitsschwäche (Kurzzeitgedächtnis) Konzentrationsstörungen (Vergesslichkeit) Orientierungsstörungen, vor allem zeitlich ▶ Urteilsschwäche: Fehlentscheidungen ▶ Störungen des abstrakten Denkens, Fehlplanungen ▶ Antriebsstörungen (Produktivität, Motivation)	▶ Persönlichkeitsveränderungen: Reizbarkeit, Desinteresse ▶ Depressive Verstimmungszustände: Traurigkeit, Unlust, Apathie, Freudlosigkeit, sozialer Rückzug ▶ Wahnideen: Beeinträchtigungs-, Verfolgungs- und Bestehlungsideen, Verarmungs- und Eifersuchtsideen

Sachen und behauptet, andere hätten sie ihm gestohlen, verwechselt Tag und Nacht, antwortet sehr langsam, vernachlässigt Hygiene, Essen und Trinken; Sprachstörungen treten auf, beginnend mit Wortfindungsstörungen; Handfertigkeits- und Erkennungsstörungen erschweren die Aktivitäten des täglichen Lebens.

- Die intellektuellen Fähigkeiten, d. h. Rechen-, Urteils- und Kritikfähigkeit, Denk- und Problemlösungsfähigkeit, schwinden (Tab. 23).

Spätes Stadium

„Rund-um-die-Uhr"-Pflege erforderlich

- Der Pflegeaufwand nimmt erheblich zu, die „Rund-um-die-Uhr"-Pflege wird notwendig.
- Der Kranke ist räumlich und situativ desorientiert, wandert ziellos, verkennt Situationen und kann oft die Personen nicht mehr identifizieren. Die persönliche Orientierung schwindet: er weiß nicht, wie er heißt, hat Illusionen, teilt sich unzusammenhängend oder teilweise nur mit Gesten mit. Störungen von Seiten des Nervensystems nehmen zu: abnorme Reflexe können auftreten, der Kranke entblößt sich, onaniert öffentlich oder belästigt Pflegende, wird inkontinent. Er kann sich kaum noch an- und ausziehen, waschen oder zur Toilette gehen, kritzelt seinen Namen; manche bekommen Krämpfe, möglich sind Anfälle von Lecken, Kauen und Lippenschnalzen (Tab. 24).

Tab. 23: Fortgeschrittenes Stadium der Demenz.

Primärsymptome	Sekundärsymptome
▶ Kognitive Defizitsymptome: Desorientierung (zeitlich/örtlich) mit Weglaufgefahr, Sprachstörungen (vor allem Sprachverständnis gestört) ▶ Wahrnehmungsstörungen ▶ Handfertigkeitsstörungen (Ankleiden, Haushalt) ▶ Urteils- und Handlungsunfähigkeit („Versagen")	▶ Depression und Angst ▶ Wahnvorstellungen ▶ Agitation, psychomotorische Unruhe ▶ Perseverationen: immer wieder dasselbe tun, dasselbe fragen ▶ Tag-Nacht-Umkehr ▶ Aggression

Tab. 24: Spätes Stadium der Demenz.

Primärsymptome	Sekundärsymptome
▶ Gedächtnisverfall (auch Langzeitgedächtnis betroffen) ▶ Sprachzerfall (Kommunikation unmöglich) ▶ Agnosie (Patient erkennt Angehörige nicht mehr) ▶ Persönlichkeitszerfall (Endstadium „leere Hülle“)	▶ Schwere Verhaltensstörungen ▶ Psychotische Explosivreaktion ▶ Körperliche Störung (Gangstörung, Stürze) ▶ Inkontinenz, Infektion

Endstadium

Meist keine Selbstgefährdung mehr

- Eine Selbstgefährdung besteht in diesem Stadium meist nicht mehr.
- Der Demente wird urin- und stuhlinkontinent, liegt bewegungslos im Bett, geht nicht mehr, handelt sinnlos oder wiederholt, reagiert kaum auf Reize. Er erkennt niemand mehr, hat Halluzinationen, vegetiert nur noch.
- Meist stirbt der Demente an einer Infektionskrankheit, z.B. einer Lungenentzündung, wenn er nicht schon vorher durch eine zusätzliche Krankheit erlöst wird. Hier sind es insbesondere Durchblutungsstörungen des Gehirns (Schlaganfall) oder ein Herzinfarkt. Aber auch große Wundliegestellen mit einer begleitenden Sepsis sind oft die Todesursache
- Der Demente versteht im Endstadium nicht mehr, was mit ihm geschieht. Er stöhnt nur selten, klagt nicht, blickt lange still vor sich hin. Ob seine Nase rinnt, ob Hals oder Kopf schmerzen, ob er erbricht oder Durchfall hat – er ruft nicht um Hilfe und lässt im allgemeinen zu, dass man ihn pflegt.

Zur differenzierten Einschätzung des Schweregrades setzt man auch gerne die im deutschen Sprachraum weit verbreitete globale Verschlechterungsskala ein, die im Anhang (s. S. 198ff.) dargestellt ist.

Einschätzung der Aktivitäten des täglichen Lebens

Neben der Einschätzung des Schweregrades ist eine Beurteilung der Funktionsdefizite für die Betreuung und

Wichtig für Diagnostik, Betreuung und Behandlung

Behandlung von großer Bedeutung. Auch in diagnostischer Hinsicht, wenn also geklärt werden soll, ob eine Demenz entsprechend der Definition vorliegt bzw. in welchem Stadium sich der Patient befindet, ist es wichtig, die funktionellen Fähigkeiten zu erfassen.

Inwieweit der Demenzkranke noch zur selbständigen Durchführung seiner täglichen Aktivitäten in der Lage ist, lässt sich mit Hilfe sogenannter ADL-(„Activities of daily living")-Skalen abschätzen. Die meisten ADL-Skalen erfassen die individuellen Kapazitäten in folgenden Bereichen: Bewegung, Körperpflege, Ankleiden sowie Nahrungsaufnahme und -ausscheidung. Darüber hinaus geben sie Aufschluss über die sozialen Basisfunktionen, z.B. Kommunikationsfähigkeit und angemessenes Verhalten gegenüber der Umgebung. Die Feststellung der Alltagsfähigkeiten liefert wichtige Hinweise auf das Ausmaß der zerebralen Schädigung und den therapeutisch erreichten Kompensationsgrad.

Diese Informationen erlauben weiterhin Aussagen über die Prognose, werden zur Erstellung des individuellen Therapieplans benötigt, erleichtern die Kommunikation unter den verschiedenen Therapeuten, sind erforderlich für die Dokumentation therapeutischer Effekte, die Planung zusätzlicher therapeutischer und pflegerischer Hilfeleistungen, die Entscheidung über einen weiteren Verbleib zu Hause und nicht zuletzt für die Bedarfsplanung an offener und stationärer Altenhilfe.

Angehörige über- oder unterschätzen oft Fähigkeiten des Kranken

Eine solide Erfassung der relevanten Aktivitäten und deren Veränderungen ist allerdings problematisch, da Angehörige die Fähigkeiten des Patienten häufig über- bzw. unterschätzen. Außerdem stellt sich ebenso wie bei anderen Skalen die Frage, welchen tatsächlichen Aussagewert das Ergebnis für den einzelnen Patienten besitzt.

In Deutschland hat sich überwiegend die Funktionseinschätzung nach Barthel [191] eingebürgert (s. S. 104). Der Functional Assessment Questionnaire (FAQ) ist ein weiteres standardisiertes, aussagefähiges Verfahren zur Bestimmung der funktionellen Fähigkeiten eines Patienten [242], das insbesondere in Amerika eingesetzt wird (Tab. 25).

Tab. 25: Functional Assessment Questionnaire (Fragebogen zu funktionellen Fähigkeiten, basierend auf den Angaben des Patienten).

Tätigkeiten

- Schecks ausschreiben, Rechnungen bezahlen, Konto überprüfen
- Steuererklärung ausfüllen, geschäftliche Angelegenheiten regeln
- Kleidung, Gegenstände für den Haushalt, Nahrungsmittel selbständig einkaufen
- Geschicklichkeitsspiele machen, einem Hobby nachgehen
- Wasser kochen, Kaffee zubereiten, den Herd ausschalten
- Mahlzeiten zubereiten
- Aktuelle Ereignisse verfolgen
- Das Fernsehprogramm verfolgen, ein Buch, eine Zeitschrift aufmerksam lesen, verstehen, darüber diskutieren
- Sich an Verabredungen, Familienfeste, Urlaub, Medikamenteneinnahme erinnern
- Die vertraute Umgebung verlassen, Auto fahren, öffentliche Verkehrsmittel benutzen

Score	Leistung des Patienten bezüglich der Tätigkeit
3 Punkte	Völlig unfähig, etwas zu tun
2 Punkte	Benötigt Hilfe
1 Punkt	Kann die Tätigkeit mit Mühe durchführen bzw. hat dies noch nie getan, doch der Angehörige glaubt, es sei schwierig für ihn
0 Punkte	Normale Fähigkeiten bzw. hat die Tätigkeit noch nie durchgeführt, doch der Angehörige glaubt, er könne dies

Ein Gesamtscore von 9 oder mehr weist auf eine funktionelle Beeinträchtigung hin.

Barthel-Index. Der Barthel-Index wurde ursprünglich für chronisch Kranke entwickelt; er berücksichtigt auf einer numerischen Skala 10 Funktionen des täglichen Lebens. Die einzelnen Funktionen werden jeweils mit Punktwerten zwischen 1 und 10 getrennt gewichtet. Die Gesamtsumme kann dementsprechend zwischen 0 Punkten (vollkommen abhängig) und 100 Punkten (unabhängig) variieren:

Unabhängigkeit nicht gleichzusetzen mit selbständiger Lebensführung

Erreicht ein Patient 100 Punkte im Barthel-Index, ist er nicht auf Pflegedienste angewiesen (Tab. 26).

Diese Unabhängigkeit ist jedoch nicht mit der Möglichkeit einer selbständigen Lebensführung gleichzusetzen: Ein eigenständiges Leben kann natürlich aus anderen Gründen ausgeschlossen sein.

Tab. 26: Barthel-Index.

Formularbeispiel für Barthel Index

Name			**Datum**	**Datum**	**Datum**
Barthel-Index	m.Hilfe	unabhäng.			
Essen	5	10			
Umlagern Rollstuhl/Bett	5–10	15			
Körperpflege	0	5			
Toiletten-benutzung	5	10			
Baden	0	5			
Gehen (Rollstuhl 5 Pkt)	10	15			
Treppensteigen	5	10			
An- und Auskleiden	5	10			
Blasenkontinenz	5	10			
Stuhlkontinenz	5	10			
Gesamtpunktzahl					

Beurteilungskriterien

1. Essen

10 = Der Patient kann selbst essen, wenn die Mahlzeit in seine Reichweite gestellt wird. Er kann dabei eine Hilfsvorrichtung benutzen. Er kann in angemessener Zeit die Nahrung selbst zerteilen, würzen, Butter aufstreichen usw.

5 = Der Patient benötigt bei den oben angeführten Tätigkeiten einige Hilfen

2. Umlagern vom Rollstuhl ins Bett und umgekehrt

15 = Der Patient kann an das Bett heranfahren, die Bremsen und die Fußrasten bedienen, ins Bett überwechseln und sich hinlegen. Er kann sich im Bett wieder in sitzende Position aufrichten, falls nötig den Rollstuhl in Position bringen und wieder in den Rollstuhl hinüberwechseln.

Tab. 26: Fortsetzung.

10 = Der Patient benötigt bei einer der genannten Aktivitäten geringe Hilfestellung oder muss zur Sicherheit dabei überwacht werden.
5 = Der Patient kann sich selbst in die sitzende Position aufrichten, ist aber beim Aussteigen aus dem Bett oder beim Hinüberwechseln in den Rollstuhl auf Hilfe angewiesen.

3. Körperpflege
5 = Der Patient kann sich selbst Hände und Gesicht waschen, Haare kämmen, Zähne putzen und sich rasieren. Männer müssen in der Lage sein, einen Rasierapparat selbst zu bedienen, Patientinnen, falls sie es gewohnt sind, ihr Make-up selbst herrichten können.

4. Toilettenbenutzung
10 = Der Patient ist in der Lage, die Toilette zu benutzen, einschließlich des Richtens der Kleidung und der Reinlichkeit. Er darf dabei Hilfsmittel benutzen.
Bei der Benutzung einer Bettpfanne anstatt der Toilette muss er in der Lage sein, diese auf einen Stuhl zu platzieren, sie zu leeren und zu reinigen.
5 = Der Patient benötigt Hilfe um das Gleichgewicht zu halten, die Kleidung zu richten oder das Toilettenpapier zu benutzen.

5. Baden
5 = der Patient ist in der Lage, die Badewanne, das Sitzbad oder die Dusche zu benutzen. Die Hilfe oder die Anwesenheit einer anderen Person ist dabei nicht notwendig.

6. Gehen
15 = Der Patient kann ca. 50 m auf ebenem Boden ohne Hilfe und Aufsicht gehen. Er kann dabei Schienen, Gehstützen oder Prothesen benutzen, jedoch keinen Gehwagen. Er muss in der Lage, sein, die jeweiligen Hilfsmittel selbst bereitzulegen, anzulegen und selbst aufzustehen und sich zu setzen.
10 = Der Patient benötigt Hilfe oder Aufsicht beim Gehen, aber kann dann mit geringer Hilfe ca. 50 m zurücklegen.

6a Rollstuhlfahren
5 = Der Patient kann zwar nicht gehen, aber den Rollstuhl selbständig benutzen. Er muss in der Lage sein, den Rollstuhl um Ecken zu lenken, zu wenden und ihn zum Tisch, zum Bad, zur Toilette usw. zu manövrieren. Er soll dabei in der Lage sein, den Rollstuhl über 50 m zu bewegen. Dieses Item wird nicht bewertet, wenn der Patient gehen kann.

7. Treppensteigen
10 = Der Patient kann einen ganzen Treppenabsatz ohne Hilfe und Aufsicht hinauf- und herabsteigen. Er kann dabei Handläufe oder Gehstützen benutzen.

Tab. 26: Fortsetzung.

5 = Der Patient benötigt bei den angeführten Aktivitäten Hilfe oder Aufsicht.

8. An- und Auskleiden
10 = Der Patient ist in der Lage, sich vollständig an- und auszukleiden sowie die Schnürsenkel der Schuhe zu binden. Die Aktivität umfasst das An- und Ablegen benötigter Hilfsmittel wie Schienenapparate und Korsetts. Spezialkleidung, die z.B. nur vorne geknöpft zu werden braucht, ist dabei erlaubt.
5 = Der Patient benötigt beim An- und Auskleiden Hilfe. Er kann ca. die Hälfte der Tätigkeiten in einer angemessenen Zeit selbst bewerkstelligen.

9. Blasenkontinenz
10 = Der Patient kann seine Blase Tag und Nacht kontrollieren. Bei der Benutzung von Hilfsmitteln wie Kathetern ist er nicht auf fremde Hilfe angewiesen.
5 = Der Patient ist teilweise inkontinent und nicht in der Lage, die Miktion bis zur Benutzung der Bettpfanne oder anderer Hilfsmittel zu unterdrücken.

10. Stuhlkontinenz
10 = Der Patient ist vollständig kontinent.
5 = Der Patient ist teilweise inkontinent.

In allen erwähnten Aktivitäten erhält der Patient die Bewertung 0, wenn er die genannten Kriterien nicht erfüllt.

Ein Patient mit einer Gesamtpunktzahl von 100 im Barthel-Index ist selbständig. Er kann sich selbst umlagern, kann die Toilette benutzen, die Grundkörperpflege durchführen, selbständig essen und baden sowie 50 m gehen und einen Treppenabsatz steigen. Das heißt aber nicht unbedingt, dass er alleine leben kann: Er ist möglicherweise nicht in der Lage, die Hausarbeit auszuführen oder das Haus zum Einkaufen zu verlassen. Er kann aber immerhin ohne ständige pflegerische Hilfe auskommen. Dabei ist es für die Einstufung nach dem Barthel-Index weitgehend unwichtig, ob der Patient dabei Hilfsmittel benötigt. Wenn er diese richtig gebrauchen kann, wird er als „unabhängig“ betrachtet.

Verlaufs- und Therapiekontrolle

Nach Diagnostik und Einschätzung der Demenz ist es von großer Bedeutung, den weiteren Verlauf und den Effekt verschiedener therapeutischer Maßnahmen zu beurteilen. Das wichtigste Ziel jeder Behandlung ist eine Steigerung bzw. Erhaltung der Lebensqualität, wobei Lebensqualität ein stark subjektiver Parameter ist. Demzufolge muss auch die Wirksamkeit therapeutischer Maßnahmen grundsätzlich individuell beurteilt werden.

Oberstes Behandlungsziel: Steigerung bzw. Erhaltung der Lebensqualität

Erfahrungsgemäß sollte sich die Kontrolle von Verlauf und Therapie demenzieller Erkrankungen an einigen festen Punkten orientieren. In erster Linie wären hier Hirnleistung, soziale Integration und Selbständigkeit des Demenzkranken zu nennen. Diese Parameter dürften sicherlich für die meisten Patienten zentrale Bedeutung haben. Es kann auch aufschlussreich sein, wie der Betroffene selbst den Behandlungserfolg beurteilt. In vielen Fällen wird jedoch aufgrund der eingeschränkten Hirnleistung eine Selbsteinschätzung nicht möglich sein bzw. zu falschen Ergebnissen führen.

„Testbatterie“

Mit Hilfe einer „Testbatterie“ sollte der Zustand des Patienten alle drei bis sechs Monate beurteilt werden. Dieser Abstand ergibt sich aus der Verlaufsform der primären Demenzen sowie den Wirkprofilen der meisten in diesem Bereich eingesetzten Medikamente. Treten zusätzliche Erkrankungen auf, sollten die Abstände

Zustand alle drei bis sechs Monate beurteilen

Eine „Testbatterie“ umfasst:

- die Einschätzung der Hirnleistung (z.B. Mini-Mental-Status, Syndrom-Kurztest)
- die Einschätzung der Aktivitäten des täglichen Lebens (z.B. Barthel-Index)
- die Einschätzung der subjektiven „Befindlichkeit“
- die Beurteilung begleitender Symptome, z.B. Unruhe
- die Einschätzung organisch-internistischer Begleiterkrankungen
- die Überprüfung der Begleitmedikation

verkürzt werden. Sekundäre Demenzen bedürfen grundsätzlich einer spezifischen, kausalen Behandlung und erfordern selbstverständlich häufigere Verlaufskontrollen. Auf diese Demenzformen soll jedoch hier nicht weiter eingegangen werden.

Einschätzung der „Befindlichkeit“

Meist im Rahmen des Beratungsgesprächs möglich

Der Einsatz von „Befindlichkeits“-Skalen erfordert im allgemeinen einen hohen Zeitaufwand und eine entsprechende Ausbildung. Bei genügender klinischer Erfahrung kann man jedoch in den meisten Fällen im Rahmen des Beratungsgesprächs einschätzen, wie weit sich die Behandlung auf die „Befindlichkeit“ auswirkt. Eine eventuell vorhandene Begleitdepression sollte allerdings ausgeschlossen werden (s. S. 91ff.).

Beurteilung begleitender Symptome

Das Zusammenleben mit einem demenzkranken älteren Menschen birgt für die betroffene Familie andersartige und in der Regel größere Probleme als die Versorgung eines körperlich Kranken. Für die Integration des Demenzkranken zu Hause sind erfahrungsgemäß folgende Symptome von besonderer Bedeutung:

- Kompetenzminderung (Umgang mit Kleidung etc.),
- Emotionale Labilität (Wutanfälle),
- Depressive Störungen (Niedergeschlagenheit),
- Gedächtnisstörungen („Findet nichts mehr“),
- Aspontanität („Sitzt in der Ecke“),
- Kommunikationsstörungen („Sagt nichts“),
- Orientierungsstörungen („Läuft weg“),
- Schlafstörungen (nächtliche Unruhe),
- Paranoide Erlebnisse („Geld gestohlen“),
- Inkontinenz („Macht in die Hose“),
- Bewegungsstörungen (Trippelgang, Stürze),
- Epileptische Anfälle,
- Gewichtsverlust.

Der Großteil der genannten Probleme lässt sich im Rahmen einer ganzheitlichen Therapie bessern. Auch wird nicht jeder Patient alle der aufgeführten Störungen aufweisen. Sind Begleitsymptome vorhanden, sollten diese gesondert betrachtet werden, d.h. sie sollten in ihrem Umfang und ihrer Ausprägung genau analysiert und definiert sowie im Rahmen der Verlaufsbeobachtung gezielt kontrolliert werden.

Körpergewicht kontrollieren

Im Vergleich mit anderen Patienten haben Demenzkranke ein niedrigeres Körpergewicht und verlieren aus bisher ungeklärten Gründen nach stationärer Aufnahme im Krankenhaus oder Pflegeheim schneller an Gewicht. Bei der klinischen Untersuchung fallen oft dünne, lichte Haare auf, eine Cheilosis, eine atrophische Zunge oder schlecht heilende Hautwunden. In einer kontrollierten Studie konnte gezeigt werden, dass diese Veränderungen nicht mit nachweisbaren Störungen des Vitamin-, Elektrolyt- und Energiehaushalts einhergingen. Sie traten auf, obwohl sich die Diät der Patienten im Vergleich zur Kontrollgruppe durch eine höhere Energie-, Eiweiß-, Vitamin- und Mineralzufuhr auszeichnete [Lit. bei 86]. Eine Gewichtskontrolle ist deshalb bei den Verlaufsuntersuchungen immer angezeigt.

Demenz – Das Therapiekonzept

Therapiemaßnahmen: gezielt, kontinuierlich und koordiniert

Alle vorliegenden Leitlinien fordern vor dem Beginn der Therapie eine Klärung der Diagnose. Nach der Diagnostik ist ein Gesamtbehandlungsplan zu erstellen. Er muss biologisch-somatische, psychologisch-psychotherapeutische sowie soziotherapeutisch-rehabilitative Aspekte – individuell und umfeldspezifisch abgestimmt – einbeziehen. Gemeinsam ist allen Interventionen, dass ihre Wirkung nachlässt, nachdem sie abgeschlossen sind. Die Maßnahmen müssen daher schweregradabhängig gezielt, kontinuierlich und koordiniert eingesetzt werden.

Die Demenz führt zu kognitiven (z.B. Gedächtnis-, Orientierungs- und Sprachstörungen) und nicht-kognitiven Störungen (z.B. Aggressivität, Depressivität und Unruhe) sowie zu Einschränkungen bei der Alltagsbewältigung. Diesen Störungen sind auch die verschiedenen Therapiemethoden direkt zuzuordnen: Medikation, psychologisch fundierte Therapie, Selbsthilfetraining, Umfeldstrukturierung usw. Über das eigentliche Anwendungsgebiet hinaus lassen sich bestimmte Maßnahmen aber auch zur Behandlung weiterer Krankheitserscheinungen nutzen [194].

Betreuende Personen einbinden und informieren

So werden z.B. die psychologisch fundierten Verfahren (z.B. Gedächtnistraining) im Bereich der Ergotherapie zwar primär zur Behandlung nicht-kognitiver Störungen eingesetzt – häufig führen sie aber auch zu Besserungen im kognitiven Bereich und in der Alltagsbewältigung. In bestimmten Phasen ist es sinnvoll, psychologische Trainingsverfahren gezielt anzuwenden, um die Alltagsfertigkeiten oder die kognitiven Funktionen zu fördern. Ohne Zweifel hat der Umgang mit dem Dementen und die Form der Betreuung in allen Behandlungsprogrammen einen hohen Stellenwert. Da die betreuenden Personen durch die Krankheit emotional häufig noch stärker belastet werden als die Kranken selbst, müssen sie in besonderer Weise eingebunden und informiert werden.

Aufgrund des chronisch progredienten Krankheitsverlaufs mit wechselndem Therapiebedarf ist ein vernetztes Arbeiten der verschiedenen Behandlungsinstitutionen erforderlich, um eine optimale therapeutische und pflegerische Versorgung der Kranken zu sichern. Grundsätzlich ist beim häufig multimorbiden älteren Patienten eine internistische Begleittherapie von ausschlaggebender Bedeutung.

Allgemeine Grundsätze der Demenztherapie

Symptome werden oft den Alterungsprozessen zugeschrieben

Viele ältere Patienten neigen dazu, ihre Schwierigkeiten dem Alterungsprozess zuzuschreiben und sie als schicksalhaft hinzunehmen. Nicht weniger problematisch ist es, wenn auch Ärzte und Therapeuten alle Symptome sofort dem Alter anlasten und Betroffene wie Angehörige die Diagnose einer altersbedingten Hirnleistungsstörung bereitwillig akzeptieren. Damit werden dem Patienten unter Umständen wichtige Chancen verbaut. Dies gilt insbesondere, wenn die Hirnleistungsstörung auf einer extrazerebralen Ursache beruht, denn sekundäre Demenzen sind in vielen Fällen einer direkten Therapie zugänglich. Auch Begleiterkrankungen, z.B. Schwerhörigkeit oder Sehstörungen, sollten stets im Auge behalten werden. Oft trägt deren erfolgreiche Behandlung wesentlich dazu bei, dass sich die Hirnleistung bessert.

Ganzheitlicher Ansatz

Grundsätzlich ist jede therapeutische Maßnahme auf die Lebensqualität des Patienten und seine Kompetenz zur Bewältigung des Alltags auszurichten, d.h. für die Therapie des Patienten mit Hirnleistungsstörungen ist ein ganzheitlicher Ansatz zu fordern (Tab. 27). Dieser spiegelt sich in komplexen Therapieformen wider, die fast immer interdisziplinären Charakter haben (z.B. neben der medikamentösen Behandlung die Ergotherapie, Physiotherapie, Ernährungstherapie usw.).

So ist aus der Praxis bekannt, dass Antidementiva ihren Effekt erst dann richtig entfalten können, wenn gleichzeitig die kognitiven Fähigkeiten des Patienten stimuliert werden. Dieser Aspekt wurde allerdings – abgesehen von einer Studie von *Yesavage* und Mitarbeitern [340] – bisher nur wenig untersucht. Die genannten Autoren haben festgestellt, dass Patienten, die neben der Therapie mit Antidementiva gleichzeitig an einem kognitiven Training teilnahmen, in besonderer Weise von der Behandlung profitierten. Unter den heutigen Bedingungen würde man entsprechend dem Schweregrad und der Ausprägung der Demenz noch weitere therapeutische Vorstellungen mit einbringen.

Aktivieren vor Ruhigstellen

Fordern, aber nicht überfordern

Insgesamt sind aktivierende Maßnahmen einer „Ruhigstellung" durchweg vorzuziehen. Letztere „entlastet" oft weniger den Betroffenen als seine Umwelt. Eine Ruhigstellung kann nur in den seltensten Fällen Bestandteil des Behandlungsplans von dementen Patienten sein. Meist ist das Gegenteil – eine sinnvolle Aktivierung – angezeigt. Es gilt das in der gesamten Geriatrie gültige Prinzip „Fördern durch Fordern", wobei sowohl körperliche als auch geistige Tätigkeiten in das Therapiekonzept einbezogen werden sollten. Das Fordern darf jedoch nicht in eine Überforderung münden und muss dem jeweiligen Demenzstadium angepasst sein.

Schwere demenzielle Krankheitsbilder rufen vielfach Unsicherheit hervor. Diese sollte jedoch den Arzt oder Therapeuten weder zur Resignation verleiten noch zu einer Flucht in einen blinden Aktivismus nach dem Motto „ Es muss doch eine Behandlung geben!" oder zu nicht gerechtfertigten Versprechen („Es gibt ein neues Medikament, das hat bei einem anderen Patienten geholfen"). Wenn der chronisch Kranke und seine Angehörigen dazu neigen, sich an jeden Hoffnungsschim-

Tabelle 27: Elemente eines ganzheitlichen Therapieansatzes.

- Internistische Basistherapie
- Arzneimitteltherapie
  - Internistisch-medikamentöse Therapie
  - Nootropika, Antidementiva
  - Psychopharmaka zur Behandlung von Verhaltensauffälligkeiten
- psychosoziale Behandlung
- körperliches Training
- Ernährungsberatung
- dem Krankheitsstadium angepasste Betreuung

mer zu klammern, ist die Gefahr besonders groß, dass sich schnell Enttäuschung und Misstrauen gegenüber Ärzten und Therapeuten einstellen.

„Restfähigkeiten" nicht unterschätzen

Die Behandlung des Patienten mit Hirnleistungsstörungen kann nur innerhalb eines sinnvollen Gesamtkonzeptes erfolgen: Das therapeutische Ziel ist die Aktivierung des Patienten, die Verbesserung seiner kognitiven Leistungsfähigkeit und die Kompensation seiner gestörten sozialen Integration. Auf keinen Fall dürfen die verbliebenen „Restfähigkeiten" des Demenzkranken unterschätzt werden: Er verliert zwar sein Gedächtnis und sein Denkvermögen, jedoch nicht seine Emotionen. Die Therapie darf den Dementen nicht zu einer „Versuchsperson" degradieren, d.h. die Therapeuten dürfen keine Macht über den Patienten ausüben. Auch ist jede Behandlung fragwürdig, die um ihrer selbst willen geschieht. Konkret: Wird der Patient nur während des Trainingsprogramms ernst genommen, ist dieses sinnlos. Die therapeutischen Grundsätze müssen in die Alltagsaktivitäten des Kranken einbezogen werden. Die Würde des dementen Patienten ist bis zum letzten Augenblick zu achten und ihn menschlich zu fördern sollte selbstverständlich sein.

Einer Demenz im fortgeschrittenen Stadium wird auch heute oft noch mit therapeutischem Nihilismus begegnet, was als sehr bedauerlich angesehen werden muss. Die als Begründung angeführte Meinung, Demenz sei grundsätzlich progredient und die Diagnose mit einem Todesurteil gleichzusetzen, darf nicht unangefochten bleiben: Es muss immer wieder auf die verschiedenen Verlaufsformen demenzieller Erkrankungen hingewiesen werden. Auch ist die Regel nicht unbedingt die chronische Progredienz, sondern der fluktuierende Verlauf mit dazwischengeschalteten Stadien relativer Stabilisierung.

Therapieaufklärung bei begrenzter Verständnisfähigkeit

Die Einwilligung eines Kranken in eine bestimmte Behandlung setzt die Aufklärung durch den Arzt voraus.

Geschäftsunfähig bedeutet nicht einwilligungsunfähig

Dies gilt auch für den Patienten mit Hirnleistungsstörungen, dem keinesfalls von vornherein die Einwilligungsfähigkeit in eine Therapie abgesprochen werden kann. Patienten mit beginnenden Hirnleistungsstörungen sind häufig noch in der Lage, einem ärztlichen Aufklärungsgespräch zu folgen und aufgrund der erhaltenen Informationen sinnvolle Entscheidungen zu treffen. „Geschäftsunfähigkeit" ist nicht gleichbedeutend mit „Einwilligungsunfähigkeit".

Ob ein Kranker rechtswirksam in eine Therapie einwilligen kann, d.h. ob er willensfähig in diesem Sinne ist, ist eine Frage, deren Beantwortung weitgehend in das Gebiet der ärztlichen Wissenschaft gehört. Für eine diesbezügliche Entscheidung ist nicht unbedingt ein langwieriges Fachgutachten notwendig; in der Regel kann sie vom betreuenden Arzt nach sorgfältigem Abwägen getroffen werden.

Wichtig ist die genaue Dokumentation: Dabei müssen das kognitive Leistungsniveau des Patienten, sein individuelles Verständnis und seine persönliche Situation ebenso differenziert dargelegt werden wie Art, Umfang und Zeitpunkt der Aufklärung.

Ist der Patient nicht willensfähig, muss den Angehörigen geraten werden, eine Betreuung zu beantragen. Falls der Patient zustimmt, bedarf es nicht der Hinzuziehung eines Psychiaters. Nicht immer wird die Einrichtung einer Betreuung vom Arzt oder den Angehörigen angeregt; manchmal erfolgt sie auch auf eigenen Wunsch des Betroffenen.

Information dem Auffassungsvermögen und Wissensstand anpassen

Die Aufklärung des Betreuers und dessen Einwilligung in die Therapie ersetzen nicht das Aufklärungsgespräch mit dem Kranken. Auch beim Patienten mit Hirnleistungsstörungen hat sich der Arzt zu bemühen, die Information dem Auffassungsvermögen sowie dem Wissensstand des Betroffenen anzupassen und sich sogleich davon zu überzeugen, dass dieser sie versteht. Nur wenn aufgrund der fortgeschrittenen Demenz eine Kommunikation nicht mehr möglich ist, kann das Aufklärungsgespräch unterbleiben, d.h. in diesen Fällen ist es rechtlich ausreichend, die Einwilligung des Betreuers einzuholen.

Die Bedeutung des ganzheitlichen Therapiekonzeptes

Die Therapie des Demenzkranken darf nicht auf die isolierte Korrektur einzelner Störungen abzielen, sondern ist auf die Lebensqualität des Patienten und seine Kompetenz zur Bewältigung des Alltags auszurichten. Dies lässt sich nur mit einem ganzheitlichen Therapieansatz realisieren, da die pharmakologische Behandlung zwar die Hirnleistungsstörung günstig beeinflussen kann, nicht jedoch die resultierenden Kompetenzdefizite. Sie sollte daher mit nicht-medikamentösen Maßnahmen, z.B. zerebralem Training und Bewegungstherapie, kombiniert werden. Im Zentrum des therapeutischen Interesses sollten dabei die für den Patienten praktisch relevanten Maßnahmen stehen, die es ihm erleichtern, seinen Tagesablauf so selbständig wie möglich zu bewältigen.

Einfachheit und Konstanz vermitteln Sicherheit

Voraussetzung für die Verbesserung der Lebensqualität des Demenzkranken ist die sinnvolle Gestaltung seiner Umgebung. Störungen von Gedächtnis, Wahrnehmung und Kommunikation bewirken, dass der Demente seine Umwelt als unberechenbar, mitunter sogar als furchteinflößend erlebt. Er kann die ihm verbliebenen Fähigkeiten nur dann vollständig entfalten, wenn ihm ein Gefühl der Sicherheit vermittelt wird. Dafür sind Einfachheit und Konstanz erforderlich: Eine unveränderte, schlicht gestaltete räumliche Umgebung, ein

Tab. 28: Grundregeln der Therapie.

Die Therapie des Demenzkranken
- ▶ berücksichtigt die individuellen Fähigkeiten und Defizite,
- ▶ findet in einem Raum statt, der im Hinblick auf akustische und visuelle Reize übersichtlich gestaltet ist,
- ▶ vermeidet Reizüberflutung,
- ▶ passt sich in ihrer Dauer der individuellen Situation an (mehrere kurze Therapieeinheiten werden vom Patienten in der Regel besser verarbeitet als einzelne, überlange),
- ▶ beachtet das Einhalten von Pausen,
- ▶ vermeidet Leistungsdruck, denn Leistungsdruck verschlechtert die Hirnleistung des Patienten,
- ▶ wird von einem Therapeuten bzw. Betreuer durchgeführt, der den Patienten als erwachsenen Partner akzeptiert und nicht zum Kind degradiert.

strukturierter Tagesablauf und eine stressarme Atmosphäre helfen dem Patienten, sich besser zurechtzufinden.

Welche der verschiedenen therapeutischen Strategien genutzt werden, hängt von der Einstellung des „Teams“ – bestehend aus Ärzten, Angehörigen, Therapeuten –, dem Vorhandensein nahe gelegener Therapieeinrichtungen und insbesondere von den betreuenden Personen ab. In jedem Fall ist neben der körperlichen auch die „psychische Pflege“ des Patienten in das Therapiekonzept zu integrieren. Ihr Ziel ist es, eine Atmosphäre zu schaffen, in der sich der Kranke nicht als aufgegeben erlebt (Tab. 28).

Internistisch-geriatrische Basistherapie

Aus medizinisch-geriatrischer Sicht stellt die krankheitsbegleitende Allgemeinbehandlung (Tab. 29) die wesentliche Voraussetzung für die Langzeitbetreuung des Patienten dar. Besonders wichtig ist dabei ohne Zweifel die Diagnostik und Behandlung der häufig bestehenden Multimorbidität (s. S. 95, 120ff.).

Um das Funktionsniveau über einen möglichst langen Zeitraum stabil zu halten, müssen Störungen der körperlichen Homöostase vermieden bzw. behoben werden. Wie bereits angesprochen, kann eine ganze Reihe von Erkrankungen die Hirnleistung zusätzlich beeinträchtigen. Daher zielt die geriatrische Basisbehandlung vorrangig darauf ab, Herz-Kreislauf-Erkrankungen, Infektionen, Störungen des Flüssigkeits- und Elektrolythaushaltes usw. frühzeitig zu erkennen und durch eine sachgerechte Behandlung die funktionellen Auswirkungen für den Patienten zu minimieren.

Erkrankungen können Hirnleistung zusätzlich beeinträchtigen

Von wesentlicher Bedeutung ist es ferner, den Patienten optimal mit Hilfsmitteln – Brille, Hörgeräte, Prothesen – zu versorgen und damit eine wichtige Voraussetzung für den Erhalt der Aktivitäten des täglichen Lebens zu schaffen. In die gleiche Richtung geht die Empfehlung, durch regelmäßige körperliche Bewegung die Mobilität zu erhalten. Angesichts der bei vielen Patienten gestörten Nahrungsaufnahme und des bei älteren Menschen häufig reduzierten Durstempfindens sollte

Aktivitäten des täglichen Lebens erhalten

Tab. 29: Allgemeinbehandlung [in Anlehnung an 276, 19, 281, 136].

- Regelmäßige Verlaufskontrollen der bestehenden Multimorbidität
- Versorgung mit Hilfsmitteln (Brille, Hörgerät, Prothese usw.)
- Bedarfsgerechte Ernährung und Flüssigkeitszufuhr
- Bewegungstraining, Dekubitusprophylaxe
- Vermeiden einer nicht-indizierten Polymedikation
- Beachten der Orthostasetoleranz
- Frühzeitige Intervention bezüglich kardiovaskulärer Erkrankungen und ihrer Risikofaktoren erwägen (wegen möglicher präventiver Effekte vor allem in noch nicht fortgeschrittenen Demenzstadien)
- Sorgfältige Indikationsstellung für weiterführende diagnostische und therapeutische Maßnahmen (unter besonderer Beachtung des funktionellen Status des Patienten und der Nutzen-Risiko-Relation im individuellen Fall)
- Krankenhausaufnahmen/Operationen nur bei klarer Indikation

man den Patienten bzw. seine Betreuer unbedingt auf die Notwendigkeit einer bedarfsgerechten, ausgewogenen Ernährung und einer ausreichenden Flüssigkeitszufuhr hinweisen.

Nutzen-Risiko-Relation

Was die Indikationsstellung für weiterführende diagnostische und therapeutische Maßnahmen bei zusätzlichen Krankheitsbildern angeht, so gelten für den Dementen die gleichen Richtlinien wie für andere Patienten. Mit zunehmendem Schweregrad des demenziellen Syndroms muss die Indikationsstellung jedoch besonders sorgfältig erfolgen, da bei Patienten mit fortgeschrittener Demenz die für komplexere diagnostische und therapeutische Maßnahmen erforderliche Kooperation nicht mehr vorausgesetzt werden kann und insgesamt ein erhöhtes Risiko für unerwünschte Ereignisse besteht [136]. Exemplarisch sei hingewiesen auf Unruhe- und Erregungszustände in der ungewohnten Umgebung eines Krankenhauses oder postoperative delirante Syndrome, die bei Demenzkranken gehäuft zu beobachten sind.

Generell gilt es also, eine individuelle Bewertung der Nutzen-Risiko-Relation vorzunehmen, in die der potenzielle Nutzen der geplanten diagnostischen oder thera-

Auswirkungen medizinischer Maßnahmen kritisch abschätzen

peutischen Maßnahme und ihr Nebenwirkungsrisiko in Wechselwirkung mit dem Schweregrad des Demenzsyndroms eingehen. Es versteht sich, dass das Ziel, bestehende Erkrankungen möglichst effektiv zu behandeln, für Demenzkranke die gleiche Gültigkeit besitzt wie für alle anderen Patienten. Jedoch ist es gerade bei dieser Patientengruppe wichtig, das allgemeine geriatrische Therapieprinzip zu beachten, wonach die mutmaßlichen Auswirkungen einer medizinischen Maßnahme auf den Allgemeinzustand, die Begleiterkrankungen und das allgemeine Funktionsniveau des Patienten maßgeblich darüber entscheiden, ob man sie durchführen oder eher unterlassen sollte.

Mutmaßlichen Patientenwillen berücksichtigen

Wenn der Demenzkranke sich zuletzt in einem Zustand befindet, in dem er zu einer Willensäußerung nicht mehr in der Lage ist, muss das Für und Wider eingreifender therapeutischer Maßnahmen in jedem Fall mit den Angehörigen bzw. dem Rechtsvertreter des Patienten unter Berücksichtigung des mutmaßlichen Patientenwillens erörtert werden. Aufgrund dahin gehender Erwägungen können behandelnde Ärzte und Angehörige zu gemeinsamen Entscheidungen in dem Sinne kommen, dass beispielsweise von intensivmedizinischen Maßnahmen Abstand genommen wird [189]. Ein Therapieverzicht muss immer besonders sorgfältig überlegt werden, unter anderem deswegen, weil prognostische Aussagen häufig mit erheblichen Unschärfen belastet sind.

Rehabilitation trotz Demenz?

Demenzkranke können aufgrund ihrer eingeschränkten Gedächtnisleistungen manchen intellektuellen Anforderungen nicht genügen, die eine Rehabilitationsbehandlung üblicherweise einschließt. Es stellt sich daher die Frage, ob diese Patienten bei einer zusätzlichen Erkrankung, etwa einer Fraktur oder einem Schlaganfall, überhaupt von einer Rehabilitationsbehandlung profitieren. Zu diesem Thema gibt es praktisch keine wissenschaftlichen Untersuchungen. Erfahrungsgemäß weisen Patienten mit reduzierter Gedächtnisleistung dennoch altersentsprechend durchschnittliche Muskelfunktionswerte auf. Insofern finden krankengymnastische und ergotherapeutische Übungsbehandlungen einen guten somatischen Ansatzpunkt bei entsprechender Indikationsstellung. Gerade die am Anfang des demenziellen Krankheitsbildes meist gut erhaltenen Leistungen in Hinblick auf motorische Fertigkeiten, Handlungsabläufe und Konditionierung sind von zentraler Bedeutung für den Rehabilitationserfolg. Die nach apoplektischen Insulten durchgeführten Behandlungsformen auf neurophysiologischer Grundlage, wie z.B. das Bobath-Konzept, setzen nicht unbedingt eine wesentliche Kooperationsfähigkeit voraus.

Im leichten bis mittleren Stadium notwendig und sinnvoll

Im leichten bis mittleren Demenzstadium ist eine Rehabilitationsbehandlung durchaus möglich. Im Vergleich zu intellektuell altersentsprechend normal leistungsfähigen Patienten lassen sich bei gleicher Therapiezeit meist auch gute Erfolge bezüglich einer Remobilisation erzielen. Sicherlich sind zusätzliche Erinnerungsstützen notwendig, um das Selbstgefährdungspotenzial zu reduzieren. Wichtig ist auch die Einweisung von Angehörigen in den richtigen Umgang mit dem aktuellen Krankheitsbild. Generell ist eine Rehabilitationsbehandlung dementer Patienten als notwendig und sinnvoll anzusehen, da eine Heimunterbringung dadurch oftmals vermieden oder verzögert werden kann.

Allerdings sind meist nur geriatrische Rehabilitationseinrichtungen in der Lage, den Behandlungsplan auf die Nebendiagnose der Demenz einzustellen und den bestehenden Gedächtnisleistungen anzupassen sowie die soziale Situation in besonderem Maße zu berücksichtigen. Fachspezifische Rehabilitationseinrichtungen können dies meist nicht leisten.

Arzneimitteltherapie

Ältere multimorbide Menschen mit demenziellem Syndrom benötigen häufig eine mehrfach ausgerichtete Pharmakotherapie. Sie ist zu unterteilen in:

- die internistische Basistherapie,
- eine Therapie mit Nootropika bzw. Antidementiva,
- eine Therapie der meist bestehenden psychiatrischen Begleitsymptome (nicht-kognitive Symptome) und weiterer funktioneller Defizite.

Medikamentöse Behandlung der bestehenden Multimorbidität

Veränderte Pharmakokinetik erhöht Nebenwirkungsrisiko

Bei der Suche nach Faktoren, die das klinische Erscheinungsbild und den Verlauf einer demenziellen Erkrankung verschlechtern, muss neben diversen Krankheiten auch ganz besonders auf die Zahl, Art und Dosis der eingenommenen Medikamente geachtet werden. Aufgrund der altersphysiologischen Veränderungen erhöht sich bei älteren Menschen zum einen das Krankheitsrisiko, zum anderen das Risiko von Arzneimittelnebenwirkungen. Ausschlaggebend für den größten Teil der individuell unterschiedlichen Arzneimitteleffekte im Alter sind veränderte Pharmakokinetik und Pharmakodynamik aufgrund physiologischer Organveränderungen. Diese können sich auf die Absorption, den Metabolismus, die Verteilung und Exkretion auswirken (Tab. 30).

Zusätzlich ist zu beachten, dass sich nicht alle altersphysiologischen Organveränderungen intraindividuell in jeder Lebensphase gleichzeitig und gleichartig auswirken. Arzneimitteleffekte sind daher bei älteren Menschen im Einzelfall sehr schwer vorauszusehen. Sicher ist, dass Nebenwirkungen von Medikamenten in besonderem Maße den älteren Patienten betreffen [Lit. bei 245]; sie treten etwa drei- bis siebenmal häufiger auf als bei Jüngeren. Darüber hinaus nimmt im höheren Alter auch ihr Schweregrad zu [211].

Tab. 30: Pharmakinetische Parameter, die durch Altersveränderungen beeinflusst werden können.

Absorption:	Verringerter gastrischer pH-Wert, reduzierte Motilität, Verringerung der intestinalen Resorptionsfläche und des Blutflusses
Metabolismus:	Verringerter hepatischer Blutfluss, reduzierte Enzymaktivität, verringerter First-Pass-Effekt
Verteilung:	Häufige Verringerung des Körpergewichts, dabei relative Zunahme des Fettgewebes auf Kosten des aktiven Parenchyms und Muskelgewebes, Reduzierung des Gesamtkörperwassers, Abnahme des Plasmaalbumins, reduziertes Herzminutenvolumen
Exkretion:	Reduzierung der renalen Ausscheidungsfunktion (glomeruläre Filtrationsrate, renaler Plasmafluss)

Unbedachte Polypragmasie vermeiden

Zu den unerwünschten Arzneimittelwirkungen gehört auch die negative Beeinflussung der Hirnleistung bei einer Reihe von Medikamenten (S. 96). Multimorbide Patienten bedürfen in der Regel einer Mehrfachmedikation, wobei die Wahrscheinlichkeit von Arzneimittelinteraktionen mit der Zahl der eingenommenen Medikamente steigt. Trotzdem ist eine differenzierte Pharmakotherapie ohne Zweifel ein Segen für den älteren Patienten, ganz besonders auch für den Dementen. Für einen therapeutischen Nihilismus gibt es keinen Grund. Zu warnen ist nur vor einer unbedachten Polypragmasie. Dazu gehört auch die vielfach zu beobachtende Neigung des Arztes, jedes Symptom mit einem vermeintlich passenden Medikament zu behandeln, ohne über andere Hilfen nachzudenken.

Erfahrene Geriater haben deshalb versucht, zur Optimierung der Behandlung Grundregeln für die Therapie beim alten Menschen aufzustellen (Tab. 31).

Tab. 31: Grundsätze der Pharmakotherapie multimorbider geriatrischer Patienten.

- Beschränkung auf möglichst wenige Medikamente unter sorgfältiger Nutzen-Risiko-Abwägung.
- Bei der Auswahl des Medikamentes auf die für den Patienten adäquate Pharmakokinetik achten (veränderte Bioverfügbarkeit, Verteilung, Elimination berücksichtigen!).
- Mögliche Arzneimittel-Interaktionen bzw. Interaktionen mit bestimmten Nährstoffen beachten.
- Möglichst einfaches Therapieschema wählen (täglich nur wenige, regelmäßige Applikationen).
- Einschränkungen der Feinmotorik, der Sehstärke und der Gedächtnisleistung beachten, bequeme Applikationsweisen vorziehen.
- Die verordneten Medikamente sollten leicht unterscheidbar sein.
- Die Information des Patienten über die Medikamentenverordnung sollte verständlich sein und auch Erklärungen für die Notwendigkeit der speziellen Therapie beinhalten.
- Bei hirnleistungsgestörten Patienten muss unbedingt eine Einbeziehung von Familienmitgliedern oder betreuenden Personen in die Arzneimittel-Verabreichung sichergestellt sein. Genaue schriftliche Anweisungen verringern dabei die Gefahr von Fehlern.
- Ältere Patienten bedürfen einer regelmäßigen Überwachung, und der Therapieplan muss immer wieder überprüft werden.

Grundsätzlich sollte dabei immer wieder überlegt werden, ob jedes Medikament unbedingt verordnet werden muss, wie lange die Verordnung noch dauern soll und ob die Dosis an den derzeitigen Gesundheitszustand des älteren Patienten angepasst ist.

Schmerztherapie

Verbale Mitteilung oft schwierig

Bereits die Mitteilung, Schmerzen zu haben, bereitet dem Älteren mit kognitiven Einschränkungen oft Probleme. Demente Patienten äußern Schmerzen häufig nur durch Aggression, Unruhe und Weglauftendenzen. Entsprechend problematisch ist die Erfolgskontrolle der Schmerztherapie.

Bereits 1975 konnte *Cornu* [56] zeigen, dass sich demente und nicht-demente Patienten bezüglich der Schmerzempfindung nicht voneinander unterscheiden. Dies wurde 1999 von *Benedetti* und Mitarbeitern [23] bestätigt. Allerdings wurde in diesen Untersuchungen auch deutlich, dass mit zunehmender zerebraler Schädigung Schmerzen besser toleriert werden. Dabei bleibt aber offen, ob es schwer Dementen nicht einfach wegen der fehlenden verbalen Kommunikationsmöglichkeiten unmöglich ist, ihre Schmerzen mitzuteilen. Insgesamt ist das Umgehen mit Schmerz bei dementen Patienten ein noch unzureichend erforschtes Gebiet der medizinischen Wissenschaft [244].

Pharmakotherapie durch nicht-medikamentöse Maßnahmen ergänzen

Soweit Schmerzen beim dementen Patienten erkennbar und einzuschätzen sind, sollten sie behandelt werden. Dabei stehen ohne Zweifel die nicht-steroidalen Antirheumatika, Opioide, Antidepressiva und Antiepileptika im Vordergrund. Bei ihrem Einsatz müssen die altersphysiologischen Veränderungen und die sich daraus ergebenden Konsequenzen beachtet werden [Lit. bei 244]. Neben der medikamentösen Therapie dürfen natürlich die verschiedenen nicht-medikamentösen Behandlungsmöglichkeiten nicht vergessen werden. So lassen sich unter anderem verhaltenstherapeutische Maßnahmen, Physiotherapie, transkutane Nervenstimulation und Chiropraktik ergänzend oder alternativ einsetzen [78, 159].

Antidementiva (bzw. Nootropika)

Zur Behandlung der kognitiven Defizite steht eine ganze Reihe von Substanzen zur Verfügung, wobei einige der daraus entwickelten Präparate bereits durch das frühere Bundesgesundheitsamt (BGA) bzw. dessen Nachfolger, das Bundesinstitut für Arzneimittel und Medizinprodukte (BfArM) zugelassen wurden.

Unter der vor allem früher gebrauchten Bezeichnung „Nootropika“ versteht man Arzneistoffe, die sich positiv auf Gedächtnisleistungen sowie Lern-, Auffassungs- und Konzentrationsfähigkeit auswirken sollen – unabhängig vom (teilweise unbekannten) Wirkmechanismus. Zu den „klassischen“ Nootropika zählt man Co-Dergocrin, Nicergolin, Ginkgo biloba, Piracetam und Pyritinol.

Da inzwischen weitere Substanzen hinzugekommen sind, spricht man jetzt häufig von „Antidementiva“, wobei allerdings auch positive Wirkungen auf Verhaltensprobleme postuliert werden.

Diese Substanzen gehören pharmakologisch unterschiedlichen Stoffgruppen an und haben unterschiedliche pharmakologische Strukturen. Die in den Wirkmechanismen heterogene Gruppe der Nootropika kann dem sogenannten protektiven Therapieansatz [109] demenzieller Erkrankungen zugeordnet werden, dessen Ziel es ist, den Prozess der neuronalen Degeneration zu verlangsamen, um die Entwicklung gravierender kognitiver Defizite möglichst lange hinauszuzögern. Für alle nachfolgend aufgeführten antidemenziellen Arzneimittel und Nootropika existieren randomisierte Doppelblindstudien, welche die Wirksamkeit meist bei leichter und mittelschwerer Demenz belegen.

Ansprechen auf die Therapie im Einzelfall nicht vorherzusagen

Problematisch ist ohne Zweifel, dass beim Einsatz dieser Arzneistoffe nicht vorhergesagt werden kann, ob der einzelne Patient auf die Therapie anspricht oder nicht. Trotzdem sollte bei jedem Demenzkranken im Rahmen eines ganzheitlichen Behandlungskonzeptes ein medikamentöser Therapieversuch durchgeführt werden, sofern keine Kontraindikationen bestehen.

Antidementiva haben nicht nur einen Effekt auf die Kognition, sondern beeinflussen auch Verhaltens- bzw.

Funktionsstörungen, wie in neueren Studien mit guten Ergebnissen gezeigt werden konnte [297, 265, 96].

Praktische Richtlinien

- Voraussetzung für den Einsatz eines Antidementivums bzw. Nootropikums ist das Vorliegen eines Demenzsyndroms.
- Die Auswahl des Arzneimittels wird primär von der zu behandelnden Zielsymptomatik und von der individuellen Verträglichkeit bestimmt. Hinweise auf die pharmakodynamischen Profile im Hinblick auf demenzielle Symptome gibt Tabelle 32. Cholinerge Substanzen werden in erster Linie bei der Alzheimer-Krankheit und bei der Lewy-Körper-Demenz befürwortet. Co-Dergocrin, Piracetam und Pentoxifyllin scheinen besonders bei vaskulären Demenzen wirksam. Dagegen eignen sich Memantine, Kalziumantagonisten und Ginkgo-biloba-Extrakt für die Behandlung sowohl degenerativer als auch vaskulärer Demenzformen.
- Zwei Wochen nach dem Ansetzen des Medikamentes wird die Verträglichkeit geprüft. Ausgeprägte Nebenwirkungen oder mangelnde Compliance sprechen dafür, das verwendete Medikament abzusetzen.

Wirksamkeit lässt sich nach frühestens 3 Monaten beurteilen

- Nach frühestens drei Monaten zeichnet sich ein Bild von der Wirksamkeit ab. In der Literatur [188] wird dazu auf den Mini-Mental-Status und die Angaben der Bezugspersonen hingewiesen. Sinnvoller ist sicherlich eine etwas ausführlichere Kontrolluntersuchung (s. „Testbatterie“, S. 107).
- Nach einem halben Jahr ist zu entscheiden, ob die Behandlung fortgesetzt werden soll oder nicht. Bei dieser Entscheidung können das Ausbleiben einer Verschlechterung oder eine Verlangsamung des Fortschreitens als Erfolg gelten. Nach Absetzen eines Medikamentes sollte man den Funktionsstatus kurzfristig überprüfen, weil es zu einer rapiden Verschlechterung des Zustandes kommen kann. Wenn sie eintritt, ist dies ein Hinweis darauf, dass die Therapie wirksam war und fortgesetzt werden sollte. Nach diesem Zeitraum sollte die Therapie entweder weitergeführt oder beendet bzw. ein weiterer Thera-

pieversuch mit einer anderen Substanz unternommen werden. Denn fehlendes Ansprechen auf eine Substanz schließt therapeutische Wirkungen einer anderen keinesfalls aus.

In einer umfassenden Bewertung der Nootropika und Antidementiva kommen *Ihl* und *Kretschmar* [139] zu dem Schluss, dass die gesamtwirtschaftliche Kostensituation durch den Einsatz dieser Medikamente günstig beeinflusst wird. Nachfolgend wird ohne Anspruch auf Vollständigkeit kurz auf einige häufig in der Bundesrepublik eingesetzte Antidementiva bzw. Nootropika eingegangen:

Co-Dergocrin (Dihydroergotoxin)

Kombinierter Mangel an Neurotransmittern

Im Alter kommt es zu Veränderungen der klassischen Transmittersysteme: In bestimmten Hirnarealen nimmt die Aktivität der Transmitter und der zu ihrer Synthese notwendigen Enzyme ab, während die Transmitter-abbauenden Enzyme und die entsprechenden Metaboliten entweder ab- oder zunehmen. Bei Demenzkranken sind diese Veränderungen stärker ausgeprägt. *Fanchamps* [75] wies darauf hin, dass an jeder kognitiven oder affektiven Störung eines dementen Patienten ein kombi-

Tab. 32: Positive Auswahlkriterien für antidemenzielle und nootrope Wirkstoffe [ergänzt nach 89].

Arzneistoff								Pharmakologische Progressions-verzögerung
Arzneistoff	Kognition	Motorik	Antrieb	Vigilanz	Affekt	ADL*	Pflegbarkeit	Experimentell
Memantine	xx	xxx	xx	xx	x	xx	xx	xx
Nimodipin	xx	•	•	x	x	xx	AB	x
Piracetam	xx	•	x	xxx	x	x	?	?
Pyritinol	x	x	?	x	x	x	?	?
Tacrin	xx	x	•	?	x	xx	KI	x?
Donepezil	xx	x	•	x	x	xx	x	x?
Zerebrale Vasotherapeutika	x	•	•	xx	x	x	?	•
Ginkgo	xx	x	•	xx	x	x	?	x

x verbessert; xx deutlich verbessert; xxx sehr deutlich verbessert; • geringe Wirkung; ? keine Daten; AB Anwendungsbeschränkung; KI Kontraindikation; * Activities of Daily Living

nierter Mangel an zwei oder mehreren Neurotransmittern beteiligt ist.

Das Alkaloidgemisch Co-Dergocrin zählt zu den in der Geriatrie am besten untersuchten Arzneimitteln. Dihydroergocristin, das als Einzelkomponente der Substanz zur Therapie von Hirnleistungsstörungen im Handel ist, zeigt nach *Krieglstein* [167] vergleichbare pharmakologische und klinische Wirkungen.

Co-Dergocrin blockiert die Alpha-Adrenozeptoren der glatten Gefäßmuskulatur und wirkt dadurch vasodilatatorisch. Weiterhin entfaltet die Substanz eine antagonistische Wirkung an zentralen noradrenergen und serotonergen Rezeptoren sowie eine agonistische Wirkung an zentralen dopaminergen Rezeptoren. Die Acetylcholinsynthese und die Zahl der cholinergen Rezeptoren werden unter Co-Dergocrin erhöht.

Zu den – nur gelegentlich auftretenden – Nebenwirkungen gehören Hyperaktivität, Schlafstörungen, gastrointestinale Störungen, pektanginöse Beschwerden, leichte Bradykardie sowie Blutdruckabfall mit Schwindel.

Signifikante Verbesserung verschiedener Parameter

Für Co-Dergocrin liegen über 40 Studien vor, von denen mehrere die BGA-Kriterien erfüllen. In den Untersuchungen wurde eine signifikante Verbesserung verschiedener Parameter wie geistige Wachheit, Orientierung, Verwirrtheit, Kurzzeitgedächtnis, Depression, emotionale Labilität, Angst, Motivation, Initiative, Erregung, Müdigkeit, Schwindel und Psychomotorik nachgewiesen [Lit. bei 167].

Die Besserungsraten gegenüber Plazebo betragen etwa 20 Prozent in den Ebenen Arzteinschätzung und Psychometrie sowie offenbar auch in der Ebene Alltagsaktivitäten [247].

Nicergolin

Auch diese Substanz wurde vom BGA positiv bewertet. Die durchblutungssteigernde Wirkung aufgrund leichter adrenolytischer Effekte ist gut belegt [215]. Im vermuteten Wirkmechanismus, in den Nebenwirkungen und auch in der Wirksamkeit entspricht Nicergolin weitgehend Co-Dergocrin. Die Wirksamkeit im Hinblick auf die Abnahme der psychopathologischen Symptomatik ist insbesondere bei vaskulärer Demenz belegt [131]. Mögliche Nebenwirkungen sind vor allem vaskulärer Natur: Hautrötung und Hitzegefühl, Blutdruckabfall, Kopfdruck, Schlaflosigkeit, daneben auch Magenbeschwerden. Nicergolin kann die Wirkung von Antihypertensiva und Thrombozytenaggregationshemmern verstärken. Wegen vorwiegend renaler Ausscheidung muss bei höhergradiger Niereninsuffizienz die Dosis reduziert werden.

Besonders wirksam bei vaskulärer Demenz

Ginkgo biloba

Ginkgo biloba wurde in standardisierten Extrakten untersucht und ebenfalls vom BGA positiv bewertet. Wissenschaftlich am besten untersucht ist der Ginkgo-Spezialextrakt EGB 761. Ginkgo-biloba-Extrakt erhöht im Tierversuch die Hypoxietoleranz, verbessert die Fließeigenschaft des Blutes, wirkt vasodilatatorisch, hemmt die Lipidperoxidation, erhöht die m-Cholinozeptorendichte im Hippocampus, reduziert das toxische Hirnödem, und fängt Sauerstoffradikale [167]. Nach *Ladurner* und *Weitbrecht* [171] erscheint der Einsatz von Ginkgo-biloba-Extrakt sowohl bei der Alzheimer-Demenz als auch bei der vaskulären Demenz sinnvoll.

Die Wirksamkeit des Ginkgo-biloba-Extraktes EGB 761 wurde unter den strengen internationalen Prüfbedingungen bestätigt [177]. Auch für den erfolgreichen Einsatz bei der Alzheimer-Demenz liegen internationale Studien vor [222]. Insgesamt weisen die Ergebnisse der bisher vorliegenden Studien darauf hin, dass Ginkgo-biloba-Extrakt zum einen die für eingeschränkte Merkfähigkeit, Orientierung und Konzentration verantwortlichen typischen Störungen des Kurz- und Langzeitgedächtnisses beeinflusst, zum anderen auch begleitende Symptome wie Unsicherheit, Ängste und die damit verbundenen Veränderungen im sozialen Verhalten zu bessern scheint.

Einfluss auf kognitive und nicht-kognitive Störungen

In Vergleichsstudien erwiesen sich Ginkgoextrakte sowohl in der Verzögerung der Progression als auch in den Verum-Plazebo-Differenzen als ebenso wirksam wie Cholinesterasehemmer [329, 144]. Besonders hervorzuheben sind die nur selten auftretenden Nebenwirkungen (leichte gastrointestinale Beschwerden, Kopfschmerzen, Allergien), weshalb die Substanz gerne bei multimorbiden älteren Patienten eingesetzt wird. Die WHO erkennt Ginkgo biloba als Antidementivum in der ab Januar 2000 gültigen neuen ATC-Klassifikation an.

Piracetam und Derivate

Zunahme des zerebralen Glukoseumsatzes und der Hirndurchblutung

Für Piracetam und seine Derivate wird eine Zunahme des zerebralen Glukoseumsatzes und der Hirndurchblutung beschrieben. Die Substanz soll die Neuronen vor einer Hypoxie bewahren und hat in hohen Dosen die Eigenschaften eines Thrombozytenaggregationshemmers. Entsprechend zeichnen sich auch bei frühzeitiger hochdosierter Gabe nach zerebralem Infarkt gute Erfolge ab; die Wirksamkeit bei demenziellen Syndromen hingegen liegt auf dem Niveau der übrigen Substanzen. *Herrschaft* [132] kommt in einer Übersicht zu einer positiven Gesamtbewertung.

Unklar ist derzeit noch, ob durch eine initiale parenterale Hochdosistherapie schnell Aufschluss über die Response zu erhalten ist. Aus theoretischen Gründen wäre Piracetam vor allem bei vaskulären Demenzformen vorzuziehen; aber auch der Einsatz bei der Alzheimer-Krankheit wird befürwortet [138]. An Nebenwirkungen treten Libidozunahme, psychomotorische Unruhe, Schlafstörungen, gastrointestinale Beschwerden und Schwindel auf.

Pyritinol

Wirksam bei degenerativen und vaskulären Demenzen

Für Pyritinol wurde ebenfalls eine Zunahme des Glukoseumsatzes und der Hirndurchblutung beschrieben, der Wirkmechanismus ist aber nicht geklärt. Bezüglich der Wirksamkeit bewegt sich Pyritinol im Bereich der anderen noch durch das BGA zugelassenen Nootropika. In Doppelblind-Studien an Patienten mit degenerativ bzw. vaskulär bedingten Hirnleistungsstörungen konnten unter Pyritinol nach sechs bis neun Wochen signifikante Besserungen nachgewiesen werden [167]. Nebenwirkungen sind relativ selten. Es wurde über Juckreiz, Ausschläge, Schlafstörungen, Diarrhö und Erbrechen berichtet.

Cholinesterasehemmer
Die cholinergen Nervenbahnen zwischen basalen Vorderhirnstrukturen, Großhirnrinde und Hippocampus spielen eine zentrale Rolle bei Lern- und Gedächtnisfunktionen, Aufmerksamkeitsverhalten und anderen kognitiven Prozessen. Bei der Alzheimer-Demenz findet sich bereits in frühen Krankheitsstadien ein Verlust cholinerger Neuronen, der im Kortex und im Hippocampus mit 30 bis 95 Prozent am ausgeprägtesten ist [192, 331]. Post-mortem-Studien am Gehirn von Alzheimer-Patienten zeigen, dass die Dichte von Neurofibrillen und die Verminderung der Cholin-Acetyltransferase-Aktivität mit dem Ausmaß der kognitiven Störung korrelieren [310]. Hemmstoffe der Acetylcholinesterase verhindern den Abbau von Acetylcholin, erhöhen dadurch die Verfügbarkeit des Transmitters im synaptischen Spalt und tragen so zu einer Normalisierung der cholinergen Funktionen bei.

Die klinische Wirksamkeit der Cholinesterasehemmer ist inzwischen durch zahlreiche plazebokontrollierte Studien belegt [Lit. bei 313]. Sie können den Krankheitsverlauf um etwa 40 bis 50 Wochen verzögern. Der erste Vertreter dieser Substanzklasse, Tacrin, wurde 1995 in Deutschland zugelassen; der zweite, Donepezil, ist seit Mitte 1997 auf dem Markt. Auf diesen Wirkstoff sprechen 25 bis 30 Prozent der Patienten an [116]. Seit Mai 1998 steht Rivastigmin zur Verfügung. Eine weitere Substanz ist Galantamin, das praktisch in einem dualen Wirkmechanismus sowohl das Enzym Acetylcholinesterase hemmt als auch eine allosterische Stimulation der nikotinischen Acetylcholinrezeptoren bewirkt [317].

Krankheitsverlauf wird um 40 bis 50 Wochen verzögert

Die Cholinesterasehemmer sind für die leichte bis mittelgradige Form der Alzheimer-Demenz zugelassen.

Tacrin. Der Cholinesterasehemmer Tacrin wurde 1993 als erstes Antidementivum für die Behandlung des Morbus Alzheimer durch die amerikanische Food and Drug Administration zugelassen. Der positive Effekt sowohl auf die kognitiven Leistungen als auch auf Alltagsfähigkeiten konnte nachgewiesen werden [204]. Allerdings zeigte sich in der effektiven Dosierung eine relativ hohe Nebenwirkungsrate mit zum Teil deutlicher Erhöhung der Transaminasen, gastrointestinalen Nebenwirkungen, Myalgie, Anorexie, Schlaflosigkeit, Ataxie, Pruritus und Urticaria.

Gute Wirksamkeit, günstiger Einnahmemodus

Donepezil. Im Vergleich zu Tacrin zeigt dieser neuere Cholinesterasehemmer eine deutlich geringere Nebenwirkungsrate bei ebenfalls günstigem Einfluss auf die Alltagsfähigkeit und gleicher positiver Wirkung auf die kognitiven Leistungen [115]. Dies dürfte an der besseren ZNS-Spezifität der Substanz liegen. Responderraten und Wirksamkeit entsprechen denen von Tacrin bzw. liegen sogar etwas darüber (bei allerdings nur eingeschränkter Vergleichbarkeit der vorliegenden Studien). Erste Langzeitergebnisse liegen vor. Unter kontinuierlicher Therapie mit Donepezil gelang es, den initialen therapeutischen Effekt über einen Zeitraum von mindestens zwei Jahren zu erhalten, wobei der erwartete Verlauf unbehandelter Alzheimer-Patienten als Vergleichsmaßstab genommen wurde [261]. Insgesamt erwies sich Donepezil als gut verträglich, auch bezüglich der nur gering ausgeprägten peripheren cholinergen Nebenwirkungen. Die nur einmal täglich erforderliche Einnahme ist für Alzheimer-Patienten vorteilhaft.

Reduzierte Interaktion mit anderen Medikamenten

Rivastigmin. Dieser neuere Cholinesterasehemmer wird nicht durch das P-450-System metabolisiert, was die Interaktion mit anderen Arzneistoffen reduziert [230]. Er hemmt nicht nur die Acetylcholinesterase, sondern auch die Butyrylcholinesterase.

Die Wirksamkeit bei leicht bis mittelgradig beeinträchtigten Alzheimer-Patienten wurde in zwei internationalen multizentrischen Studien nachgewiesen [256], wobei sich dosisabhängig insbesondere die Leistungsfähigkeit, das klinische Gesamturteil und die Alltagskompetenzen statistisch signifikant verbesserten. Bei einzelnen Parametern wurden auch in niedrigeren Dosierungen signifikante Verbesserungen beobachtet. Unter der Therapie mit Rivastigmin besserten sich neben den kognitiven Leistungen auch Verhaltensparameter signifikant [197].

Die Verträglichkeit der Substanz ist gut, die Nebenwirkungen bewegen sich im Rahmen von Donepezil. Unruhe und Schlafstörungen sollen vor allem bei Männern etwas häufiger auftreten. Die Substanz muss zweimal pro Tag gegeben werden und wird etwas länger aufdosiert, was sich aber in der Praxis kaum störend auswirkt.

Zweifacher Wirkmechanismus

Galantamin. Ein weiterer Cholinesterasehemmer ist Galantamin, das erfolgreich bei Alzheimer-Patienten geprüft wurde [250, 306]. Die Funktionsverbesserung der cholinergen Neurotransmitter soll hier nicht nur über eine Hemmung des Acetylcholinabbaus erfolgen, sondern auch durch eine Aktivierung der nikotinergen Rezeptoren (N-ACh-Rezeptoren), eines bestimmten Subtyps der Acetylcholin-Rezeptoren. In den vorliegenden Untersuchungen kommt es, verglichen mit Plazebo, zu einer signifikanten Besserung der kognitiven Leistung, der Alltagsaktivitäten und auch der Verhaltensstörungen. Eine einschleichende Dosierung erhöht die Verträglichkeit von Galantamin und reduziert die Nebenwirkungen – in erster Linie gastrointestinale Beschwerden, die allerdings im Lauf der weiteren Behandlung deutlich abnehmen [250]. Für eine Lebertoxizität wurden in den bisherigen Untersuchungen keine Anhaltspunkte gefunden.

Kalziumantagonisten

Flunaricin und Nimodipin sind Kalziumantagonisten unterschiedlicher Struktur. Aufgrund ihrer ausgeprägten lipophilen Eigenschaften erreichen sie im Gehirn ausreichend hohe Gewebespiegel. Nach *Krieglstein* [167] wirkt Flunaricin neuroprotektiv und durchblutungsfördernd, Nimodipin neuroprotektiv, durchblutungsfördernd und funktionsverbessernd. Nachdem bekannt wurde, dass Flunaricin auch Parkinson-Syndrome und Depressionen hervorrufen kann – was gerade beim alten Menschen zu einer Verstärkung der Begleitsymptomatik der Demenz führen würde –, ist es um diese Substanzgruppe etwas ruhiger geworden.

Mit Nimodipin wurden Doppelblindstudien durchgeführt, die selbst bei Überprüfung klinisch relevanter Erfolgskriterien einen therapeutischen Effekt ausweisen [154]. Die Wirksamkeit der Substanz dürfte in erster Linie darin begründet sein, dass Störungen der zellulären Kalziumhomöostase im Alter sowohl bei vaskulären als auch bei degenerativen Demenzen eine bedeutende

Rolle spielen und Kalziumantagonisten hier anscheinend direkt Einfluss nehmen.

Nimodipin ist für die Indikation Demenz zugelassen. Die Wirksamkeit ist mit der anderer Nootropika vergleichbar; Nebenwirkungen (Flush, Hitzegefühl, Kopfschmerzen, Unruhe, gastrointestinale Beschwerden, Schwindel, Blutdrucksenkung) treten etwas häufiger auf. An der Elimination sind Zytochrom-P-450-Enzyme beteiligt, was zur Wechselwirkung mit Antiepileptika (z.B. Phenytoin, Carbamazepin, Barbituraten, Valproinsäure) bzw. Erhöhung der Plasmaspiegel durch Zytochrom-P-450-hemmende Substanzen (z.B. Cimetidin) führt [210].

Gut begründbare Indikation bei vaskulärer Demenz und Hypertonie

Kalziumantagonisten wie Nimodipin haben bei der vaskulären Demenz zur gleichzeitigen Behandlung der Hypertonie eine gut begründbare Indikation. Bei der Behandlung von Alzheimer-Kranken mit ihren meist eher hypotonen Blutdruckwerten, sollten sie sehr zurückhaltend eingesetzt werden.

NMDA- Rezeptorantagonisten (Memantine)

Mit der zunehmenden Aufklärung grundlegender pathophysiologischer Mechanismen bei der Entstehung der Demenzen hat sich gezeigt, dass Glutamat der wichtigste exzitatorische Neurotransmitter im ZNS ist. Neben Dysfunktionen des cholinergen Systems spielen die Störungen im glutamatergen System eine entscheidende Rolle bei Demenzerkrankungen. In Kortex und Hippocampus konnte ein dramatischer Verlust von Glutamatrezeptoren beobachtet werden, der mit dem Grad der Demenz korreliert [106].

Exzitotoxische Wirkung von Glutamat

Für die Pathophysiologie der Demenzen ist der Glutamat-gesteuerte, spannungsabhängige NMDA-Rezeptor (N-Methyl-D-Aspartat-Rezeptor) von besonderer Bedeutung. Während die physiologische, kurze Glutamatfreisetzung die Grundlage für Lernprozesse, Gedächtnisbildung und die Ausbildung der synaptischen Plastizität des Gehirns darstellt, führt chronisch freigesetztes Glutamat zu einem lang andauernden neuronalen Kalziumeinstrom und letztlich zum Untergang kortikaler und subkortikaler Neurone (= exzitotoxische Wirkung des Glutamats) [165]. Dieser pathologische

Kalziumeinstrom kann durch NMDA-Rezeptorantagonisten wie Memantine blockiert werden [46, 91].

Memantine ist ein nichtkompetitiver niederaffiner NMDA-Rezeptorantagonist und gehört zur Gruppe der Aminoadamantane. Die NMDA-antagonistischen Eigenschaften dieser Substanzen und damit auch neuroprotektive Effekte wurden in zahlreichen Studien bestätigt [165]. Memantine wirkt im physiologischen Zustand ähnlich wie Magnesium: es blockiert den NMDA-Rezeptor-Kanal in physiologischer Weise, d.h. die Glutamat-vermittelten Lern- und Gedächtnisvorgänge bleiben voll verfügbar. Im Unterschied zum Magnesium blockiert Memantine jedoch auch bei ständiger Glutamatabgabe und verhindert so neuronale Schädigungen durch den pathologischen Kalziumeinstrom. Wird im Rahmen von physiologischen Lern- und Gedächtnisvorgängen kurzfristig mehr Glutamat freigesetzt, verlässt Memantine als schneller spannungsabhängiger Antagonist den NMDA-Rezeptor. Das (Lern-)Signal kann wieder wahrgenommen und verarbeitet werden, was zu einer verbesserten Hirnleistung führt [165, 59].

Neuroprotektive Effekte durch Hemmung des Kalziumeinstroms

In diesem Sinne stellt Memantine einen bedeutsamen therapeutischen Ansatz bei den degenerativen, aber auch vaskulären Formen der Demenz dar, der auf dem Schutz gegenüber der exzitotoxischen Wirkung von Glutamat sowie einem Einfluss auf die gestörte glutamaterge Neurotransmission beruht [212].

In mehreren prospektiven Studien (randomisiert, plazebokontrolliert, doppelblind) wurde Memantine bei leichten und fortgeschrittenen Demenzen bis zu 12 Monate lang auf seine klinische Wirkung geprüft [66, 104, 254]. Hierbei fand sich bei einer Dosierung von 20 bis 30 mg/Tag eine Verbesserung in verschiedenen Demenzskalen und Subscores. Weiterhin konnte ein deutlich positiver Effekt auf die nicht-kognitiven Störungen und eine eindrucksvolle Qualitätsverbesserung der motorischen Funktionen [66, 104] gezeigt werden.

Besonders interessant für die Praxis ist, dass für Memantine auch bei Patienten mit fortgeschrittener Demenz eine günstige Wirkung nachgewiesen werden konnte [336, 254]. In diesen Untersuchungen verbesser-

Günstige Wirkung auch bei fortgeschrittener Demenz

ten sich motorische Funktionen, Kognition und soziale Aktivitäten signifikant.

Die Nebenwirkungen sind meist gering, gelegentlich kommt es zu einer Insomnie (vor allem nach zu später abendlicher Gabe). Gelegentlich klagen Patienten über Schwindel, Kopfdruck und Übelkeit. Diese Symptome sind in der Regel vorübergehend und können häufig durch eine einschleichende Dosierung vermieden werden.

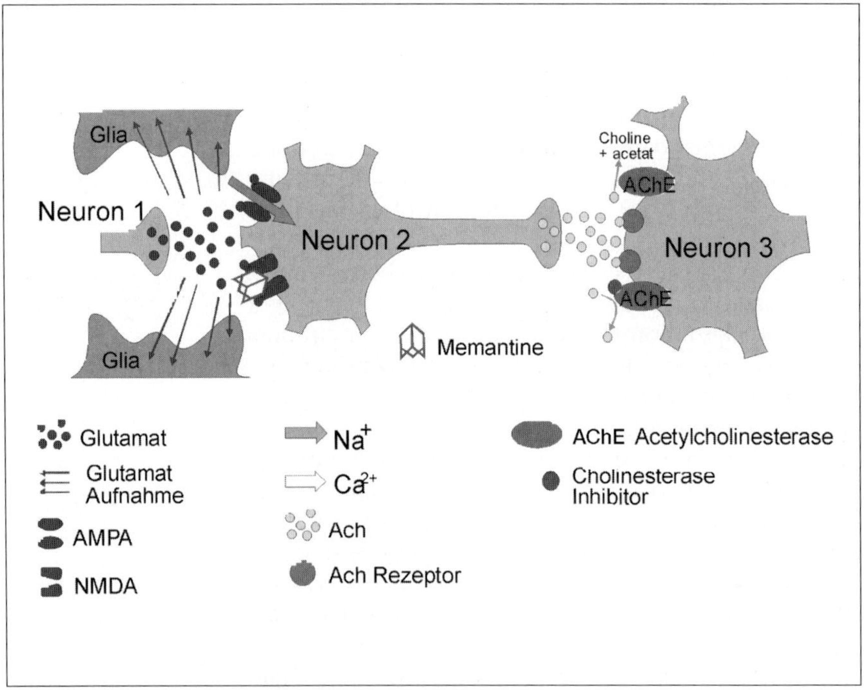

Abb.9: Glutamaterge und cholinerge Bahnen [nach 236].

Der therapeutische Einsatz von Memantine wird sowohl in der aktuellen 19. Auflage der „Arzneiverordnungen" [11] als auch in internationalen Publikationen zur „Evidence based Medicine" [73] empfohlen.

Weitere medikamentöse Therapien

Nicht-steroidale Antirheumatika. Hinweise auf die Wirksamkeit von nicht-steroidalen Antirheumatika in der Behandlung der Alzheimer-Demenz kamen vor allem aus epidemiologischen Studien, z.B. der Rotterdam-Studie [9], und aus der Grundlagenforschung [5]. In einer doppelblinden, plazebokontrollierten Studie mit Indometacin zeigte sich eine signifikante Verbesserung der kognitiven Fähigkeiten; allerdings musste bei 20 Prozent der Patienten in der Verumgruppe die Therapie wegen gastrointestinaler Probleme abgebrochen werden [260]. Zur Zeit werden auch Cox-2-Hemmer (Cyclooxygenase-Hemmer) bezüglich ihrer Wirksamkeit bei Alzheimer-Demenz geprüft [285].

Verbesserung der Hirndurchblutung

Acetylsalicylsäure (ASS). In mehreren prospektiven, doppelblinden Studien wurde die Bedeutung von Acetylsalicylsäure für die Therapie der vaskulären Demenz demonstriert [202, 203]. In diesen Untersuchungen zeigte sich zum einen, dass ASS die Hirndurchblutung und das kognitive Leistungsvermögen von Patienten mit einer leichten bis mittelgradigen Demenz innerhalb eines Jahres, aber auch in den folgenden Jahren, verbessert; zum anderen konnte auch eine Zunahme der Lebensqualität beobachtet werden. Bisher ist allerdings nicht endgültig geklärt, ob eine Primärprävention mit einem erhöhten Blutungsrisiko einhergeht. In Dosierungen, wie sie üblicherweise in der Sekundärprävention des Schlaganfalls eingesetzt werden, bedingt ASS nach der australischen Untersuchung von *Trift* und Mitarbeitern [312] kein erhöhtes Risiko intrazerebraler Blutungen.

Östrogen. Ebenfalls aus epidemiologischen Studien kam der Hinweis, dass Östrogene den Verlauf der Alzheimer-Erkrankung verlangsamen können [14, 158]. Interessant ist auch folgende Beobachtung: Bei Frauen, die nach der Menopause mit Östrogen substituiert werden, wirken Cholinesterasehemmer signifikant besser als bei nicht-substituierten Frauen [271, 272]. Ergebnisse größerer kontrollierter Studien liegen noch nicht vor.

Selegelin und Vitamin E. Selegelin ist einer der wenigen MAO-Hemmer (Monoaminooxidase-Hemmer), die ohne Diätbeschränkungen eingenommen werden können. Während in einer doppelblinden, plazebokontrollierten Studie über sechs Monate kein Effekt auf die kognitive Leistung, die neuropsychiatrischen Symptome und die Alltagsaktivitäten nachweisbar war [94], konnte in einer anderen Untersuchung ein positiver Einfluss gefunden werden. In dieser Untersuchung wurden plazebokontrolliert Vitamin E, Selegelin und die Kombination beider Wirkstoffe untersucht. Alle drei Behandlungen waren signifikant wirksam gegenüber Plazebo (Kriterien waren u.a. die Zeit bis zum Eintreten einer schweren Demenz und der Verlust der Selbständigkeit) wobei die mit Vitamin E allein behandelte Gruppe am besten abschnitt und die geringsten Nebenwirkungen zeigte [267].

Pentoxifyllin. Die Wirksamkeit von Pentoxifyllin ist nur bei der vaskulären Demenz gesichert, gemäß dem postulierten Wirkmechanismus einer Verbesserung der Mikrozirkulation. Die Effekte entsprechen in etwa denen der Nootropika Co-Dergocrin, Piracetam und Nicoergolin. Gastrointestinale Unverträglichkeiten, insbesondere Magenbeschwerden, Übelkeit und Erbrechen, sind vor allem im höheren Lebensalter nicht selten (bis 33 Prozent) und können zum Teil durch Dosisreduktion gemildert werden. Auch Kopfschmerzen und Schwindel können auftreten. Pentoxifyllin wird über die Leber ausgeschieden. Die gleichzeitige Gabe von Theophyllin führt zu einem Anstieg der Plasmaspiegel [90].

Neben antihypertensiver vermutlich auch zerebrale Wirkung

ACE-Hemmer. Experimentelle wie klinische Ansätze lassen vermuten, dass ACE-Hemmer neben ihren antihypertensiven und organprotektiven Eigenschaften auch zerebrale Wirkungen entfalten, indem sie das lokale Renin-Angiotensin-System (RAS) hemmen [207]. Das Renin-Angiotensin-System im Gehirn interagiert mit anderen Neurotransmittern wie dem Katecholamin-System und ist möglicherweise als Neuromodulator aktiv. Auch die zerebrale Durchblutung wird unter ACE-

Hemmer-Medikation deutlich gesteigert [187]. Außerdem beeinflusst eine erhöhte ACE-Aktivität im Gehirn den Stoffwechsel endogener Opioide und somit zum Teil auch die Stimmungslage.

In einer monozentrischen, randomisierten, doppelblinden Pilotstudie wurde an 60 älteren Hypertonikern mit organischem Psychosyndrom der Einfluss eines lipophilen ACE-Hemmers auf Blutdruck und Demenzsymptomatik untersucht [173]. Der Schweregrad der Demenzsymptomatik, der anhand eines validierten Punktesystems ermittelt wurde, verbesserte sich nach 12 Wochen signifikant gegenüber den Ausgangswerten. Möglicherweise ist der günstige Einfluss auf die kognitiven Funktionen vom Blutdruck unabhängig und in erster Linie auf eine Hemmung des zerebralen Renin-Angiotensin-Systems zurückzuführen.

Organpräparate. Für deproteinierte Hämodialysate aus Kälberblut wurden zahlreiche Effekte auf den Zellstoffwechsel beschrieben, wobei unklar bleibt, ob im Hirngewebe relevante Konzentrationen von wirksamen Bestandteilen erreicht werden. In klinischen Studien wurde bei hirnorganischem Psychosyndrom, altersbezogenen Gedächtnisstörungen und leichter Demenz eine signifikante Besserung elektrophysiologischer Parameter und klinischer Symptome festgestellt [131]. An Nebenwirkungen sind allergische Reaktionen, zum Teil mit Schocksymptomatik, beobachtet worden. Das Nutzen-Risiko-Profil erscheint im Vergleich zu anderen Nootropika ungünstig.

Ein aus Schweinehirnprotein gewonnenes pyrogen- und antigenfreies wässriges Hydrolysat, welches als intravenöse Infusion verabreicht wird, soll den zerebralen Metabolismus verbessern – allerdings sind Details des postulierten Wirkmechanismus bisher nicht bekannt. Die wenigen vorliegenden klinischen Studien sprechen für eine anderen Nootropika vergleichbare Wirksamkeit. Angesichts der sehr hohen Therapiekosten erscheint jedoch das Nutzen-Kosten-Verhältnis nicht sehr günstig.

Medikamentöse Therapie nicht-kognitiver Störungen

Psychopharmaka nur bei klarer Indikation verordnen

Die nicht-kognitiven Störungen sollten erst dann medikamentös behandelt werden, wenn sie zeitlich stabil über mehrere Tage bzw. Wochen anhalten, was jedoch oft nicht der Fall ist. Andere Ursachen (Infekte, Umgebungsreize etc) sollten ausgeschlossen sein. Weiterhin ist zu fordern, dass der Patient Leidensdruck zeigt oder ohne entsprechende Behandlung nur noch schwer betreut werden kann. Grundsätzlich sollte das richtige Umgehen mit dem Kranken im Vordergrund stehen, bevor eine Pharmakotherapie begonnen wird (s. S. 180, 182).

Da sich Pharmakokinetik und -dynamik im höheren Lebensalter verändern, sind die Patienten besonders anfällig für die Nebenwirkungen psychotroper Medikamente. Darüber hinaus muss an die häufig bestehende Multimorbidität mit Multimedikation gedacht werden. Die zu verordnende Substanz sollte mit anderen Medikamenten, die gegen die somatischen Störungen gerichtet sind, verträglich sein und zudem die körperlichen Erkrankungen nicht weiter verschlimmern.

Grundprinzipien der Medikation

Die wichtigsten Zielsymptome sind Unruhezustände, Wahnphänomene, aber auch Aggressivität, Angst und Depression. Bei der Medikation sollte man sich an bestimmte Grundprinzipien halten, die von Haupt [123] folgendermaßen definiert wurden:

- Definition des Zielsyndroms vor Beginn der medikamentösen Behandlung,
- Beginn einer medikamentösen Behandlung nach einem Versuch mit einer nicht-pharmakologischen Intervention,
- unverzügliche medikamentöse Behandlung bei nicht-kognitiven Veränderungen, die mit einer Gefahr für den Patienten bzw. seine Umgebung verbunden sind oder für die es eine spezifische Indikation gibt, etwa eine depressive Episode,
- Ausrichtung der Medikation ausschließlich auf die vorhandenen Zielsymptome,
- Verschreibung der niedrigstmöglichen Dosis,
- zeitlich enge Verlaufskontrolle mit dem Versuch, sobald wie möglich eine Dosisreduktion vorzunehmen.

- Darüber hinaus sollte der Arzt daran denken, dass trotz der gewählten niedrigen Dosis frühzeitig unerwünschte Wirkungen auftreten können.

Zum gegenwärtigen Zeitpunkt sind erst wenige kontrollierte klinische Studien verfügbar, in denen die Effekte der pharmakologischen Intervention bei nicht-kognitiven Veränderungen im Rahmen einer demenziellen Erkrankung untersucht wurden. Dies liegt in erster Linie daran, dass sich aus der eingeschränkten Kognition der Patienten methodische Probleme bei der Wirksamkeitsprüfung ergeben. Der persönlichen Erfahrung im Umgang mit den entsprechenden Psychopharmaka kommt also eine hohe Bedeutung zu.

Antriebsstörungen, Aggressivität, Angst, Wahn, Halluzinationen

Vor allen bei schweren Formen der Demenz können Erregungszustände und Angst, eventuell auch paranoid-halluzinatorische Syndrome in den Vordergrund treten. Motorische Unruhezustände sind sehr eng mit dem Auftreten von aggressivem Verhalten verknüpft. Hier werden in erster Linie Neuroleptika eingesetzt, obwohl in Übersichtsarbeiten auf die nur beschränkte Wirksamkeit dieser Substanzgruppe bei demenziellen Erkrankungen hingewiesen wurde [269]. Eine komplette Remission der Symptome ist nur selten möglich. Andererseits lassen sich akute und schwerwiegende Störungen relativ rasch zum Abklingen bringen [270].

Komplette Remission nur selten möglich

Zunehmende Beachtung finden die sogenannten „atypischen Neuroleptika“. So zeigen Untersuchungen mit Risperidon in einem Dosisbereich von 0,5 bis 4 mg/Tag eine signifikante Verbesserung gegenüber Plazebo in einem 12-wöchigen Behandlungszeitraum [61]. Die mit Risperidon durchgeführten klinischen Studien weisen im wesentlichen darauf hin, dass eine tägliche Dosis von 1 mg nicht überschritten werden sollte, da sonst das Risiko extrapyramidal-motorischer Störungen unverhältnismäßig ansteigt [123]. Grundsätzlich kommen zur Behandlung nicht-kognitiver Veränderungen bei Demenzkranken auch andere atypische Neuroleptika wie Olanzapin, Zotebin oder Clozapin in Frage.

Auf günstiges Nebenwirkungsprofil achten

Da sich in Studien zur Wirkung von Neuroleptika kaum Unterschiede zwischen den untersuchten Substanzen gezeigt haben, sollte man hier vor allem auf ein möglichst günstiges Nebenwirkungsprofil achten.

Für die Therapie von Erregungszuständen eignen sind am besten die niederpotenten Neuroleptika (z.B. Melperon, Clorprotixen, Prometazin, Pipamperon): Sie sind gut wirksam und bei altersadaptierter Dosierung am verträglichsten. Besonders häufige und unter Umständen gefährliche Nebenwirkungen dieser Substanzgruppe sind extrapyramidale motorische Störungen wie Sedation und Schwindel. Weiterhin können vegetative Effekte wie Mundtrockenheit. Obstipation und Miktionsbeschwerden, zerebrale Nebenwirkungen (z.B. Zunahme der Verwirrtheit und zerebrale Krampfanfälle), hormonelle Störungen, kardiovaskuläre Nebenwirkungen sowie Blutbildveränderungen auftreten. So sollte man Neuroleptika so niedrig wie möglich dosieren und frühzeitig eine Kombinationstherapie mit den weiteren genannten Substanzen in Betracht ziehen.

Agitierte Patienten können auch mit selektiven Serotonin-Wiederaufnahme-Hemmern (SSRI), Buspiron, Trazodon, Tiaprid, Benzodiazepinen, Carbamazepin und Valproat sowie Betablockern (Propanolol und Pindolol) erfolgreich behandelt werden.

Bei ausgeprägt paranoid-halluzinatorischer Symptomatik müssen Neuroleptika eingesetzt werden. Dabei gilt die Regel, zunächst möglichst niedrig zu dosieren (z.B. 1 bis 3 mg Haloperidol).

Neuroleptika-Hypersensitivität

Die wichtigste therapeutische Besonderheit bei der Behandlung psychotischer Symptome stellt die Neuroleptika-Hypersensitivität dar, die vor allem bei Patienten mit Lewy-Körper-Demenz zu beobachten ist: In den ersten Wochen nach der Exposition kann es zu Rigor, Sedierung und Verwirrtheit mit daraus resultierenden sekundären Komplikationen kommen. Das gilt auch für niedrige Dosierungen. Typische Neuroleptika sind deshalb bei Patienten mit Lewy-Körper-Demenz kontraindiziert.

Vielmehr kommen – bei grundsätzlich enger Indikationsstellung – atypische Neuroleptika in Betracht, wie beispielsweise Clozapin, Risperidon oder Olanzapin.

Einschränkend muss allerdings darauf hingewiesen werden, dass Patienten mit Lewy-Körper-Demenz unter Clozapin zwar keine extrapyramidal-motorischen Nebenwirkungen entwickeln, aber möglicherweise besonders delirgefährdet sind.

Störungen des Serotoninstoffwechsels können sich über depressive Syndrome hinaus in Form unterschiedlicher Verhaltensauffälligkeiten auswirken und für die Entstehung von Agitation, Aggression, psychotischen Symptomen und Angst von Bedeutung sein. In einer plazebokontrollierten Doppelblindstudie erwies sich der SSRI Citalopram als wirksam bei Irritabilität, Angst, Dysurie, Ruhelosigkeit und emotionaler Teilnahmslosigkeit [218]. Das ebenfalls serotonerge Antidepressivum Trazodon zeigte in Untersuchungen einen günstigen Effekt auf Schlafstörungen, Agitation, Ängstlichkeit, Irritierbarkeit, Ruhelosigkeit und Dysphorie [178, 300].

Vorsicht mit Benzodiazepinen

Bei bestehender ängstlicher Komponente sollten in erster Linie Antidepressiva und Neuroleptika vorsichtig versucht werden. Ansonsten kann man gegebenenfalls auch an Benzodiazepine denken, allerdings mit Vorsicht. Benzodiazepine sollten nur in Ausnahmefällen verordnet werden, weil die unerwünschten gegenüber den erwünschten Wirkungen oft überwiegen. So kommt es insbesondere zu paradoxen Effekten, einer Verschlechterung des kognitiven Leistungsniveaus, übermäßiger Sedierung oder einer verstärkten Sturzneigung [122]. Bei Demenzkranken führen oft schon niedrige Dosen zu Sedierung, Ataxie, depressiven Verstimmungen oder auch Inkontinenz sowie zu einer Steigerung von Unruhe und Ängstlichkeit [119]. Zudem können sich die ohnehin verminderten kognitiven Fähigkeiten weiter verschlechtern. Falls überhaupt, sollten nur Benzodiazepine mit kurzer bis mittlerer Halbwertszeit (z.B. Lorazepam, Oxazepam) in niedriger Dosierung über einen möglichst kurzen Zeitraum verordnet werden. Dabei sind die bei älteren Patienten häufig auftretenden paradoxen Effekte zu beachten.

Eine interessante Alternative ist Buspiron, das sich in einer Dosierung von bis zu 60 mg/Tag in der Behandlung von Angst und Agitation bei Demenz als wirksam erwiesen hat [103].

Unter neuroleptischer Therapie kann die Resorption von Digitoxin gesteigert und der Effekt von Insulin und oralen Antidiabetika verringert sein. Die gleichzeitige Gabe von schwarzem Tee reduziert die Resorption und damit auch die Wirkung von Neuroleptika.

Störungen des Schlaf-Wach-Rhythmus

Für eine schlafanstoßende Behandlung empfiehlt sich nach wie vor neben dem Einsatz von niederpotenten Neuroleptika (z B Melperon, Prothipendyl) die Gabe von Clomethiazol oder Chloralhydrat, jeweils in einer Dosierung von 500 bis 1.000 mg. Besonders vorteilhaft ist dabei das Fehlen paradoxer Wirkungen, allerdings können sich Toleranz und Abhängigkeit entwickeln.

Bei Vorliegen depressiver Symptome ist der Einsatz von Antidepressiva indiziert. Eine Behandlung mit Benzodiazepinen ist dann angezeigt, wenn Angst- Spannungs- und Erregungszustände sowie Aggressivität das klinische Bild prägen und es sich in erster Linie um Erscheinungsbilder nichtpsychotischer Art handelt. Wie bereits oben ausgeführt, sollten nur kurz- bis höchstens mittellang wirkende Benzodiazepine eingesetzt werden.

Manchmal hilft eine Tasse Kaffee vor dem Schlafengehen

Eine gute Alternative stellen GABA-erge „Nicht-Benzodiazepine“ wie Zolpidem und Zopiclon dar, die zumindest bei einer Neueinstellung aufgrund ihrer geringeren bis fehlenden Suchtpotenz und fehlenden motorischen Nebenwirkungen den Benzodiazepinen vorgezogen werden sollten. Mitunter wirkt bei dementen Patienten eine Tasse Bohnenkaffee vor dem Zubettgehen ausreichend schlafanstoßend, wobei man sich hier den paradoxen Effekt zentralnervös aktivierender Substanzen bei hirnorganischer Vorschädigung zu Nutze macht.

Depressive Symptomatik

Pessimismus, Angst und Unruhe vor allem bei beginnender Demenz

Für das therapeutische Vorgehen ist entscheidend, ob es sich um eine apathisch-gehemmte oder um eine agitierte, psychomotorisch getriebene Depression handelt. Depressionen mit Pessimismus, Angst und Unruhe treten vor allem bei beginnender Demenz häufig auf. Eine entsprechende antidepressive medikamentöse Therapie ist hier indiziert. Trizyklische Antidepressiva verfügen über eine gut belegte und voraussagbare Wirksamkeit in der Behandlung depressiver Symptome [230]. Sie haben jedoch den Nachteil anticholinerger Nebenwirkungen, die sich insbesondere bei dementen Patienten in Form zusätzlicher kognitiver Leistungseinschränkungen, unter Umständen sogar als delirante Bilder manifestieren können. Weiter werden eine orthostatische Hypotonie (erhöhte Sturzgefahr) und kardiale Nebenwirkungen beobachtet. Im allgemeinen sollte man trizyklische Antidepressiva eher zurückhaltend einsetzen und Antidepressiva ohne anticholinerge Nebenwirkungen, z.B. Tetrazyklika oder SSRI, bevorzugen.

Allgemein sollten bei depressiven Demenzpatienten keine Substanzen verwendet werden, die eine starke anticholinerge Komponente haben oder möglicherweise deutliche orthostatische Probleme induzieren. Empfohlen werden können unter anderem Desipramin. Nortryptilin. Dibenzepin, die SSRI Venlafaxin und Nefazodon sowie Moclobemid. In einer vierwöchigen, randomisierten, plazebokontrollierten klinischen Studie wurde der SSRI Citalopram bei 98 depressiven Patienten mit Alzheimer-Demenz eingesetzt [218]. Symptome der Depression sprachen auf die Behandlung gut an, insbesondere Angst, depressive Verstimmung, Rastlosigkeit und Irritabilität. Unerwünschte Wirkungen traten unter der Behandlung vergleichbar häufig auf wie unter Plazebo.

Aus der Substanzgruppe der reversiblen, selektiven Monoaminoxidase-A-Hemmer wurde Moclobemid in mehreren Studien bei älteren Patienten mit depressiver Symptomatik und kognitiven Beeinträchtigungen untersucht, wobei günstige Wirkungen auf beide Zielsyndrome nachgewiesen werden konnten [114].

Bewegungsstörungen

Beachtet werden muss, dass Bewegungsstörungen auch durch Medikamente, z.B. Neuroleptika, ausgelöst werden können. Daher sollte man die bestehende Medikation unbedingt überprüfen, wenn plötzliche Gang- oder Haltungsänderungen oder andere, neu aufgetretene Bewegungsstörungen festzustellen sind.

Bei plötzlichen Gang- oder Haltungsänderungen Medikation überprüfen

Bewegungsstörungen sind in erster Linie mittels einer intensiven Gymnastik zu behandeln (s. S. 157ff.). Bestehen bei der Lewy-Körper-Demenz deutliche, den Patienten belastende Symptome wie Rigor und Bradykinese, sollte zusätzlich ein Behandlungsversuch mit L-Dopa in niedrigen Dosen unternommen werden. Die Ansprechrate scheint wesentlich geringer zu sein als beim idiopathischen Parkinson-Syndrom. Da Patienten mit Lewy-Körper-Demenz für Nebenwirkungen besonders anfällig sind, sollten nebenwirkungsreiche Substanzen wie die Dopamin-Agonisten nicht eingesetzt werden.

Memantine verbessert Kognition und Beweglichkeit

Bei der Alzheimer-Krankheit und bei vaskulären Demenzen bildet gerade im fortgeschrittenen Zustand die medikamentöse Therapie der begleitenden Bewegungsstörungen oft den ersten Schritt einer ganzheitlichen Behandlung. Neben einer Reihe von Antispastika (z.B Lioresal) bietet sich hier nach unseren Erfahrungen aufgrund der geringen Nebenwirkungsrate der NMDA-Antagonist Memantine an. Memantine bessert nicht nur die Kognition, sondern erleichtert Bewegungsabläufe und beeinflusst möglicherweise die extrapyramidale Komponente der Spastik. Bei massiv in ihrer Beweglichkeit eingeschränkten Patienten ist oft während der ersten drei bis vier Tage eine Infusionstherapie mit dem Adamantan PK-Merz® notwendig, damit dann eine intensive Bewegungstherapie einsetzen kann.

Harninkontinenz

Eine ungenügende oder fehlende zentrale Hemmung führt zu starkem, imperativem Harndrang und zur Inkontinenz. Dabei ist das Gefühl für die Blase erhalten, aber die Entleerung unkontrolliert. Bei dieser Form der Inkontinenz (Dranginkontinenz) kommt in erster Linie ein gezieltes Kontinenz- bzw. Toilettentraining, kombiniert mit dem Einsatz anticholinerger Medikamente (Spasmolytika), in Frage. Diese Substanzen bewirken ein Nachlassen des imperativen Harndrangs, eine Zunahme der maximalen Blasenkapazität, eine Reduktion der gesteigerten Miktionsfrequenz und einen Anstieg des mittleren Miktionsvolumens. Die Erfolgsraten betragen bis ca. 80 Prozent [Lit. bei 98].

Nachteile können sich aus einer möglicherweise unvollständigen Blasenentleerung mit Restharnbildung ergeben, so dass regelmäßige Restharnkontrollen unbedingt erforderlich sind. Die anticholinergen Nebenwirkungen, wie Mundtrockenheit, Akkommodationsstörungen, Obstipation und Übelkeit, sind bei den Substanzen Trospiumchlorid und Tolterodin am schwächsten ausgeprägt.

Regelmäßige Restharnkontrollen

Dabei hat Trospiumchlorid gegenüber den tertiären Aminen noch den Vorteil, dass es aufgrund seiner hydrophilen Eigenschaften die Blut-Liquor-Schranke kaum passiert und somit zentrale Nebenwirkungen nicht zu erwarten sind. Gerade für Patienten mit demenziellen Symptomen ist Trospiumchlorid heute als Mittel der ersten Wahl bei der Inkontinenztherapie anzusehen [333].

Aber auch schon unter der Behandlung mit Antidementiva (z.B. Memantine, Donepezil) bessert sich die Symptomatik [265, 95]. Im Einzelfall wird aber eine Kombination mit einem Spasmolytikum nicht zu umgehen sein. Wichtig ist sicherlich die Ergänzung der medikamentösen Therapie durch entsprechende verhaltenstherapeutische Maßnahmen (z.B. Toilettentraining, s. S. 162f.).

Symptomatik bessert sich auch unter Antidementiva-Behandlung

Epileptische Anfälle

Die Bedeutung des Anfallsleidens für betagte Menschen mit Hirnleistungsstörungen braucht kaum betont zu werden: Ein Anfall kann das Selbstwertgefühl ernsthaft verletzen, die Aktivität stark beeinträchtigen und nicht zuletzt zu Frakturen führen. Zudem sind Demenzkranke durch die anhaltenden postiktalen Zustände gefährdet.

Aus diesen Gründen sollte man sich bei Auftreten epileptischer Anfälle zu einer Therapie entschließen. Eingesetzt werden Phenytoin, Valproinsäure-Natrium und Carbamazepin. Die letztgenannten Substanzen haben zwar weniger neuropsychiatrische Nebenwirkungen, führen allerdings auch zu leichten Beeinträchtigungen der kognitiven Funktion.

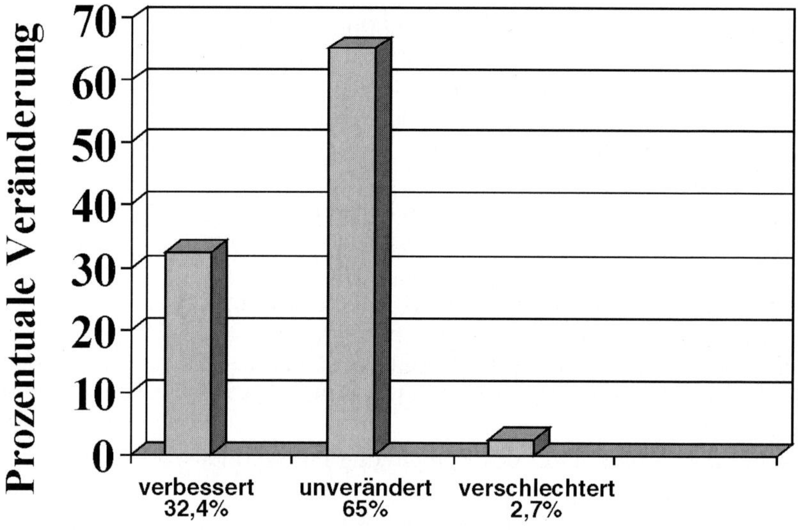

Abb. 10: Verbesserung der Blasenkontrolle nach sechswöchiger Memantine-Therapie (stratifiziert nach GDS-Stadien) [nach 265].

Psychosoziale Behandlung und Rehabilitation

Breites Spektrum an Interventionen

Psychotherapeutisch fundierte Interventionen spielen bei Demenzen eine wichtige Rolle. Das Spektrum umfasst sowohl Verfahren, die auf das Individuum zielen als auch Strategien, die im wesentlichen auf die Beeinflussung von Umgebungsvariablen (einschließlich der Betreuenden und Familienangehörigen) setzen. Zwischen beiden Polen gibt es breite Überlappungsbereiche im Sinne integrativer Ansätze [96]. Klinische Studien zur Wirksamkeit nicht-medikamentöser Therapien, die mit denen zu Antidementiva vergleichbar wären, liegen nicht vor. Aus den vorliegenden Untersuchungen lässt sich aber eine mögliche Wirksamkeit ableiten. Insbesondere die klinische Erfahrung spricht für ihren Einsatz gerade bei Verhaltenssymptomen. Oft können so weitere Interventionen überflüssig werden.

In den verschiedenen Leitlinien werden unterschiedliche psychologisch fundierte Therapieansätze vorgeschlagen. Eine von *Frölich* [96] erarbeitete Zusammenstellung ist in Tab. 33 wiedergegeben. Die weiteren Ausführungen beziehen sich in erster Linie auf die Vorstellungen des Berufsverbands der Allgemeinärzte Deutschlands (BDA).

Tab. 33: In den verschiedenen Leitlinien erwähnte psychologisch fundierte Therapieansätze [nach 96].

BDA	DGPPN	AAN, AAGP, AGS
▶ Gedächtnistraining ▶ Realitäts-Orientierungs-Training ▶ Wahrnehmungstraining ▶ Psychosoziales Training ▶ Selbständigkeits- und Selbsthilfetraining ▶ Bewegungstherapie	▶ Kognitive Psychotherapie ▶ Modifizierte VT ▶ Klassische VT ▶ Training ▶ Realitäts-Orientierungs-Training ▶ Erinnerungs-Therapie (ET) ▶ Kreative Therapie ▶ Validation ▶ Milieutherapie ▶ Basisverhalten ▶ Basale Stimulation ▶ Angehörigentraining	▶ Realitäts-Orientierungs-Training ▶ Gedächtnistraining

AAGP = American Association for Geriatric Psychiatry
AGS = American Geriatrics Society
AAN = American Academy of Neurology
DGPPN = Deutsche Gesellschaft für Psychiatrie, Psychotherapie und Nervenheilkunde
BDA = Berufsverband der Allgemeinärzte Deutschland/Hausärzteverband

Gedächtnis-, Kompetenz- und psychomotorisches Training bei leichten kognitiven Störungen

Günstige Wirkung in verschiedenen Funktionsbereichen

Aus einer Reihe von Untersuchungen ist bekannt, dass Trainingsmaßnahmen in Funktionsbereichen, die einem physiologischen Altersabbau unterliegen, generell verbessernd oder zumindest erhaltend wirken [217, 327] und sich in diesem Sinne auch erfolgreich bei leichten kognitiven Störungen bzw. einer beginnenden Demenz einsetzen lassen. Im mittleren Stadium sind die Wirkungen weniger deutlich ausgeprägt und wesentlich flüchtiger [169]. Darüber hinaus werden solche Patienten durch die Übungen in einer für sie sehr unangenehmen Weise mit ihren Leistungsgrenzen konfrontiert. Deshalb sind insbesondere Gedächtnistraining und Gedächtnisspiele bei mittleren und schwereren Demenzgraden nicht als Regelbehandlung zu empfehlen.

Dagegen ist gerade die Kombination eines Gedächtnistrainings, wie es nachfolgend beschrieben wird, mit einem auf die Alltagsbewältigung ausgerichteten Kompetenztraining und einem psychomotorischen Training besonders erfolgreich, wie die Untersuchungen von *Oswald* [227] zeigen (Abb. 11).

Gedächtnistraining und Gedächtnisspiele

Gedächtnistraining steigert nicht nur die Merkfähigkeit, sondern fördert gleichzeitig Aufmerksamkeit, Konzentration, logisches Denken sowie die Psychomotorik und die Umstellungsfähigkeit des Patienten. Es kann auf verschiedene Arten durchgeführt werden, z.B. als Hirnleistungstraining nach *Petra Rigling* oder als „Gehirnjogging“ nach *Lehrl* und *Fischer* [181]. An dieser Stelle soll auf das Gedächtnistraining nach *Franziska Stengel* [291] eingegangen werden, da es eine attraktive und leicht verständliche Aktivierungsmethode für den älteren Menschen darstellt.

Gedächtnisstörungen spielerisch beeinflussen

Das Gedächtnistraining nach Stengel ist ein praktischer Ansatz, Gedächtnisstörungen spielerisch zu beeinflussen: Mündliche und schriftliche Bild- und Tonspiele, Rätsel, Sprichwörter, das Suchen von Gegensätzen und logischen Verknüpfungen verbessern die Merkfähigkeit auf eine unterhaltsame Art.

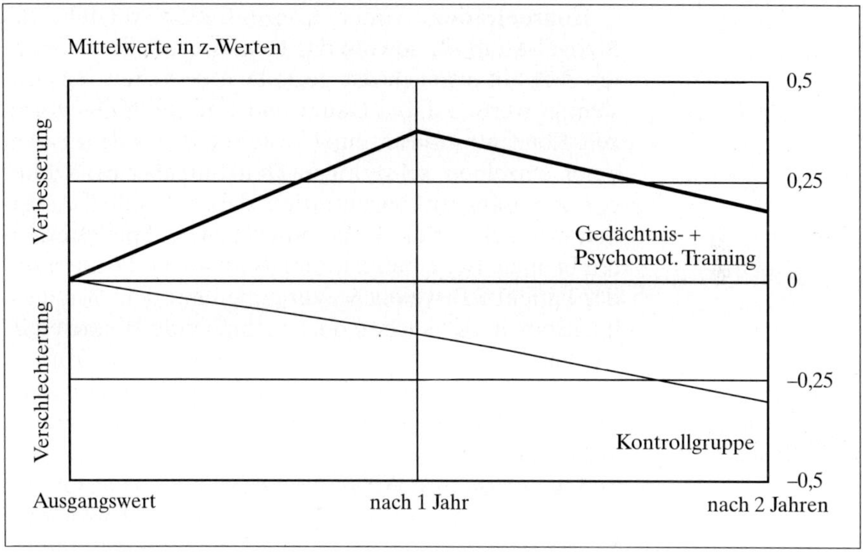

Abb. 11: Veränderungen der demenziellen Symptomatik nach einem Jahr bzw. nach zwei Jahren (Vergleich zwischen der Kombination von Gedächtnistraining und psychomotorischem Training und einer Kontrollgruppe) [nach 227].

Diese Form des Gedächtnistrainings kann bei verschiedenen Patientengruppen eingesetzt werden. Primär wurde es für gesunde Menschen in der zweiten Lebenshälfte konzipiert, die ihre geistigen Fähigkeiten prophylaktisch trainieren wollen. Werden Spiele und Übungen vereinfacht und im Tempo verlangsamt, eignet sich die Methode jedoch auch sehr gut für geriatrische Patienten.

Um das Gedächtnis möglichst umfassend zu trainieren, sollten folgende Bereiche abgedeckt werden:
- Konzentration,
- Wortfindung,
- Merkfähigkeit,
- Reproduktion von Gedächtnisinhalten,
- Formulierung.

Konzentration. Unter Konzentration versteht die Stengel-Methode sowohl das Denken auf ein bestimmtes Ziel hin als auch das gezielte Assoziieren. Berücksichtigt werden dabei Dauer und Intensität: Das Kurzzeit-Konzentrationstraining besteht z.B. aus dem Lösen einer einzelnen, schwierigen Denkaufgabe; bei Übungen zur Langzeitkonzentration dagegen soll die Aufmerksamkeit für die Dauer eines ganzen Spieles erhalten bleiben. Bei Übungen zum assoziativen Denken soll der Patient z.B. weibliche Vornamen mit dem Anfangsbuchstaben „K" suchen oder rotblühende Blumen aufzählen.

Hilfsmittel zur Verbesserung der Konzentration

Die Konzentrationsfähigkeit lässt sich häufig bereits durch die Anwendung methodisch einfacher Hilfsmittel verbessern:

- *Systematisieren:* Abläufe und Handlungen werden systematisch geordnet. Dieses einmal festgelegte System ist gültig und sollte in Zukunft nicht durchbrochen werden.
  Beispiel: Der Patient soll in der nächsten Zeit seine Brille ausnahmslos an eine bestimmte Stelle legen. Wird diese Handlung drei Wochen lang beibehalten, ist der Vorgang fixiert.
- *Bewusst machen:* Durch die Kombination von Sehen, Sprechen und Hören wird die Zahl der zur Informationsaufnahme eingesetzten Nervenzellen markant erhöht und damit auch die Gedächtnisleistung verbessert.
  Beispiel: Der Patient legt seine Brille an den dafür vorgesehenen Ort und sagt dabei laut vor sich hin: „Ich lege die Brille auf den Tisch im Flur". Das begleitende Sprechen soll so lange beibehalten werden, bis die „wörtliche Systematisierung" die Zerstreutheit behoben hat.
- *Automatisieren:* Der Patient legt jetzt seine Brille, den Schlüssel usw., ohne nachzudenken, stets an dieselbe Stelle.

„Zerstreutheit" lässt sich verbessern durch
- Systematisieren
- Bewusst machen
- Automatisieren

Aktivierung des Artikulationszentrums

Wortfindung. Die Wortfindung ist eng mit dem Sprech- und Hörvorgang verknüpft. Oft kennt der Patient zwar die Wörter, kann sie jedoch nicht artikulieren. Gegen Wortfindungsstörungen gibt es ein einfaches Rezept: Pausen einlegen! Starres Suchen hilft dem Patienten nicht weiter – ein Phänomen, das sicherlich jeder aus eigener Erfahrung kennt. Übungen, die das Artikulationszentrum involvieren, können helfen, die erschwerte Wortfindung zu verbessern, z.B.:

- tägliches Rätsellösen
- Formulierungsübungen, beispielsweise Ergänzen von Wortreihen oder Sprichwörtern, z.B.:
  Wind und … (Wetter),
  Kind und … (Kegel),
  Haus und … (Hof).
- Mnemotechnik: Das Erinnern und Wiederfinden bestimmter Wörter wird durch Merksätze oder kleine Verse erleichtert, die oft aus den Anfangsbuchstaben der zu merkenden Wörter gebildet werden können. Beispiel: Die Namen aller Apostel zu behalten ist schwierig. Als Gedächtnisstütze können Merksätze dienen, in denen die Anfangsbuchstaben ihrer Namen in alphabetischer Reihenfolge enthalten sind: Am besten jagen junge Jäger Jaguare (Andreas, Bartholomäus, Jakobus der Ältere, Jakobus der Jüngere, Johannes, Judas).
  Mit milder Stimme sechsmal pro Person talaus talein (Matthäus, Matthias, Simon, Simon-Petrus, Paulus, Philippus, Thomas und Thaddäus).

Regelmäßiges Üben erhält die Merkfähigkeit

Merkfähigkeit. Der Mensch kann auch im höchsten Alter noch lernen, d.h. sich neue Gedächtnisinhalte einprägen. Bei regelmäßiger Übung bleibt die Merkfähigkeit erhalten. Ein älterer Mensch braucht allerdings länger als ein jüngerer, um sich bewusst etwas zu merken: Um eine bestimmte Wissensmenge zu erwerben, die sich ein jüngerer Mensch nach 10- bis 12-maliger Wiederholung aneignet, benötigt der ältere Mensch etwa doppelt so lange. Beispiele für Übungen zur Lern- und Merkfähigkeit:

- *Wissensfragen*, z.B.:
  Welches sind die beiden schädlichsten Stoffe in der Zigarette?

Antwort: Teer und Nikotin.
Wie lange produzieren die Pflanzen Sauerstoff?
Antwort: Solange Tageslicht herrscht.

- *Zweier-Auswahl* (zu beurteilen ist, ob eine Aussage falsch oder richtig ist), z.B.:
  Kirschen gehören zum Kernobst.
  Antwort: Falsch – Kirschen gehören zum Steinobst.
  Zimt ist ein Gewürz aus einer Baumrinde.
  Antwort: Richtig.

Reproduktion von Gedächtnisinhalten. Gedächtnisinhalte zu reproduzieren bedeutet, das inhaltlich Wesentliche von etwas Gehörtem oder bereits Gewussten wiederzugeben. Die Reproduktionsfähigkeit ist z.B. wichtig für die Beschreibung von Erlebnissen, Eindrücken und Zusammenhängen. Übungsbeispiele: Eine Geschichte wird vorgelesen. Der Patient soll aus seiner Erinnerung heraus das Wesentliche nacherzählen oder aufschreiben. Oder der Patient betrachtet ein Bild. Später wird dieses abgedeckt und der Patient aufgefordert, die wesentlichen Bildelemente zu beschreiben.

Komplexe Gedächtnisleistung

Formulierung. Das Formulieren von Sätzen stellt eine komplexe Gedächtnisleistung dar. Das Ziel des Formulierens ist die Herstellung von Sinnzusammenhängen. Die Stengel-Methode trainiert diese Fähigkeit durch Fragen, die einen vollständigen Satz als Antwort erfordern. Daneben gibt es eine Reihe von Spielen, die speziell das Formulieren üben.

Beispiel: Bilden Sie einen Satz aus den drei Substantiven Mann, Haus, Straße.

Einfach: Der Mann geht vom Haus zur Straße.

Komplex: Der Mann, der immer mit seinem Fahrrad die Straße herunterradelt, wohnt im hintersten Haus rechts und besitzt einen wunderschönen Blumengarten.

Realitätsorientierungstraining (ROT)

Klinikaufnahme führt oft zur Desorientierung

Viele Patienten verlieren erstmals ihre zeitliche, örtliche oder situative Orientierung, wenn sie zum Beispiel aufgrund eines Schlaganfalls oder einer Pneumonie in ein Krankenhaus eingeliefert werden. Vor allem Patienten im Frühstadium einer Demenz sind durch den Ortswechsel im allgemeinen überfordert. Das vorwiegend in Gruppen durchgeführte Realitätsorientierungstraining

(ROT) unterstützt sie dabei, sich an Ort, Jahreszeit und Wochentag sowie Situation und Person zu erinnern.

Das ROT-Programm für desorientierte Patienten eignet sich in seiner ursprünglichen Form insbesondere für den Bereich der Langzeitpflege. Etwas abgewandelt lässt es sich aber auch zu Hause durchführen. Mit Hilfe dieses Trainings kann verhindert werden, dass der Patient in eine kurz- oder längerfristige Desorientierung verfällt.

24-Stunden-Konzept

Das ROT-Programm ist ein 24-Stundenkonzept, in das sowohl das Institutionspersonal als auch die Angehörigen einbezogen werden. Die wesentliche Voraussetzung für den Erfolg ist der ständige Kontakt zwischen Patienten, Pflegepersonal, Arzt und Angehörigen.

Das ROT-Programm erfordert eine bestimmte Rahmengestaltung: In jedem Zimmer sollen sich eine Uhr und ein Kalender befinden, an denen sich der Patient zeitlich orientieren kann. Weiterhin soll ein Spiegel vorhanden sein, in dem sich er sich betrachten, sein äußeres Erscheinungsbild wahrnehmen und gegebenenfalls korrigieren kann.

Die Wege zu bestimmten Räumen, etwa zum Speisesaal, sollten sowohl farblich als auch schriftlich gekennzeichnet sein. Auf diese Weise wird dem Patienten die örtliche Orientierung erleichtert. Namensschilder an der Zimmertür – wenn möglich auch ein Foto des Bewohners – machen es dem Kranken einfacher, sein Zimmer zu finden oder Besuch von anderen Patienten zu empfangen.

Gruppenfähigkeit fördern bzw. erhalten

Für den desorientierten Patienten ist es besonders wichtig, nicht in die Isolation abzurutschen. Um seine Gruppenfähigkeit zu fördern oder zu erhalten, werden die ergotherapeutischen Maßnahmen vorwiegend in der Gruppe durchgeführt. Auf diese Weise wird die Kommunikation gefördert und die Wahrnehmung des sozialen Umfelds erweitert (z.B. beim Teeausschenken auch den Nachbarn berücksichtigen). Das Äußern der eigenen Meinung in der Gruppe fördert gleichzeitig die Selbständigkeit des Einzelnen. Themen wie „Tagesgeschehen“ und „Jahreszeit“ werden gemeinsam verbal und nonverbal bearbeitet: Die Patienten stellen regelmäßig Monatsplakate her, für die sie alles für diesen

Monat Charakteristische zusammentragen, z.B. Feiertage, Saisonobst, Saisongemüse. Wetter etc.

Während des in der Gruppe stattfindenden Haushaltstrainings wird besprochen, wer einkauft, was gekocht wird und wer welche Aufgaben beim Kochen übernimmt. Auf diese Weise lernt jeder Patient, seine Restfähigkeiten einzusetzen, zu planen und adäquat mit Lebensmitteln umzugehen. Um die Selbständigkeit so weit wie möglich zu erhalten oder wiederzugewinnen, wird das Selbsthilfetraining, z.B. als Wasch- und Ausziehtraining, in das ROT-Programm integriert.

An frühere Interessen und Fertigkeiten anknüpfen

Bei Patienten mit ausgeprägter Demenz ist eine Verbesserung der zerebralen Situation nur auf lange Sicht zu erreichen. Kranke mit eingeschränkter Merkfähigkeit, Orientierungs- und Konzentrationsstörungen profitieren dagegen auch in häuslicher Umgebung aus den Ansätzen des ROT-Konzepts: Auch bei häuslicher Pflege sind Selbsthilfetraining beim Waschen und Anziehen, Haushaltstraining und sogar Einkaufen durchführbar. Grundsätzlich sollte versucht werden, an frühere Interessen, Fähigkeiten und Fertigkeiten anzuknüpfen. Feste Therapiezeiten schaffen eine Tages- und Wochenstruktur, die dem Patienten die zeitliche Orientierung erleichtert.

Wahrnehmungstraining

Berührung erreicht auch den Schwerstdementen

Im Spätstadium demenzieller Erkrankungen versteht der Kranke den Sinn der Worte nicht mehr. Die Fähigkeit zur nonverbalen Kommunikation bleibt jedoch im allgemeinen erhalten, d.h. der Patient „weiß“ wie er behandelt wird, ob er ablehnend, gleichgültig und unpersönlich oder liebevoll betreut wird. Da viele Demente schlecht sehen und schwer hören, wird die Berührung zum wichtigsten nonverbalen Kommunikationskanal, über den auch der schwerst Demente noch zu erreichen ist. Das Ziel des Wahrnehmungstrainings ist die Resensibilisierung aller Sinne oder ihre basale Stimulation durch visuelle, akustische, olfaktorische oder Berührungsreize.

Das Spätstadium der Demenz geht häufig mit einer körperlichen Immobilität einher. Dies muss beim Umgang mit dem Patienten berücksichtigt werden: Jede

Berührung, z.B. beim Umsetzen vom Rollstuhl in einen Stuhl, wirkt als körperlicher Reiz. Elementare Körperreize, sogenannte „basale Stimulatoren“, etwa Schaukeln im Sitzen, ermöglichen dem Patienten, seinen Körper und seine Körperhaltung zu erspüren. Stimulierend wirken auch Berührungen mit unterschiedlichen Materialien, z.B. Bürsten, Perlen, Samt, Wasser etc. Wichtig ist, dem Kranken ein breites Spektrum an Reizen anzubieten, wobei jedoch eine Reizüberflutung vermieden werden muss.

Gemeinsames Singen und Spielen durchbrechen die Isolation

Visuelle und akustische Reize können durch Bildbetrachtungen und Musik vermittelt werden. Gut geeignet ist das gemeinsame Singen in einer Gruppe: Auch stark Demente sind oft noch in der Lage, alte Volkslieder mitzusingen oder mitzusummen.

Ähnliches gilt für gemeinsame Spiele in der Gruppe, z.B. mit einem großen Luftballon: Je nach den Fähigkeiten der Mitspieler kann das Werfen und Fangen mit einem einfachen Ratespiel kombiniert werden, z.B. soll jeder, der den Luftballon zugeworfen bekommt, einen Vornamen mit dem Anfangsbuchstaben „K“ nennen. Bei diesen Gruppenaktivitäten tritt der Patient auf spielerische Weise mit seiner Umwelt in Kontakt: Es wird von ihm erwartet, zu reagieren. Gruppenspiele helfen dem Demenzkranken, seine Isolation – zumindest für kurze Zeit – zu verlassen.

Koordinationstraining

Bei fortgeschrittener Demenz ist der Patient nicht mehr dazu in der Lage, bestimmte Bewegungsablaufe zu kontrollieren und zu koordinieren. Das Koordinations- oder Funktionstraining umfasst Übungen zur Verbesserung von Gleichgewicht und Belastung sowie Greif-, Geh- und am Ende auch Steh- und Sitzübungen.

Erlebnistraining

Der Kranke bestimmt, was er möchte

Zum Erlebnistraining gehören Musik, Singen, Spielen, Tanzen, Gymnastik und einfache Bewegungsübungen. Wichtig ist, dass der Demente bestimmen darf, was er möchte.

Auch Patienten in fortgeschrittenen Stadien der Erkrankung nehmen passiv und aktiv mittels Gesang und

Betätigung einfacher Musikinstrumente an solchen Gruppentherapien teil. „Wir beobachten überraschende Aufmerksamkeits- und Erinnerungsleistungen. So konnten sich viele der ansonsten amnestischen Patienten ab der 3./4. Sitzung auch an kompliziertere Musikpassagen erinnern und sangen oder summten spontan mit. Es kam zu einer deutlichen Entspannung auch stärker unruhiger Patienten, die über die eigentlichen Therapiesitzungen hinaus andauerte." [319]

Psychosoziales Training

Stärkung des Identitätsgefühls

Der Demenzkranke erlebt eine zunehmende Bedrohung seines Identitätsgefühls. Verantwortlich hierfür ist im wesentlichen der Rückzug von Tätigkeiten, die das Selbstbewusstsein stärken. „Sinnvolle Tätigkeiten und Beziehungen, in denen der Kranke akzeptiert wird, können helfen, ein positives Bild von sich selbst wiederzugewinnen und das Identitätsgefühl zu stärken." [343] Psychosoziales Training bedeutet, den Dementen in Gesprächs- oder Interessengruppen zu integrieren: Er soll sich mit Dingen beschäftigen, die er selbst für sinnvoll hält und die ihm Freude machen. Das Ziel des psychosozialen Trainings ist die Stärkung des Selbstwert- und Identitätsgefühls.

Arbeitstherapie

Die sogenannte Arbeits- oder Beschäftigungstherapie stellt im Rahmen des zerebralen Trainings eine sinnvolle Ergänzung zu den bereits genannten, vorwiegend die kognitiv-intellektuellen Fähigkeiten trainierenden Verfahren dar. Das Synonym Beschäftigungstherapie besitzt für viele Patienten den negativen Beiklang eines unverbindlichen Zeitvertreibs, so dass bevorzugt der Begriff Arbeitstherapie verwendet werden sollte [321].

Individuelle Stärken und Schwächen berücksichtigen

Bei der Auswahl der Tätigkeit sind die individuellen Stärken und Schwächen zu berücksichtigen, denn „Tätigkeiten, die die Kräfte des Kranken besonders herausstellen und zugleich Schwächen unbeachtet lassen, können zur Unterstützung der Selbstachtung beitragen." [343]

Die ausgeübte Tätigkeit sollte den psychosozialen Bedürfnissen des Patienten entgegenkommen und einen für ihn ersichtlichen Sinn haben, z.B. Bastelarbeiten für einen Basar oder das Herstellen von Puppenkleidern als Geschenk für die Enkelkinder. Das fertige Produkt sollte entsprechend den individuellen Fähigkeiten bewertet werden. Um ein Erfolgserlebnis zu gewährleisten, darf die Anforderung nicht über dem Leistungsniveau des Patienten liegen.

Ideale Tätigkeiten: Kochen und Backen

Für die Gruppentherapie können Kochen und Backen als ideale Tätigkeiten angesehen werden: Hier müssen viele verschiedene Zutaten gehackt, vermischt und gerührt werden. Die einzelnen Arbeitsgänge lassen sich entsprechend den jeweiligen Fähigkeiten aufteilen: Ein Patient wiegt die Zutaten ab, ein anderer hackt sie klein, der nächste füllt sie in ein Gefäß und der vierte rührt. Im Anschluss daran wird das fertige Produkt gemeinsam verzehrt, der Tisch abgeräumt und sauber gemacht.

Bewegungstherapie

Körperliches Training wirkt sich auch auf Hirnleistungsstörungen aus. Es ist bekannt, dass die aktuelle Leistungsfähigkeit des Menschen vom Aktivierungsgrad des Gehirns abhängt. Letzterer wiederum lässt sich durch Bewegung anheben [181].

Körperliche Belastung steigert die Hirndurchblutung

Schon eine relativ geringe körperliche Belastung (25 Watt auf einem Tretergometer im Liegen) reicht aus, um die Hirndurchblutung um 13,5 Prozent zu steigern. Auf einer Belastungsstufe von 100 Watt erhöht sie sich sogar um 24,7 Prozent. Dabei zieht die graue Substanz offenbar den größten Nutzen aus der körperlichen Aktivität: Dort steigt die Durchblutung um 16,3 bzw. 27,2 Prozent! Die durchblutungsfördernde Wirkung der Beinbewegung ist in allen Bereichen der Hirnrinde gleich ausgeprägt [130].

Im höheren Alter nimmt die Synapsenzahl in bestimmten Hirnbereichen ab, während sie in anderen unverändert bleibt; man nimmt daher an, dass Synapsen nicht nur durch geistiges, sondern auch durch körperliches Training neu entstehen können. Dies wird als Grund für Trainingseffekte beim älteren und alten Menschen angesehen [118]. Möglicherweise erhöht sich bei

Männern und Frauen das Risiko für eine depressive Erkrankung, wenn sie ihre körperlichen und geistigen Alltagsaktivitäten nur noch beschränkt ausüben können [312a]. Für eine Bewegungstherapie sprechen auch die Ergebnisse der SIMA-Studie, in der vor allem bei jener Gruppe eine signifikant bessere Hirnleistung gefunden wurde, die gleichzeitig an einem geistigen und körperlichen Training teilnahm [227].

Demenzkranke geraten häufig in eine soziale Isolation, die unter anderem auf Kosten der allgemeinen körperlichen Bewegung geht. Wie gezielte Befragungen gezeigt haben, führen Unlust und fehlende Motivation oft dazu, dass der Betroffene das Haus nicht mehr verlässt. Die Folgen der mangelnden körperlichen Aktivität können Bewegungseinschränkungen sein oder ein allgemeines Unsicherheitsgefühl beim Gehen und Treppensteigen:

Damit erhöht sich das Risiko eines Sturzes, bei dem sich der Patient ernsthafte Verletzungen zuziehen kann, die unter Umständen stationär behandelt werden müssen. Aus der Angst heraus, erneut zu stürzen, schränken viele ihre Mobilität weiter ein, was ihre Vereinsamung verstärkt und durch das Fehlen sozialer Reize den progredienten Abbau der Hirnleistung fördert.

Bewegungstherapie fördert Sicherheit und Selbstvertrauen

Die Bewegungstherapie stellt daher eine zentrale Säule der Demenzbehandlung dar. Die Patienten sollen wieder Freude an der Bewegung finden, Sicherheit und Selbstvertrauen gewinnen sowie geistige Anregungen in der Gemeinschaft erhalten. Die Bewegungstherapie hilft, die physiologische und psychologische Situation des Patienten zu verbessern. Ihr Ziel ist es, den alten Menschen so lange wie möglich vor dem Verlust seiner Unabhängigkeit zu bewahren.

Im Vordergrund der Bewegungstherapie stehen

- die Verbesserung der allgemeinen Beweglichkeit und der körperlichen Belastbarkeit,
- die Verbesserung spezieller Bewegungsabläufe, insbesondere von Gangbild und Treppensteigen,
- die Steigerung der Motivation und damit eine Zunahme des Selbstbewusstseins.

Die Bewegungstherapie kann sowohl als Einzelbehandlung als auch im Rahmen einer Gruppengymnastik

Einzelbehandlung oder Gruppengymnastik

durchgeführt werden. Die Entscheidung richtet sich nach der individuellen Situation des Patienten. Ausschlaggebend sind sowohl der funktionelle Status als auch die zerebrale Leistung: Resultiert die Bewegungseinschränkung hauptsächlich aus einer funktionellen Störung, z.B. einer Fraktur, Arthrose oder Operation, wird die Funktionstherapie mit einem speziell auf die körperliche Behinderung abgestimmten Konzept sinnvoll sein.

Beim Übungsprogramm zerebrale Leistungsfähigkeit berücksichtigen

Das Therapieprogramm muss die zerebrale Leistungsfähigkeit des Patienten berücksichtigen. So wird man beispielsweise für einen Patienten mit Zustand nach Schenkelhalsfraktur und reduzierter Merkfähigkeit einfach auszuführende Übungen auswählen, die täglich wiederholt werden. Eine möglichst abwechslungsreiche Gestaltung des Trainings würde diesen Patienten zusätzlich verwirren. Für Patienten mit gutem Körpergefühl und erhaltener Koordination bieten sich dagegen Übungen mit einem komplexeren Bewegungsablauf an. Bei Patienten mit schlechtem Körpergefühl, aber guter Merkfähigkeit sollte der Therapeut einfache, achsengerechte Übungen auswählen, z.B. aus der Rückenlage das Bein anbeugen und strecken; er kann aber das Programm abwechslungsreich gestalten.

Als motivationsfördernd hat sich die Verwendung von Geräten bzw. Gegenständen erwiesen, die leicht, weich, griffig und wegen der oft bestehenden Sehschwäche gut sichtbar sein sollten: geeignet sind z.B. Plastikringe, bunte Tücher, Luftballons, Bälle oder Seilstücke. Die verschiedenen Hilfsmittel sorgen nicht nur für Abwechslung und Spaß, sondern steigern auch die Intensität der Bewegungen. Der zusätzliche Einsatz von Musik oder das gemeinsame Singen alter Volkslieder wirkt ebenfalls motivationssteigernd.

Je nach physischer und zerebraler Situation des Patienten kann ein Spaziergang eine willkommene Abwechslung zur Gymnastik im geschlossenen Raum darstellen. Am Anfang ist es manchmal ratsam, eine zweite Begleitperson hinzuzuziehen. Ist ein stationärer Patient nach vorübergehender Immobilisation, z.B. aufgrund einer Fraktur, wieder gehfähig, sollten Spaziergänge – zuerst über die Station, später durch das Haus – unternommen werden. Dies ist besonders bei bestehenden Orientierungsstörungen unbedingt erforderlich: So lässt sich vermeiden, dass ein Patient fälschlicherweise als inkontinent eingestuft wird, nur weil er die Toilette nicht gefunden hat.

Treppensteigen – oft ein großes Problem

Für viele Demenzkranke ist das Treppensteigen ein großes Problem. Die Fähigkeit zum Treppensteigen kann jedoch von direkter, lebenswichtiger Bedeutung sein, z.B. wenn der Patient im 2. oder 3. Stock wohnt: Geht sie verloren, stellt die Treppe eine unüberwindbare Barriere zum sozialen Leben dar. Der Patient bzw. die Angehörigen sollten daher motiviert werden, das Treppensteigen zu üben und so der sozialen Isolation entgegenzuwirken. Darüber hinaus kann Treppensteigen auch als ideales und einfaches Muskel- und Kreislauftraining angesehen werden.

Hat der Demenzkranke seine Wohnung bereits längere Zeit nicht mehr verlassen, muss er frühzeitig auf den ersten Spaziergang vorbereitet werden. Nach ein paar Schritten außerhalb des Hauses ist das Erfolgserlebnis oft sehr groß, ähnlich wie nach erfolgreichem Treppensteigen; insbesondere ein Lob vom Therapeuten oder dem begleitenden Angehörigen für das Überwinden dieser „Hürde“ steigert im Sinne einer positiven Verstärkung die Motivation für zukünftige Spaziergänge.

Gangschulung

Bei der Gangschulung ist gegebenenfalls der Einsatz spezieller Hilfsmittel, z.B. Gehbock, Rolator etc., in Erwägung zu ziehen. Die Auswahl der Gehhilfe richtet sich nach der individuellen Situation.

Für Patienten mit guter Merkfähigkeit, ausreichender Konzentrationsfähigkeit und erhaltenem Körpergefühl sollte ein einfaches Hilfsmittel gewählt werden. Manchmal muss man sich aufgrund der eingeschränkten zerebralen Leistung für eine Gehhilfe entscheiden, die den Patienten aus rein funktioneller Sicht eher unterfordert: Wird der Gehfluss bei Verwendung von zwei Stützen behindert, muss auf einen Rolator oder Gehbock zurückgegriffen werden. Diese Gehhilfe entspricht zwar nicht dem funktionellen Status, wird aber den zerebralen Fähigkeiten gerecht. Darüber hinaus steigert die Erfahrung, selbständig mit der Gehhilfe umgehen zu können, das Selbstbewusstsein des Patienten.

Gruppengymnastik

Für Demenzkranke, die keine speziellen Funktionseinschränkungen, sondern einen allgemeinen Mobilitätsverlust aufweisen, kann die Teilnahme an einer Gruppengymnastik empfehlenswert sein.

Gruppen nach zerebralem Leistungsniveau zusammenstellen

Bei der Gruppenzusammenstellung ist ein annähernd gleiches zerebrales Leistungsniveau der Teilnehmer anzustreben: In einer gemischten Gruppe sind die leistungsstärkeren Patienten unterfordert und langweilen sich, während die Schwächeren überfordert sind und demotiviert werden. Generell gilt, dass eine zerebral schwache Gruppe aus nicht mehr als acht Patienten bestehen sollte: Andernfalls ist die individuelle Förderung, Motivation und Unterstützung nicht mehr gewährleistet. In Gruppen mit einem höheren zerebralen Leistungsniveau können dagegen ohne weiteres auch 15 Teilnehmer intensiv betreut werden. Als günstigster Zeitpunkt für die Gruppengymnastik hat sich die Zeit zwischen 10 Uhr und 11 Uhr erwiesen. Ungünstig ist die Zeit nach dem Mittagessen, da die Patienten in dieser Zeit schlecht motivierbar sind.

Optimale Übungsdauer: 30 Minuten

Die Dauer der Gruppengymnastik richtet sich nach der durchschnittlichen Belastbarkeit der Teilnehmer und dem Übungsaufbau. Als optimal hat sich eine Übungsdauer von 30 Minuten erwiesen. Die Übungen werden in der Regel im Sitzen durchgeführt. Es muss ausreichend Platz vorhanden sein, so dass kein Teilnehmer den anderen behindert. Eine Gruppengymnastik im Liegen ist nicht zu empfehlen, da viele Patienten Schwierigkeiten haben, sich auf den Boden zu legen und wieder aufzustehen. Darüber hinaus sind geriatrische Patienten aufgrund ihrer Herz-Kreislauf-Situation häufig nicht in der Lage, flach auf dem Rücken zu liegen.

Praktische Hinweise:

Nach einer Aufwärmphase werden gezielte Bewegungsübungen von Extremitäten, Rumpf und Kopf durchgeführt. Die Übungen sollten aufeinander aufbauen, um die durch die Muskelaktivität induzierte Durchblutungssteigerung gezielt zu nutzen: Es ist sinnvoll, mit den Händen zu beginnen und Übungen mit den Armen und Schultern anzuschließen. Dasselbe gilt für die unteren Extremitäten. Dann folgen Bewegungsübungen von Rumpf und Kopf. Zu beachten ist, dass die Gelenke nicht nur in eine, sondern in jede der möglichen Richtungen mobilisiert werden.

Der Rhythmus kann durch den Therapeuten vorgegeben werden – am besten mit dem Tamburin, da es sehr gut hörbar ist – oder durch die Teilnehmer selbst, z.B. durch Klatschen, Klopfen oder Stampfen. Dies lässt sich gut mit Reaktions-, Gedächtnis- und Konzentrationsübungen kombinieren.

Beispiele:

Kombination mit Reaktions- und Gedächtnisübungen

Alle klatschen in die Hände. Ruft der Therapeut plötzlich „8“, hören die Patienten auf zu klatschen und drehen den Oberkörper nach rechts und nach links, bis der Therapeut wieder zu klatschen beginnt. Bei „20“ setzen alle im Wechselschritt die Füße vor und zurück, bei „41“ kreisen alle mit den Armen etc.

Oder der Übungsleiter gibt ein Thema vor, z.B. „Frühstück“. Ein Teilnehmer wirft einen Ball mit einmaligem Aufprall auf den Boden zu einem anderen Patienten und nennt dazu einen zum Thema passenden Begriff, etwa „Marmelade“. Das Spiel wird fortgesetzt, bis das „Frühstück“ komplett ist.

Toilettentraining bei Harninkontinenz

Miktionsprotokoll

Um beim dementen Patienten Kontinenz zu erreichen, muss man neben einer entsprechenden Medikation (S. 144f.) unbedingt auch ein Toilettentraining durchführen. Dabei führt entweder der Patient selbst, ein Familienmitglied oder eine Pflegekraft ein Miktionsprotokoll, in dem Trinkmenge, Uhrzeit und Miktion – nach Möglichkeit auch Harnvolumen – erfasst werden. Darüber hinaus sollten unwillkürliche Urinverluste – möglichst mit Abwiegen der nassen Windel zur Bestimmung der Urinmenge – und Wechsel der Vorlage notiert werden. Die Patientin bzw. der Patient wird aufgefordert, die Blasenentleerung hinauszuzögern. Nach dem erstellten Miktionsprotokoll beginnt man individuell mit unterschiedlichen Intervallen, die jedoch zwei Stunden nicht unterschreiten sollten. Bei Erfolg wird der jeweilige Zeitraum um eine Viertelstunde verlängert. Für hirnleistungsgestörte Patienten reicht in der Regel ein Intervall von vier Stunden Trockenheit aus.

Da die Blase als vegetativ gesteuertes Organ der willkürlichen Beeinflussung gerade bei Hirnleistungsstörungen nur bedingt zugänglich ist, wird die Aufforderung, den Harndrang zu unterdrücken, im Einzelfall nicht immer realisiert werden können. Hier bietet sich ein Training auf bestimmte Uhrzeiten in Abhängigkeit vom individuellen Miktionsschema an: Ergibt sich z.B. aus dem Protokoll, dass jeweils eine halbe Stunde nach Einnahme des Frühstücks eine Inkontinenz eintritt, kann man dieser durch einen Toilettenbesuch eine Viertelstunde nach dem Frühstück vorbeugen (Tab. 34).

Maßnahmen bei Stuhlinkontinenz

Defäkation meist nach Einnahme von Mahlzeiten

Die neurogene fäkale Inkontinenz bei Demenz äußert sich klinisch als ein- bis zweimal tägliches Absetzen von geformtem Stuhl in das Bett oder die Kleidung, meist unmittelbar nach der Einnahme von Mahlzeiten oder heißen Getränken. Erfolgt die Defäkation unmittelbar nach einem heißen Getränk am Morgen, so ist das Vorgehen relativ einfach: Man muss lediglich dafür sorgen, dass der Patient bequem und diskret mit einer Decke auf den Knien auf seinem Toilettenstuhl sitzt, während man ihm sein heißes Getränk serviert, und dass er erst wieder aufsteht, wenn sich sein Darm entleert hat. Lässt sich die Stuhlinkontinenz zeitlich nicht so sicher voraussagen, muss ein Stuhlprotokoll geführt werden: Falls sich doch Anhaltspunkte für eine Inkontinenz zu bestimmten Zeiten ergeben, kann man versuchen, entwe-

Tab. 34: Voraussetzungen für ein erfolgreiches Kontinenztraining.

- Korrekte Diagnose der Inkontinenzursache
- Aufklärung des Patienten und der Angehörigen
- Einbeziehung von Pflegekräften
- Einsatz geeigneter Hilfsmittel
- Richtige Hautpflege
- Der Inkontinenz angepasste Kleidung
- Anpassung der Umgebung (bauliche Besonderheiten usw.)
- Führung eines Miktionsprotokolls

der durch Motivation oder physikalische Maßnahmen vor dem eruierten Zeitpunkt einen Stuhlgang einzuleiten.

Physikalische Maßnahmen

Bei den physikalischen Maßnahmen haben sich neben einer abdominellen Massage auch Dampfsitzbäder – z.B. heißes Wasser mit Kamille in die Toilette gießen und den Patienten darauf setzen – als wirkungsvoll erwiesen. Die von manchen Geriatern empfohlene kontrollierte Darmentleerung durch wechselnde Gabe von Opiumtropfen und Einläufen sollte allerdings nicht durchgeführt werden. Dann sollte man sich lieber mit der sicher nicht immer voll befriedigenden Inkontinenzversorgung durch Windelhosen zufrieden geben.

Bevor man allerdings die Diagnose „neurogene fäkale Inkontinenz" stellt, müssen andere Ursachen einer Stuhlinkontinenz ausgeschlossen werden, z.B. zuviel Abführmittel, „paradoxe Diarrhoe", Karzinom, Proktitis. Eine Vermeidung der Stuhlinkontinenz bedeutet einen enormen Gewinn an Lebensqualität für den Patienten.

Behandlung der Obstipation

Unbedingt auf regelmäßigen Stuhlgang achten

Eine bestehende Obstipation verschlechtert die allgemeine Krankheitssituation und bedingt damit eine weiter zunehmende Immobilität, eine Reduzierung der Flüssigkeits- und Nahrungszufuhr sowie eine höhere Medikamentendosierung. Deshalb ist beim dementen Patienten unbedingt auf regelmäßigen Stuhlgang zu achten – und meist kommt man nicht umhin, hier regelmäßig Laxantien einzusetzen. In manchen stationären Einrichtungen ist ein wöchentlicher „Abführtag" mit höher dosierten Laxantien vorgesehen.

Im stationären Bereich hat sich der Einsatz eines Toilettentrainings bewährt [214]. Dabei macht man sich den gastrokolischen Reflex zunutze und führt den Demenzkranken direkt nach dem Frühstück zur Toilette. Kann er nach entsprechender Aufforderung keinen Stuhl absetzen, wird mit einem Zäpfchen oder einem Klistier nachgeholfen. Diese Form des „Stuhlgangtrainings" wird täglich in gleicher Weise fortgesetzt. Nach den geschilderten Erfahrungen ist ab dem dritten bis fünften

Tag damit zu rechnen, dass der Patient direkt nach dem Frühstück seinen Darm entleeren kann. Die Autoren berichten von über 85 Prozent Erfolg bis zum achten Tag.

Kognitive Milieutherapie

Die Milieutherapie, wie sie in der modernen Geriatrie seit längerem propagiert wird, ist die erfolgversprechendste, aber auch anspruchsvollste Therapieform für demente Patienten [112]. Sie ist primär auf die kognitiven Defizite des Patienten ausgerichtet und wird in der Praxis fast immer mit einer Pharmakotherapie kombiniert (Tab. 35).

Die Grundidee der kognitiven Milieutherapie basiert auf dem Defizit-Ressourcen-Modell. Dabei soll das zwischenmenschliche (Familie, Betreuer) und situative (Wohnung, Institution) Milieu den kognitiven Ausfällen des Patienten angepasst werden. Die Betreuung des Dementen orientiert sich zum einen an seinen geistigen Einschränkungen, zum anderen an den noch vorhandenen Fähigkeiten. Im Umgang mit dem Kranken muss man also einen Mittelweg finden zwischen Überforderung und damit Frustration sowie Unterforderung und damit Langeweile.

Defizit-Ressourcen-Modell

Die kognitive Milieutherapie gründet auf folgenden Überlegungen: Primärsymptome der Demenz lassen sich therapeutisch nicht oder nur schwer beeinflussen; Sekundärsymptome hingegen können durch Anpassung des Umfelds und Pharmakotherapie gemildert werden, wodurch die Primärsymptome wiederum indirekt günstig beeinflusst werden (s. S. 99).

Anpassung des Umfelds und Pharmakotherapie

Ernährung des Demenzkranken

Ein Gewichtsverlust beim älteren Patienten ist immer ein besonderes Problem, weil er auf eine Fehl- bzw. Mangelernährung hinweist und damit einen hohen Risikofaktor für zusätzliche Morbidität darstellt [111]. In den letzten Jahren wurde in einer Reihe von Studien dokumentiert, dass es im Rahmen einer Hirnleistungsstörung häufig zu einem Gewichtsverlust kommt [330,

Demente verlieren häufig Gewicht

Tab.35: Praktisches Vorgehen nach Hafner [112].

1. Aufklärung – Fortbildung
Information der Betreuer und Angehörigen über das Wesen der Krankheit allgemein sowie über die „Defizite“ (Primärsymptome) des Patienten und die „Ressourcen“ (noch vorhandene Fähigkeiten). Es wird ein Leistungsprofil mit Stärken und Schwächen, entsprechend dem Schweregrad der Demenz, den funktionellen Defiziten und den Verhaltensstörungen erstellt.

2. Defizit-Kompensation
Ausgleich der Defizite durch Pflege und Milieuanpassung:
- Grundpflege
- Orientierungshilfen örtlich und zeitlich (verbal und nicht-verbal)
- Sprachersatz durch mimische und gestische Zuwendungsformen
- Hilfen in den täglichen Verrichtungen (Toiletten-, Küchenanpassung)
- Hilfsmittelsortiment prüfen und ausschöpfen: z.B. Schlupfschuh anstatt Bindeschuh, Gehhilfen, Orthesen

3. Ressourcen-Aktivierung
Förderung noch vorhandener Fähigkeiten (entsprechend des Schweregrades der Demenz und der Funktions- bzw. Verhaltensstörung, der Biografie und des Persönlichkeitsprofils) durch Betreuer/Angehörige, besonders aber Pflegepersonal, Ergotherapie und Aktivierungstherapie:
- Aktivierende Pflege (z.B. Toilettentraining statt Dauerkatheter)
- Allgemeine Aktivierung und Förderung in den Bereichen mit intakten Fähigkeiten entsprechend der Motivation des Patienten

4. Adjuvante Therapie
- Therapie der Multimorbidität
- Antidementiva
- Pharmakotherapie der Verhaltens- und Funktionsstörungen
- Defizitorientierte Milieuanpassung mit Minimalisierung von Veränderungen wegen der amnesiebedingten Anpassungsschwierigkeiten an Neues

5. Bei Bedarf und fortgeschrittener Pflegebedürftigkeit Aufnahme in eine stationäre Langzeitbetreuung
Dies kann bei örtlicher Desorientierung sowie Bewegungsdrang mit Weglaufgefahr die beste Lösung (und das kleinste Übel) darstellen.

58]; manchmal findet er sich bereits zu Beginn der Erkrankung [17]. Bereits bei leichter bis mittlerer Demenz sind mehr als 40 Prozent der Patienten davon betroffen und sie verlieren in der Regel mehr als 4 Prozent ihres Gewichts pro Jahr [316].

Mangelzustände beeinträchtigen kognitive Leistung

Den Ergebnissen der Nationalen Verzehrstudie [3] zufolge sind schon ältere Menschen ohne kognitive Einschränkungen mit bestimmten essenziellen Nährstoffen wie Vitamin B_{12}, Folsäure und Kalzium unterversorgt; die Folge ist ein Mangel an Spurenelementen und Vitaminen [255]. Bezüglich einer Minderversorgung dementer Heimbewohner werden Prävalenzraten von ca. 50 Prozent angegeben [1]. Gerade Demenzkranke im fortgeschrittenen Alter sind durch eine Vielzahl potenzieller Risikofaktoren (z.B. Kaubeschwerden, Schluckstörungen, Schwierigkeiten beim Schneiden, Immobilität, Depression, Multimedikation) anfällig für eine Mangelernährung. Da sich Mangelzustände zum einen negativ auf die kognitive Leistung auswirken, zum anderen aber auch für weitere Erkrankungen (z.B. Infektionen) prädisponieren, kommt der Ernährung besondere Bedeutung zu.

Mahlzeiten angenehm gestalten

Verwirrte können das Essen völlig vergessen, auch wenn alles für sie vorbereitet wurde. Oft werfen sie Nahrungsmittel weg oder verstecken sie, um sie später in verdorbenem Zustand zu sich zu nehmen. In den meisten Fällen treten starke Abneigungen oder Einseitigkeiten auf, die letztlich zu einer Mangelernährung führen. Ist die Einnahme vollwertiger Mahlzeiten nicht mehr gewährleistet, empfiehlt sich eine Substitution mit Spurenelementen.

Mahlzeiten zu festen Zeitpunkten

Die Angehörigen sollten die Temperatur der Speisen kontrollieren und vor allem überprüfen, ob diese nicht zu heiß sind. Ein weiterer wichtiger Punkt: Die Mahlzeiten sollten täglich zu einem festen Zeitpunkt eingenommen werden, da der Demenzkranke häufig mit inadäquater Erregung reagiert, wenn er aus seinem gewohnten Rhythmus herausgelöst wird.

Unsauberes Essen tolerieren

Der Arzt sollte die Angehörigen darauf hinweisen, dass unsauberes Essen allein noch kein Grund ist, den Patienten zu füttern. Denn für das Selbstwertgefühl des Kranken ist es wichtig, bestimmte Handlungen selbst durchzuführen – auch wenn dies mit gewissen Problemen verbunden ist. Hinweise auf mangelhafte Tischmanieren und ständige Ermahnungen sind zu unterlassen, da sie ohnehin nicht zum erwünschten Erfolg führen. Den Angehörigen des Demenzkranken muss deutlich gemacht werden, dass es nicht möglich ist, die erwünschten Verhaltensänderungen zu erzwingen. Vielmehr sollte für eine ruhige und entspannte Atmosphäre wahrend der Mahlzeiten gesorgt werden.

Folgende Grundsätze erleichtern dem Demenzkranken die Einnahme der Mahlzeiten:

- Möglichst abwaschbare Tischtücher und Untersetzer benutzen.
- Der Kranke sollte einen Umhang tragen, damit er nicht sofort die Kleidung beschmutzt. Lätzchen oder ähnliches sind jedoch zu vermeiden.
- Übersichtliche Gestaltung des Essensablaufes: Die einzelnen Speisen sollten nacheinander mit dem jeweils entsprechenden Besteck serviert werden.
- Geeignetes Besteck: Ein Besteck mit großen Handgriffen lässt sich leichter handhaben; schweres Besteck erinnert den Dementen daran, dass er etwas in den Händen hält.
- Passendes Geschirr: Zu empfehlen ist die Verwendung von unzerbrechlichem Geschirr. Patienten mit Trinkschwierigkeiten sollten einen Schnabelbecher benutzen.
- Rutschfeste Unterlagen unter Tellern und Tassen.
- Bei Kau- und Schluckbeschwerden ist darauf zu achten, dass die Speisen weich genug sind und zerkleinert serviert werden.

Hilfestellung geben und zur Selbständigkeit ermutigen

Wichtig ist, dass man dem Kranken zwar Hilfestellung gibt, ihn aber gleichzeitig zur Selbständigkeit ermutigt. Man muss ihm genug Zeit lassen und die Mahlzeit zu einem angenehmen Erlebnis für ihn machen. Dabei darf man sich nicht zu viel um gute Manieren und Reinlichkeit kümmern.

Schwerpunkte der Ernährung

Den Hauptbestandteil der Nahrung sollten Kohlenhydrate bilden (etwa 57 Prozent), die zudem auch Träger wasserlöslicher Spurenelemente und Vitamine sind. Zur Vermeidung einer Hypovolämie sollte der Kranke täglich mindestens 1,5 l Flüssigkeit trinken.

Generell gilt: Auch der ältere Mensch darf alles essen – aber in Maßen. Sehr fettreiche oder stark zuckerhaltige Speisen sollten allerdings als Träger „leerer“ Energie nicht auf dem Speiseplan stehen. Die Versorgung mit essenziellen Fettsäuren, z.B. Linolsäure, ist mit der Aufnahme anderer Nahrungskomponenten ausreichend sichergestellt. Im Unterschied zur landläufigen Meinung ist eine Kochsalzrestriktion keinesfalls generell empfehlenswert.

Der ältere Patient darf alles essen – aber in Maßen

Nahrungsmitteleiweiße spielen eine bedeutende Rolle bei der Erhaltung des physiologischen Gleichgewichts, da sie einen günstigen Einfluss auf die Muskulatur, das Skelett und den Allgemeinzustand haben. Bei vielen älteren Menschen ist die Eiweißverdauung und -resorption eingeschränkt; darüber hinaus scheinen im Alter die Proteine in den Geweben schlecht ausgenutzt zu werden: Auch bei normaler Eiweißzufuhr ist eine Abnahme des Serumalbumins festzustellen. Ein vorübergehender Stickstoffmangel infolge eiweißarmer Ernährung kann deshalb von schwerwiegender Bedeutung sein. Ein Proteindefizit verschlechtert zum einen die zerebrale Leistungsfähigkeit des Dementen und verursacht zum anderen auch eine Hypovolämie, die wiederum die körperliche Belastbarkeit verringert und die Infektionsanfälligkeit erhöht. Somit macht eine Hypoproteinämie nicht nur jede ganzheitliche Therapie zunichte, sondern führt aufgrund der bestehenden Abwehrschwäche oft auch zum Tod des Patienten.

Auf eiweißreiche Kost achten

Es kommt deshalb maßgeblich darauf an, für den Demenzkranken eine proteinreiche Kost zusammenzustellen und darauf zu achten, dass sie gegessen wird. Dabei muss man bedenken, dass im höheren Lebensalter der Energiebedarf in der Regel abnimmt (Tab. 36). Verantwortlich dafür ist sowohl die mit dem Alter rückläufige körperliche Aktivität als auch der Rückgang des Grundumsatzes [29].

Da mit dem Fortschreiten der Krankheit meist auch die körperliche Aktivität abnimmt, empfiehlt sich eine „schlanke“, d.h. fettarme Küche. Butter, Wurst, Fleisch, Mayonnaise, fetter Schnittkäse, fetter Streichkäse, Nüsse, Süßigkeiten und Alkoholika sollten möglichst gemieden werden. Auf Spirituosen sollte der Patient ohnehin

Tab. 36: Altersabhängiger Kalorienbedarf für Männer und Frauen [nach 311].

Alter	Männer	Prozent	Frauen
20–30	3200	100	2300
30–40	3100	97	2225
40–50	3000	94	2160
50–60	2775	85,6	1990
60–70	2565	79	1825
über 70	2110	69	1585

völlig verzichten, weil sie zu unberechenbaren Reaktionen führen können.

Appetitlosigkeit kann durch Kau- und Schluckprobleme bedingt sein

Häufig lässt im Verlauf der Krankheit der Appetit nach. Die Appetitlosigkeit kann damit zusammenhängen, dass der Kranke glaubt, bereits gegessen zu haben. Oft liegt es auch am Bewegungsmangel, der keinen ausreichenden Hunger entstehen lässt. Nimmt der Patient zu wenig Nahrung zu sich, sollte grundsätzlich geprüft werden, ob er eventuell Probleme mit Kauen, Schlucken oder Besteckhandhabung hat.

Ernährungstherapie

Bei bestehender Mangel- und Fehlernährung ist eine Ernährungstherapie angezeigt. Sie zielt darauf ab, die Lebensqualität des Demenzkranken zu verbessern – keinesfalls sollte sie dazu dienen, in fortgeschrittenen Demenzstadien Pflegeabläufe zu vereinfachen.

Möglichst orale Nahrungszufuhr

Wenn möglich, sollte immer eine normale orale Nahrungszufuhr versucht werden. Bei unzureichender Nahrungs- bzw. Kalorienaufnahme haben sich Ergänzungsdiäten in Form von speziellen energie- und proteinreichen Supplementen bewährt. Diese Zusatznahrung enthält zudem essenzielle Mikronährstoffe. Sie ist gut bekömmlich und wird in verschiedensten Geschmacksrichtungen angeboten. Die Gabe einzelner Vitamine scheint nicht sinnvoll.

Magensonde bei Essensverweigerung?

Demenzkranke verweigern häufig das Essen. Ob man einem solchen Patienten eine Magensonde legen sollte, ist eine sehr schwierige Entscheidung. Grundsätzlich sollte die heute mögliche Maßnahme der perkutanen endoskopisch kontrollierten Gastrostomie (PEG) einer nasogastralen Sonde vorgezogen werden.

Folgende Grundsätze müssen beachtet werden:

- Früher geäußerte Wünsche des Patienten sind zu respektieren. Dabei ist der neuen Gesamtsituation entsprechend Rechnung zu tragen.
- Reißt eine verwirrte Person die Magensonde heraus, kann dies nicht unbedingt als eine verbindliche Willensäußerung angesehen werden.
- Wenn der Kranke nicht mehr trinken möchte, bedeutet dies nicht von vornherein, dass er jegliche Maßnahme ablehnt. Bei einem Flüssigkeitsmangel haben alte Menschen weniger Durst als jüngere. Nichts trinken zu wollen kann daher in erster Linie als Ausdruck eines mangelnden Durstgefühls angesehen werden.
- Zu klären ist die Frage, ob es sich aller Wahrscheinlichkeit nach um eine vorübergehende Nahrungsverweigerung handelt oder um eine bleibende Unfähigkeit zur Nahrungsaufnahme.
- Die physische und psychische Belastung des Kranken durch die Maßnahme ist gegen deren Nutzen abzuwägen.
- Leidet der Betroffene subjektiv unter der unzureichenden Ernährung?
- Besteht eine manifeste Schluck- oder Passagestörung?
- Ist eine Entscheidung getroffen, sollte sie zunächst als endgültig angesehen werden. Eine neue Beurteilung der Situation kann jederzeit notwendig werden.

Nur wenn sich nach sorgfältiger Abwägung der oben genannten Grundsätze eine Indikation ergibt, sollte mit einer enteralen (Langzeit-)Ernährung begonnen werden. Ausschlaggebend für die Wahl der Applikationsform ist die voraussichtliche Dauer: Nasogastrale Sonden eignen sich für eine kurzfristige Ernährung von weniger als drei Wochen im fortgeschrittenen Stadium der Demenz. Ist die enterale Ernährungsphase voraussichtlich länger, bewährt sich die perkutane endoskopische Gastrostomie (PEG).

Die Methode ist einfach und komplikationsarm; die Mortalität liegt unter 1 Prozent. Die Verabreichung der Nährlösung sollte immer einschleichend begonnen wer-

PEG ist einfach und komplikationsarm

den, damit sich der Patient an diese Ernährungsform gewöhnen kann. Die Steigerung der Menge pro Tag richtet sich nach dem Befinden des Kranken. Sondendiäten werden als Bolus (drei- bis viermal täglich 400-500 ml während 15 min.) oder kontinuierlich (75 bis 150 ml/h) verabreicht.

Wenn die Sondenspitze im Magen liegt, wird die Nährlösung meist per Bolus gegeben – die physiologischste Art der Zufuhr. Bei Sondenlage im Dünndarm muss sie kontinuierlich mittels einer Pumpe verabreicht werden, wobei die Laufzeit zwischen 8 und 24 Stunden liegt. Oft hat sich die Verabreichung der Sondenlösung während der Nacht bewährt, damit Patienten, die noch essen können, tagsüber ihren normalen Rhythmus beibehalten können.

Für die enterale Ernährung werden verschiedenste Nährlösungen angeboten. Ältere Patienten erhalten am häufigsten eine hochmolekulare, nährstoffdefinierte Lösung, deren Zusammensetzung optimal den Ernährungsproblemen entspricht.

Die Sondenernährung verläuft nicht immer ohne Komplikationen. Die häufigsten nicht-katheterbedingten Komplikationen sind gastrointestinale Beschwerden wie Übelkeit, Erbrechen, Blähungen und Durchfall. Als Auslöser des Durchfalls kommen vielfältige Faktoren in Frage, die meist nicht mit der Sondenernährung zusammenhängen. Lässt sich kein primärer Auslöser finden, kann man durch langsamere Zufuhr, kontinuierliche Verabreichung oder Wahl einer faserhaltigen Nährlösung eine Besserung erzielen.

Nährlösung bei angehobenem Oberkörper verabreichen

Zu den gravierendsten Nebenwirkungen zählen pulmonale Komplikationen nach Aspiration. Es ist daher wichtig, eine Nährlösung immer bei angehobenem Oberkörper zu verabreichen. Sehr selten sind Stoffwechselentgleisungen wie Elektrolytstörungen, Ödeme, Hyperglykämie oder Dehydratation.

Bedeutung der ausreichenden Flüssigkeits- und Elektrolytaufnahme

Ein akuter Verwirrtheitszustand kann auch die Folge eines Flüssigkeitsmangels sein. Das Risiko einer Dehydratation ist bei alten Menschen deutlich höher als bei jüngeren, weil der Wassergehalt des Organismus mit steigendem Lebensalter abnimmt. Verantwortlich hierfür ist eine Verschiebung der relativen Anteile der Flüssigkeitsräume am Gesamtkörperwasser, die in erster Linie auf die Reduktion der Muskelmasse bei gleichzeitiger Zunahme des wasserarmen Fettgewebes zurückzuführen ist.

Insbesondere der ältere Patient mit Hirnleistungsstörungen „vergisst" aufgrund seines mangelnden Durstgefühls häufig das Trinken. Demenzkranke sind erfahrungsgemäß von dem Risiko der Austrocknung ganz erheblich betroffen. Dabei wird ungenügende Wasserzufuhr oft nicht erkannt, weil die Patienten ihre Bedürfnisse nicht formulieren können und nur diskrete körperliche Symptome bestehen. Trotzdem lässt sich ein Flüssigkeitsmangel leicht feststellen und korrigieren, sofern nur an diese Möglichkeit gedacht wird. So sollte man beispielsweise aufmerksam werden, wenn sich die Hirnleistung des Demenzkranken verschlechtert.

Demente "vergessen" oft zu trinken

Mit Ausnahme schwerer Fälle sind die äußeren Zeichen einer Wasserverarmung unauffällig: Die Haut ist trocken, weist aber nicht den deutlichen Verlust an Turgor auf, wie er bei einem kombinierten Salz- und Wassermangel beobachtet wird. Weiterhin ist die Zunge trocken und pellt sich, da sich der Patient meist lethargisch verhält und nicht isst. Der Blutdruck bleibt normal. Es findet sich kein venöser Kollaps wie bei einem Salzmangelzustand.

Anhand von Laborwerten lässt sich die Wasserverarmung einfach diagnostizieren: Das Blut zeigt eine zunehmende Konzentration der Serumelektrolyte und einen hohen Hämatokrit. Die Urinproduktion ist vermindert, wobei der Urin stark gefärbt ist und ein hohes spezifisches Gewicht aufweist. Der Serum-Harnstoff ist oft erhöht und kann bei bedeutendem Wasserverlust hohe Werte erreichen.

In der Regel genügt eine ausreichende orale Flüssigkeitszufuhr, um eine Dehydration zu beheben. Allerdings muss bei dementen Patienten das Flüssigkeitsangebot und die tatsächlich getrunkene Menge überwacht werden. Im Einzelfall kann es notwendig sein, über drei bis vier Tage intravenös Flüssigkeit zuzuführen.

Trinkmenge überwachen

Ein häufiges Problem bei fast allen geriatrischen Patienten ist der Befund einer niedrigen Serum-Natriumkonzentration. Sie kann entweder durch eine salzarme Ernährung, durch Schwitzen, Erbrechen oder Durchfall hervorgerufen sein. Natriummangel führt sehr schnell zu einer weiteren zerebralen Verschlechterung. Ein Natriumverlust, z.B. durch Diuretikagabe, zieht unausweichlich auch einen Verlust von Wasser nach sich, wobei hier insbesondere das extrazelluläre Volumen, d.h. das Plasma, betroffen ist.

Der verminderte Gewebsturgor führt zu einem hageren, ausgetrocknetem Aussehen. Die Augen sind eingesunken und der Augeninnendruck niedrig. Trockenheit und Lippenbelag erschweren das Sprechen und Kauen. Die Haut ist schlaff. Eine Hautfalte an den Extremitäten oder am Abdomen bleibt für längere Zeit unverändert stehen. Die Untersuchung des Kreislaufs zeigt kollabierte Jugularvenen und eine reduzierte Herzauswurfleistung: Die peripheren Pulse sind leise und der Blutdruck niedrig. Oft bestehen orthostatische Beschwerden.

Umgang mit dem Demenzkranken

Demenzkranke zu Hause – Die Rolle der Angehörigen

Die Angehörigen tragen die Hauptlast

Die Hauptlast in der Versorgung der Demenzkranken tragen die Angehörigen. Dazu einige Zahlen: Etwa 85 Prozent der Erkrankten werden zu Hause von den Familien gepflegt. In 70 Prozent der Fälle wird dic Versorgung von nur einer Person geleistet. Die Pflegenden sind zu 75 Prozent über 50 Jahre alt.

Personen, die Demenzkranke pflegen, fühlen sich insgesamt stärker belastet und bewerten die Pflegesituation negativer als Menschen, die nicht-demente Angehörige pflegen [234]. 75 Prozent der Befragten fühlen sich durch die häusliche Pflege eines Demenzkranken mittel- bis hochgradig belastet. Das eigene Leben und persönliche Bedürfnisse müssen zurückgestellt und im Laufe der Zeit fast vollständig aufgegeben werden.

Bedeutung der Angehörigenberatung

Negative Reaktionen korrigieren

Der Teufelskreis „negatives Verhalten des Patienten – negative Reaktion der Angehörigen – negatives Verhalten des Patienten“ ist im Interesse eines möglichst harmonischen Verhältnisses zwischen Patient und Angehörigen so früh wie möglich zu unterbrechen. Die (negativen) emotionalen Reaktionen der Angehörigen auf die kognitiven Störungen sollten zum frühestmöglichen Zeitpunkt korrigiert werden. Im Anschluss daran folgt die Adaptation an die Krankheit: Während dieses kontinuierlich fortschreitenden Prozesses lernt der Angehörige, sich flexibel an die schwindenden Fähigkeiten des Patienten anzupassen, um bei drohendem Versagen gezielt und hilfreich eingreifen zu können, ohne den Kranken dabei zu unterfordern.

In der Arbeit mit Angehörigen lassen sich drei Bereiche voneinander abgrenzen. Der erste umfasst die Information über Demenzerkrankungen und das Erkennen und Quantifizieren der spezifischen Einschränkungen. Den zweiten Schwerpunkt bildet die Unterstützung der Angehörigen. Der dritte Komplex umfasst die Beratung hinsichtlich der Auswirkungen der Erkrankung auf die zwischenmenschlichen Beziehungen. Ein verbesserter Umgang mit dem Demenzkranken ist in der Konsequenz die Summe von Faktenwissen, vertieftem Verständnis sowie veränderter Wahrnehmungsformen und Einstellungen all derer, die täglich die Versorgung und Betreuung der Kranken leisten [320].

Angehörige sehen den Kranken anders

Angehörige von dementen Patienten sehen die Kranken naturgemäß anders als die behandelnden Ärzte: Interessieren sich die Mediziner aus ihrem diagnostischen Blickwinkel heraus vor allem für die kognitiven Defizite des Demenzkranken, so steht in der Wahrnehmung der Angehörigen die emotionale Symptomatik und der Verlust der lebenspraktischen Fähigkeiten im Vordergrund. Inkompetenz, Störungen von Kommunikation und Orientierung nehmen mit dem Schweregrad der Erkrankung signifikant zu.

Belastung der Angehörigen

Kognitive Defizite machen weniger Probleme

Die Belastung der Angehörigen wird vom Arzt häufig falsch eingeschätzt. Die Unfähigkeit des Kranken, mit den Anforderungen des täglichen Lebens zurechtzukommen, die emotionale Labilität, depressive Verstimmungen, die Interesselosigkeit und die mangelhafte Erlebnisverarbeitung des Patienten korrelieren mit der subjektiven Belastung der Angehörigen. Dies gilt jedoch nicht für Störungen von Gedächtnis, Kommunikation und Orientierung. Die kognitiven Defizite des Demenzkranken bereiten der Familie deutlich weniger Probleme als die emotionalen Veränderungen. Konkret heißt dies: All das, woran wir die Demenz diagnostisch erkennen und festmachen, steht in keiner Beziehung zur Belastung der Angehörigen.

In den letzten Jahren haben sich viele Publikationen mit der Situation der Angehörigen dementer Patienten befasst. Diese mehr deskriptiven Untersuchungen verdeutlichen, dass die Betreuung Demenzkranker äußerst aufreibend sein kann: Die Stressoren und Belastungsfaktoren sind multidimensional und ihre Korrelationen äußerst komplex. Insgesamt lässt sich feststellen, dass der pflegende Angehörige sowohl in körperlicher und psychischer als auch in wirtschaftlicher Hinsicht in den Krankheitsprozess „Demenz“ involviert ist.

Viele sind physisch und psychisch überlastet

Angehörige von Demenzkranken klagen besonders über Vergessen, Verlegen, Verdächtigungen und Vorwürfe, plötzliche Aggressionen und Inkontinenz. Die Pflege des dementen Patienten ist aufwändig, engt den Angehörigen in seiner Freizeit ein, beeinträchtigt ihn unter Umständen in seiner Gesundheit und ist häufig auch mit einer finanziellen Belastung verbunden. Sozialkontakte müssen reduziert und das berufliche Engagement zurückgeschraubt werden. Nicht selten ist der Angehörige durch die Versorgung des Demenzkranken – sei es in oder außerhalb der eigenen Wohnung – physisch und psychisch überlastet. Schließlich wird von ihm erwartet, sich mit seiner neuen Rolle zu identifizieren, den Alltag neu zu organisieren und Informationen über die Erkrankung, ihren Verlauf und ihre wahrscheinliche Prognose zu beschaffen.

Im allgemeinen reagieren die Angehörigen direkt auf die Fehlleistungen des Patienten. Die Reaktionen können je nach Persönlichkeit und Art der Beziehung unterschiedlich sein: Der eine ärgert sich und schimpft, der andere zieht sich beleidigt zurück, weil er die Vergesslichkeit des Demenzkranken als Absicht und mangelndes Interesse interpretiert. Ein weiterer umsorgt den Patienten und beginnt, ihn mehr und mehr zu entlasten. Wieder ein anderer versucht, den Kranken zu einer ärztlichen Untersuchung zu überreden. Manche hingegen reagieren überhaupt nicht, weil sie die Veränderungen beim Patienten nicht bemerken oder nicht wahrhaben wollen.

Schwanken zwischen Mitgefühl und Ohnmacht

Emotional schwanken die Angehörigen zwischen Mitgefühl und Ohnmacht, zwischen Hoffnung und Resignation. Oft werden sie von Schuldgefühlen geplagt und behandeln den Demenzkranken überfürsorglich; andererseits empfinden sie Scham über dessen Schwachsinn und Inkompetenz. Infolge der ständigen Überlastung kommt es vor, dass pflegende Angehörige dem Patienten gegenüber ausfallend werden und ihn misshandeln.

Obwohl die Reaktionen von Patienten und Angehörigen sehr unterschiedlich sind, ist grundsätzlich das

Interaktionssystem Patient-Angehöriger betroffen: Die Krankheit beginnt, sich auf die Beziehung auszuwirken. Es folgt die Reaktion auf die Reaktion; die Wahrnehmung von Defiziten prägt zunehmend das Verhalten der Beteiligten. Die Folge: Es entstehen Spannungen, die von den Betroffenen selbst nicht nachvollzogen und verstanden werden können.

Innerfamiliäre Spannungen

Der Demenzkranke drängt sich ungewollt in den Vordergrund der Familie. Daraus resultieren innerfamiliäre Spannungen, da sich Kinder oder der Partner der pflegenden Person vernachlässigt fühlen. Dazu kommt die Angst aller Familienmitglieder, selbst einmal dasselbe Schicksal wie der Demenzkranke zu erleiden oder aber die Scham, nicht unendlich belastbar zu sein. Eigene Zukunftspläne müssen revidiert werden; ein Ende ist nicht absehbar. Pflegende Angehörige von Demenzkranken sind ständig mit dem Sterben des Geistes und mit der Sinnfrage des Leidens konfrontiert.

Der Angehörige trägt mit an dem Stigma des Dementen: Die Gesellschaft erklärt den Demenzkranken für „verrückt“, sondert ihn ab und sieht ihre Vorurteile über den geistigen Abbau bestätigt.

Vermeidung falscher Erwartungen

Fehleinschätzung kann Aggressionen oder Depressionen auslösen

Oft schätzen die Angehörigen die Fähigkeiten des Kranken falsch ein und erwarten entweder zu viel oder zu wenig von ihm. Unrealistische Erwartungen führen aber in jeder zwischenmenschlichen Beziehung zu Enttäuschungen und Spannungen. In einer Zweierbeziehung zwischen einem Alzheimer-Patienten und seinem Angehörigen kann die Fehleinschätzung heftigste Reaktionen, z.B. Aggressionen oder Depressionen, auslösen. Die Folge: Die Belastung für den Angehörigen steigt weiter. Professionelle Hilfe wird häufig erst dann eingeholt, wenn die Verunsicherung zu groß geworden ist oder wenn Hinweise von außen kommen, dass die Veränderungen im Verhalten des Patienten und seine kognitiven Störungen krankheitsbedingt sein könnten.

Der klinische Alltag zeigt deutlich, dass eine Über- oder Unterforderung durch die Angehörigen wesentlich dazu beitragen kann, die Verhaltensstörungen des Patienten zu verstärken.

Insuffizienzgefühle

Überforderndes Verhalten. Ein den Patienten überforderndes Verhalten resultiert im allgemeinen daraus, dass der Angehörige den Krankheitscharakter der Störung (noch) nicht erkennen konnte und glaubt, der Patient wolle einfach nicht. Für den Patienten bedeutet dies, dass er ständig mit seinem Versagen konfrontiert wird. Er entwickelt Insuffizienzgefühle, die schließlich in Aggressionen oder Resignation bis hin zur Depression münden. Der Angehörige selbst wird in seiner Erwartungshaltung enttäuscht und kann ebenfalls mit Aggressionen reagieren. Wenn man dem Angehörigen diese Abläufe verdeutlicht, kann er das überfordernde Verhalten als wesentlichen Störfaktor der Beziehung im allgemeinen rasch korrigieren.

Unterforderndes Verhalten. Die Gründe für ein den Patienten unterforderndes Verhalten sind schwieriger zu verstehen und dementsprechend nicht so leicht korrigierbar: Einerseits ist in einer derartigen Situation nicht immer offensichtlich, dass der Patient tatsächlich mehr leisten könnte. Andererseits scheint es in unserer Gesellschaft schwierig zu sein, gut gemeinte Hilfe abzulehnen, ohne Gefahr zu laufen, dass der Hilfebietende gekränkt sein könnte. Viele demente Patienten versuchen „instinktiv“, Kränkungen dieser Art zu vermeiden.

Frühe Abhängigkeit und Hilflosigkeit

Trotzdem kann der Patient auf die ständige Unterforderung ebenso wie auf Überforderung mit Aggression, Depression oder Resignation reagieren: Er fühlt sich bevormundet und kränker als er tatsächlich ist. Es resultieren eine frühe Abhängigkeit und Hilflosigkeit, die wiederum den Angehörigen stark belasten, da er nun Aufgaben übernehmen muss, die der Patient im derzeitigen Krankheitsstadium durchaus noch selbst erledigen könnte.

Die Konsequenz für die Praxis: Im Rahmen der diagnostisch-therapeutischen Abklärung sollten dem Angehörigen die kognitiven Störungen des Patienten, aber auch dessen noch vorhandene Fähigkeiten vor Augen geführt werden. Das Ziel dieser Angehörigen-Gespräche kann allerdings noch nicht die Änderung des häufig bereits eingeschliffenen Fehlverhaltens sein.

Vielmehr sollte hier der Grundstein für eine intensive Betreuung der Angehörigen gelegt werden, die den Prozess der Adaptation an die Krankheit begleitet.

Unterstützung der Angehörigen

Adaptation an die Krankheit verlangt viel Zeit und Geduld

Wie alle Lernprozesse verlangt auch die Adaptation an die Krankheit des Dementen viel Zeit und Geduld von Seiten der Angehörigen. Es ist Aufgabe des betreuenden Hausarztes, die Angehörigen in ihrem Bemühen um den Patienten zu unterstützen, sie gegebenenfalls zu motivieren oder ihnen bei der Suche nach anderen Lösungen, z.B. Heimunterbringung, zu helfen. Stützende therapeutische Gespräche tragen dazu bei, den Angehörigen ihre schwierige Aufgabe zu erleichtern. Trost und Hilfe können Angehörige Demenzkranker auch durch den gegenseitigen Rat innerhalb einer Selbsthilfegruppe finden (eine Liste entsprechender Hilfsorganisationen findet sich auf S. 203 im Anhang).

Die Unterstützung und Beratung der Bezugspersonen eines Demenzkranken ist ein unerlässlicher Bestandteil jedes Behandlungs- und Betreuungsprogramms. Gerade bei Patienten, für die keine spezifischen Therapiemaßnahmen zur Verfügung stehen, werden die für die Betreuung unmittelbar verantwortlichen Personen selbst zum wichtigsten Instrument der Behandlung. Deshalb ist es wichtig, den Angehörigen Verhaltenshinweise zu geben, die auch die Voraussetzung für jedes weitere therapeutische Vorgehen bilden. Weiterhin sollten den Angehörigen Bücher für den Umgang mit dementen Patienten empfohlen werden (s. Anhang, S. 210).

Ratschläge für den Umgang mit Dementen

Verhaltenshinweise für Angehörige

- Geben Sie klare Anweisungen in einfachen, kurzen Sätzen.
- Sprechen Sie deutlich und bestimmt.
- Bemühen Sie sich um einen fürsorglichen, aber bestimmten Umgang.
- Wiederholen Sie wichtige Informationen bei Bedarf.
- Seien Sie geduldig und geben Sie Zeit für eine Reaktion oder Entgegnung.
- Diskutieren Sie nicht, überhören Sie Anschuldigungen.

- Vermeiden Sie sinnlose Diskussionen. Statt auf Ihrer Meinung zu bestehen, sollten Sie ablenken und einlenken.
- Bei komplexen Vorgängen oder Gesprächen mit Dritten muss dem Kranken der Inhalt in einfachen Worten „übersetzt“ werden.
- Wenden Sie nicht den Leistungsmaßstab Gesunder an.
- Einfache Regeln und feste Gewohnheiten sind hilfreich.
- Jede Veränderung, z.B. Umzug, Pflegerwechsel, Diät- oder Arzneimittel-Umstellung, sollte vorbereitet und so langsam wie möglich durchgeführt werden.
- Konkrete Angaben wie Zeit, Datum, Ort und Namen bieten Erinnerungshilfen.
- Uhr, Kalender und Orientierungstafel für Geburtstage, Gedenktage usw. helfen mit, die Orientierung zu erhalten.
- Die Unterlagen zu persönlichen Angelegenheiten wie Briefe, Papiere, Versicherungsscheine sollten geordnet abgelegt werden.
- Akzeptieren Sie das Denken in der Vergangenheit und nutzen Sie dieses als Überleitung zur Gegenwart.
- Seien Sie verständnisvoll.
- Halten Sie eine verständnisvolle Haltung aufrecht.
- Sorgen Sie für Beständigkeit und Routine im Tagesablauf des Patienten.
- Die Umgebung sollte strukturiert und verlässlich bleiben.
- Seien Sie aufmerksam für geringe Veränderungen im Verhalten. Diese können Fortschritte der Krankheit andeuten.
- Achten Sie darauf, ob der Patient Krankheitsveränderungen verschleiert oder auszugleichen versucht.
- Loben Sie bei richtigem Reagieren durch Worte, Berühren, Lächeln o. ä.; vermeiden Sie, Fehlverhalten zu kritisieren.
- Jede sinnvolle Tätigkeit sollte gelobt, das Selbstwertgefühl des Kranken gestärkt, selbständige Aktivität ermutigt werden.
- Überfordern Sie den Patienten nicht. Aktivieren Sie den Patienten sanft. Nicht ins Bett abschieben!
- Der Kranke braucht Anregung ohne Überforderung und vor allem Gesprächspartner.
- Vermeiden Sie Sinnesüberforderung, z.B. durch Gedränge mit Lärm oder große, weite Räume.
- Achten Sie auf ausreichende Ernährung und besonders auf die Flüssigkeitszufuhr!
- Achten Sie auf die Hygiene, dazu gehören regelmäßiges Essen, Trinken, Zahn- und Mundpflege, Stuhlgang, Schlaf usw. Die Einhaltung fester Zeiten hilft Medikamente einsparen.
- Die Kleidung sollte bequem und einfach anzuziehen sein.
- Der Kranke sollte täglich leichte körperliche Gymnastik durchführen, z.B. Gehen; wenn möglich, sollte ein Spaziergang in der bekannten Umgebung gemacht werden.

Validation nach Feil

Schwerpunkt liegt auf der subjektiven Welt des Kranken

Ein in den letzten Jahren zunehmend akzeptierter Ansatz im Umgang mit Dementen ist die Validation nach *Naomi Feil*. Dieses Konzept legt den Schwerpunkt weniger auf die objektive Realität und die kognitive Leistung, sondern vielmehr auf die subjektive, gefühlsbetonte Welt des Kranken. Insgesamt gibt es bisher allerdings zu wenige solide, wissenschaftlich fundierte Studien, um definitive Aussagen zu diesem Konzept machen zu können [50].

Demente grundsätzlich ernst nehmen

Validieren nach Feil bedeutet, die Realität des Dementen anzunehmen, seine aktuellen Gefühle und Verhaltensweisen „für gültig zu erklären", und wertzuschätzen. Die nur auf den ersten Blick zumeist wirr erscheinende Welt hat eine subjektive Bedeutung, die wir versuchen können nachzuvollziehen, was uns natürlich nicht immer gelingt. In der intensiven Beobachtung zeigt sich nämlich, dass Demente Reaktionen, Anpassungsversuche und Abwehrmechanismen offenbaren, die wohl im Zusammenhang mit sozialen und körperlichen Verlusten stehen. Die Validation versucht aus ihrem humanistischen Grundverständnis heraus, Demente trotz aller zunehmenden Veränderungen grundsätzlich ernst zu nehmen, und ihnen im therapeutischen Sinne mit Empathie zu begegnen.

Bei einem solchen Vorgehen lassen sich im gesamten psychosozialen Spektrum positive Effekte feststellen, im kognitiven Bereich z.B. eine verbesserte Konzentrationsfähigkeit. Im Bereich der Persönlichkeit schwächen sich negativ erlebte Gefühle, wie Angst, Unruhe und Aggression, ab. Die Dementen entwickeln mehr Vertrauen und Selbstwertgefühl, die notwendigen Voraussetzungen für erhöhte soziale Interaktion.

Empathie als therapeutisches Mittel

Die Validation stellt also ein therapeutisches Interventionskonzept dar, welches – abgesehen von der humanistischen Grundhaltung – das Krankheitsbild Demenz psychosomatisch begreift und als therapeutisches Mittel empathische Kommunikation empfiehlt, die spezifisch auf die Belange von Dementen zugeschnitten ist.

Nach der Erfahrung in der Praxis verändert Validation auch das Arbeitsverhalten bzw. die Arbeitszufriedenheit der Anwender positiv.

Informationen zur Validation nach Feil und zu den Ausbildungsmöglichkeiten sind zu erhalten vom Kuratorium Wohnen im Alter, D-82008 Unterhaching, Tel.: 089/66 55 85 07, Fax: 089/ 66 55 85 46.

Alltagsfragen im Umgang mit dem Demenzkranken

Häufig müssen mit den Angehörigen Fragen geklärt werden, welche die persönliche Freiheit des Patienten tangieren, z.B. ob das Führen eines Kraftfahrzeugs noch möglich ist, ob der Kranke allein ausgehen kann und ob er Alkohol trinken oder rauchen darf. Auf dem finanziellen Sektor ist zu klären, ob der Patient z.B. Schecks ausstellen und finanzielle Entscheidungen selbständig treffen kann. Diese und ähnliche Fragen sollten mit dem Kranken in einem frühen Stadium erörtert werden, wenn er noch in der Lage ist, an Entscheidungen mitzuwirken. Häufig werden Angehörige zum Arzt kommen, weil sie in einen Zwiespalt geraten zwischen dem Wunsch, dem Demenzkranken soviel Unabhängigkeit wie möglich zu belassen, und der Verpflichtung, ihn vor möglichen Risiken und Gefahren zu schützen. Auf einige Fragen sei nachfolgend eingegangen:

Allein leben - Wie lange noch?

Sichere Entscheidung oft schwierig

Immer wieder wird der Arzt mit der Frage konfrontiert, ob oder wie lange der Demente (noch) allein leben könne. Eine sichere Entscheidung zu treffen, ist oftmals schwierig, denn die meisten Beschwerden werden von Dritten an den Hausarzt herangetragen und entbehren häufig der Objektivität. Es sollte daher genau geprüft werden, inwieweit der Patient noch in der Lage ist, seine täglichen Verrichtungen auszuführen. Nicht selten wird den Angehörigen die Entscheidung durch plötzliche Katastrophen abgenommen: Mehrere Stürze oder ein Zimmerbrand sind deutliche Zeichen dafür, dass der Demente nicht mehr allein leben sollte.

Einige Punkte wird man immer über Dritte eruieren müssen. Andere Fragen lassen sich durch einen Hausbesuch beim Kranken klären.

Bereits wenn die Diagnose „Demenz“ gestellt wird, sollten die Angehörigen – wenn noch möglich gemeinsam mit dem Kranken – die Zukunft planen. Für eine Übergangszeit bieten sich Interimslösungen an: Ein Mahlzeiten-Dienst, eine Haushaltshilfe, Gemeindepflege, eine nahegelegene Tages- oder Nachtklinik oder regelmäßige Besuche von Freunden oder Verwandten können dem Patienten helfen, seinen Tagesablauf zu bewältigen.

Mehrere Punkte überprüfen

Kann der Demenzkranke noch allein leben?
Zur Beantwortung dieser Frage sollten folgende Punkte überprüft werden:

- Nimmt der Patient regelmäßig seine Mahlzeiten ein? (Regelmäßige Kontrollen des Körpergewichts!)
- Werden die verordneten Medikamente ordnungsgemäß eingenommen?
- Vernachlässigt der Patient die Körperpflege?
- Ist die Wohnung in einem gepflegten Zustand oder herrscht ein unüberschaubares Chaos?
- Heizt der Patient bei kaltem Wetter?
- Gefährdet sich der Kranke durch den Umgang mit Feuer oder elektrischen Geräten?
- Wie verhält sich der Patient anderen Menschen gegenüber? Zeigt er eine kritiklose Zutraulichkeit Fremden gegenüber? Oder ist er Bekannten gegenüber sehr misstrauisch und fühlt sich von anderen verfolgt?

Fallen die Antworten zu Ungunsten des Erkrankten aus, ist ein Alleinleben kaum mehr möglich.

Autofahren: Warnsignale rechtzeitig beachten!

Der schleichende Beginn demenzieller Erkrankungen führt dazu, dass viele Patienten im Anfangsstadium nach wie vor Auto fahren. Die Voraussetzungen für fehlerfreies Autofahren sind jedoch im allgemeinen nicht mehr vollständig gegeben.

Meist schon im frühen Stadium eingeschränkt fahrtauglich

Der Demenzkranke zeigt im allgemeinen bereits in einem relativ frühen Krankheitsstadium deutliche Anzeichen einer eingeschränkten Fahrtauglichkeit: Er reagiert zögernd oder unzweckmäßig, zeigt eine zunehmende Ungeschicklichkeit, übersieht Signale oder Hinweis-

Voraussetzungen für fehlerfreies Autofahren:
- erhaltenes Seh- und Hörvermögen
- Reaktionsfähigkeit
- Koordination, d.h. Abstimmung von Einzelabläufen
- Konstante Aufmerksamkeit
- Entscheidungsfähigkeit

schilder, überfährt unbeabsichtigt Sicherheitslinien, bremst oder beschleunigt plötzlich und ohne ersichtlichen Grund. In ungewohnten Situationen wirkt er unangemessen aufgeregt, verwirrt oder blockiert. Verfährt sich der Patient in bekannter Umgebung, ist dies ebenfalls ein deutlicher Hinweis darauf, dass er das Autofahren einstellen sollte.

In der Regel werden derartige Warnzeichen durch Angehörige berichtet. Der Verzicht auf das selbständige Autofahren stellt für die meisten Menschen eine wesentliche Einschränkung ihrer Selbständigkeit und ihres Selbstwertgefühls dar. Oft erkennen die Kranken ihre Unsicherheiten, geben sie aber nicht zu. Hier ist es wichtig, ihnen eine goldene Brücke zu bauen und vielleicht Angehörige als Fahrer mit einzubeziehen, damit der Betroffene „die Landschaft unbeschwerter genießen kann“. Zeigt sich der Demenzkranke außergewöhnlich uneinsichtig, sollte nicht gezögert werden, dies der Kfz-Behörde zu melden. Die Angehörigen sind darauf hinzuweisen, dass die Versicherungsgesellschaft über die Diagnose der Demenz informiert werden sollte. Die Verhütung eines möglichen Unfalls rechtfertigt derartige Maßnahmen.

Rauchen

Wegen der Brandgefahr sollten Demente in der Regel nicht allein und ohne Aufsicht rauchen. Manchmal vergessen sie auch, dass sie eine Zigarette in der Hand halten und verbrennen sich die Finger. Wenn es nicht möglich ist, den Patienten vom Rauchen abzubringen, sollte man einige Sicherheitsvorkehrungen ergreifen, z.B. überall große Aschenbecher aufstellen, Papierkörbe durch

Rauchen nur unter Aufsicht

Metallbehälter ersetzen, und so weit wie möglich schwer entflammbare Kleidung anschaffen. Alleine rauchen, besonders im Bett, ist die größte Gefahr. Demenzkranke vergessen oft zu rauchen und vermissen die Zigaretten nicht, wenn die Gewohnheit einmal unterbrochen ist.

Umgang mit Geld

Demenzkranke haben meist schon in einem frühen Stadium Schwierigkeiten, mit Geld umzugehen. Wegen ihrer Gedächtnisstörungen, aber auch weil sie die symbolische Funktion des Geldes nicht mehr verstehen, bezahlen sie mehrfach oder gar nicht, geben Geld wahllos aus oder verlieren es. So sollten die regelmäßigen Zahlungen (z.B. die Rechnung für Strom, Gas oder Telefon) über ein Einzugsverfahren bei der Bank geregelt werden. Um das Wohlbefinden und das Selbstwertgefühl des Patienten aufrecht zu erhalten, wird man ihm die Möglichkeit offen halten müssen, Waren und Dienstleistungen teilweise weiterhin selbst zu bezahlen. Die Angehörigen müssen selbstverständlich darauf achten, dass die Gefahr von Irrtümern und des Ausgenütztwerdens so gering wie möglich ist und der Kranke auch immer einen gewissen Geldbetrag bei sich hat.

Vermögensverwaltung und Regelung finanzieller Angelegenheiten

Der Patient sollte noch eigene Entscheidungen treffen

Finanzielle Angelegenheiten sollten sehr frühzeitig geregelt werden. Der Kranke soll die Chance haben, diesbezüglich eigene Entscheidungen zu treffen, solange er dazu in der Lage ist. Der Arzt sollte ihn und die Angehörigen darauf ansprechen. Der Patient kann dann eine Person bestimmen, die seine finanziellen Angelegenheiten bei Bedarf in die Hand nehmen soll, und er kann ein Testament errichten. Manchmal ist es nötig, dem Patienten bei der Erledigung von Behördenangelegenheiten zu helfen, z.B. beim Antrag auf Beihilfe, beim Ausfüllen von Formularen. Die Alzheimer-Gesellschaft bietet dazu nähere Informationen (s. S. 205).

Haustiere

Tiere binden an das Leben

Haustiere können für Demente eine besondere Bedeutung erlangen, da sie das Gefühl vermitteln, gebraucht zu werden und nützlich zu sein. Tiere binden den alten Menschen an das Leben: Der Hund mit seiner Spielfreude, seinen vielen kleinen Kontaktwünschen und Anstößen veranlasst den Demenzkranken zur Aktivität, fordert Reaktionen und die Teilnahme am umgebenden Geschehen. Hunde akzeptieren fast jede Bezugnahme, sie gehen auch auf relativ schlichte Lebensäußerungen von alten, weniger attraktiven, für Mitmenschen „uninteressanten" Betagten selbstverständlich ein. Indem sie ihren Betreuern das Gefühl geben, gebraucht zu werden, verringern sie die erlebte Hilflosigkeit und Hoffnungslosigkeit.

Wächtler [319] berichtet von positiven Erfahrungen mit einem Zwerghasen. In Heimen und anderen geronto-psychiatrischen Abteilungen wurden ähnliche Erfahrungen mit Katzen, Hunden und Heidschnucken gewonnen. Grundsätzlich muss es sich um Tiere handeln, die gutmütig sind und „Streicheleinheiten" verkraften. Wie sich in der Praxis gezeigt hat, sind Hygiene- und Lernprobleme von untergeordneter Bedeutung. In bestimmten Einzelfällen kann ein Tier natürlich auch zu einer Belastung werden und bisher nicht vorhandene Probleme schaffen.

Betreuungsgesetz

Bei fortgeschrittener Demenz besteht Geschäftsunfähigkeit

Während sich bei leichten Formen einer Demenz die häusliche Pflege bzw. eine Heimunterbringung meist ohne Schwierigkeiten regeln lässt, ergeben sich bei der Unterbringung von Kranken mit mittelgradigen und schweren Hirnleistungsstörungen Fragen nach der Rechtsgrundlage, auf der die Unterbringung basiert. Bei der Klärung dieser rechtlichen Fragen wird der Arzt oft auch als Gutachter tätig werden müssen. Bei fortgeschrittener zerebraler Leistungsstörung können Rechtsgeschäfte, z.B. Unterschriften unter Heimverträge, nicht abgewickelt werden, weil im Sinne des § 104, Abs. 2 BGB Geschäftsunfähigkeit besteht und nach § 105. Abs. 1 BGB die Willenserklärung eines Geschäftsunfähigen nichtig ist. Die daraus resultierenden Probleme beziehen sich hauptsächlich auf die Regelung von Unterbringung und Vermögensangelegenheiten. Sie lassen sich in der Regel durch die Einrichtung einer Betreuung lösen.

Seit dem 1.1. 1992 gilt das neue Betreuungsgesetz (BtG), das die bisherigen Regelungen des Entmündigungsverfahrens ablöst. Wenn alle anderen Hilfsmöglichkeiten ausgeschöpft sind, muss ein Betreuer bestellt werden. Die Einrichtung einer Betreuung muss nicht förmlich beantragt werden, sie kann vom Betroffenen selbst, aber auch von Angehörigen, Behörden, Krankenhäusern usw. beim Vormundschaftsgericht angeregt werden, das dann entscheidet, ob es einen Betreuer bestellt. Bei dessen Auswahl sind möglichst die Wünsche des zu Betreuenden zu berücksichtigen. Als Betreuer kommen zunächst Personen aus dem familiären Umfeld in Frage, aber auch ehrenamtliche Betreuer oder Fachkräfte etwa eines Betreuungsvereins. Nähere Auskünfte erteilt die örtliche Betreuungsbehörde von Stadt, Kreis oder Gemeindeverwaltung.

Ärztliches Attest erforderlich

Dem Antrag muss ein ärztliches Zeugnis beigefügt werden, das Personaldaten, Diagnose, Dauer der Behandlung, die Prognose und eine kurze Beschreibung der krankheitsbedingten Gebrechen enthält. Liegt eine Demenz vor, muss das Zeugnis zusätzlich Geschäftsunfähigkeit (wichtig bei geschlossener Unterbringung) attestieren und den Hinweis enthalten, dass eine Verständigung über Sinn und Zweck einer Betreuung nicht möglich ist. Darüber hinaus kann vorgeschlagen werden, auf welchen Bereich sich die Betreuung erstrecken soll.

Pflege des Demenzkranken

Rücksicht auf Intimsphäre nehmen

Die Körperpflege sollte so lange wie möglich vom Patienten selbst durchgeführt werden. Beginnt der Kranke sich zu vernachlässigen, sollte der Angehörige zunächst eine Erinnerungsfunktion übernehmen. Verwechselt der Patient die Abläufe bei der Körperpflege, kann er sich vielleicht unter Anleitung noch selbst waschen. In späteren Krankheitsstadien wird er umfassende Hilfe in diesem Bereich benötigen. Wichtig ist, Rücksicht auf die Intimsphäre und auch die Würde des Demenzkranken zu nehmen.

Die meisten Menschen haben seit der frühen Kindheit die Körperpflege allein durchgeführt und können sich nur schwer daran gewöhnen, dass andere zugegen sind. Der Grad an Peinlichkeit kann von der Beziehung der betreuenden Person zum Patienten abhängen, z.B. ob sie gleichen Geschlechts sind, aber auch vom Grad der erforderlichen Hilfe. Vielleicht schämt sich der Kranke vor einer professionellen Pflegekraft weniger als vor einem Angehörigen. In diesem Sinne ist es teilweise günstiger, frühzeitig eine häusliche Pflege mit einzubeziehen.

Praktische Tipps zur Körperpflege

Besonders auf die Haut achten

Die Haut des älteren Menschen bedarf besonderer Aufmerksamkeit. Trockene Haut sollte mit einem einfachen Körperöl oder einer Wasser-in-Öl-Lotion gepflegt werden. Der pflegende Angehörige sollte regelmäßig auf kleine Verletzungen und Druckstellen achten. Zur Prophylaxe von Druckstellen und Dekubitalgeschwüren ist längeres Sitzen oder Liegen in der gleichen Stellung zu vermeiden. Dekubitusgefährdet sind vor allem knochennahe Hautstellen, die daher immer wieder besonders sorgfältig inspiziert werden sollten. Entdeckt man eine beginnende Druckstelle, sollte die betreffende Region entlastet werden. Bei Bedarf können von verschiedenen Herstellern angebotene Hilfsmittel eingesetzt werden, die ein weiteres Aufliegen der gefährdeten Körperpartie verhindern.

Nägel kurz halten

Um Kratzverletzungen zu vermeiden, sind die Nägel des Demenzkranken kurz zu halten. Besteht zusätzlich ein Diabetes, sollte der pflegende Angehörige beim Nägelschneiden und bei der Hautpflege besonders vorsichtig sein. Eventuell ist die Fußpflege an eine entsprechende Fachkraft zu delegieren.

Die Ohren sollten – insbesondere wenn sich der Patient noch selbst pflegt – von Zeit zu Zeit kontrolliert werden. Eine vermeintliche Schwerhörigkeit lässt sich dann oft schnell beheben.

Sitz der Zahnprothese prüfen

Die Mundhygiene und die Pflege der Zahnprothese sind sowohl für das Wohlbefinden als auch für eine gesunde Ernährung wichtig. Man sollte regelmäßig überprüfen, ob die Prothese fest sitzt und auf wunde Stellen am Zahnfleisch achten. Die Patienten selbst beklagen sich oft nicht darüber. Demenzkranke kauen im allgemeinen nicht gut und würgen leicht. Schlecht sitzende Zahnprothesen verstärken diese Erscheinungen und sollten daher, auch im Sinne einer gesunden Ernährung, so schnell wie möglich neu angepasst werden.

Die Haarfrisur des Demenzkranken sollte einfach zu pflegen sein. Ältere Patientinnen, die ihr Haar bislang als Haarknoten oder aufgesteckt getragen haben, sollten von einem attraktiven Kurzhaarschnitt überzeugt werden, so dass Waschen und Pflege einfach werden.

Kleidung des Demenzkranken

Lockere Kleidungsstücke leichter anzuziehen

Bereits in relativ frühen Krankheitsstadien kann es für den Patienten schwierig sein, Kleidungsstücke in der richtigen Reihenfolge und mit der richtigen Seite nach außen anzuziehen. Für den Betroffenen ist es eine große Hilfe, wenn er seine Kleidungsstücke bereits in der richtigen Reihenfolge vorfindet. Generell ist darauf zu achten, dass die Kleidung einfach anzuziehen ist; in dieser Hinsicht sind lockere Kleidungsstücke im allgemeinen günstiger als enge. Auf kleine Knöpfe, Reißverschlüsse und komplizierte Gürtelschnallen sollte verzichtet werden. Einfacher zu handhaben sind Klettverschlüsse. Praktisch sind Röcke bzw. Hosen mit elastischem Bund. Dasselbe Prinzip gilt für die Schuhe: Slipper kann der Patient lange Zeit noch selbst anziehen, während ihm das Binden von Schnürsenkeln schon relativ früh schwer fallen wird.

Unfallverhütung

Unfallrisiko deutlich erhöht

Das Unfallrisiko dementer Patienten ist deutlich erhöht. Verantwortlich dafür sind verschiedene Faktoren wie krankheitsbedingte Geh- und Gleichgewichtsstörungen, Vergesslichkeit und nicht zuletzt ein eingeschränktes Sicherheitsbewusstsein.

Die Angehörigen sind darauf hinzuweisen, dass technische Geräte, deren Betrieb den Kranken gefährden könnte, außerhalb der Reichweite des Patienten aufbewahrt werden sollten. Dies gilt z.B. für Bügeleisen, Brotschneidemaschine, Fön, Nähmaschine und Rasenmäher.

Aber auch Schlüssel, insbesondere Autoschlüssel, sollten für den Dementen unerreichbar sein.

Praktische Tipps zur Unfallverhütung

Stürze

Demenzkranke leiden oft unter einer Stand- und Gehunsicherheit. Die Angehörigen sollten daher

- rutschende Teppiche entfernen,
- aufgeworfene Teppichränder befestigen,
- Teppichbefestigungen auf Treppenstufen korrekt anbringen,
- glatte Böden mit rutschfesten Belägen versehen,
- Gegenstände mit spitzen Kanten entfernen,
- zerbrechliche Gegenstände, z.B. Blumenvasen, an geschützten Orten unterbringen,
- am oberen Ende der Treppe Geländer oder Gittertüren anbringen, um das Sturzrisiko zu reduzieren,
- Fenster und niedrige Treppengeländer sichern, damit der Kranke nicht in die Tiefe stürzen kann.

Verbrennungen und Verbrühungen

Neben Stürzen können Demente auch Verbrennungen und Verbrühungen erleiden. Potenzielle Gefahrenquellen sollten daher so weit wie möglich eliminiert oder gekennzeichnet werden. Konkret: Die Angehörigen sollten Heißwassergeräte deutlich markieren und die Temperatur des Heißwasserboilers möglichst niedrig einstellen. Besteht z.B. im Keller ein Zugang zu Heizung und Boiler, sollte dieser versperrt werden. Küchenherd und Backofen sollte man mit zusätzlichen, versteckten Schaltern sichern oder eine spezielle Kindersicherung einbauen. Um das Brandrisiko so weit wie möglich zu reduzieren, sollten Tabakwaren, Feuerzeuge und Streichhölzer nicht offen herumliegen. Raucht der Patient, müssen die Angehörigen eindringlich darauf hingewiesen werden, dass er dies nur unter Aufsicht tun sollte – am besten sollte er das Rauchen ganz aufgeben.

Vergiftungen

Zur Vermeidung von Vergiftungsunfällen müssen Medikamente und Haushaltschemikalien weggeschlossen werden. Giftige Zimmerpflanzen sollten entfernt werden. Kleine Gegenstände, die verschluckt werden könnten, z.B. Nadeln, Knöpfe etc., sollten für den Kranken unerreichbar aufbewahrt werden. Größere Glastüren müssen auffällig markiert werden, damit der Patient nicht dagegen läuft.

Sicherheitsmaßnahmen im Badezimmer

Ein unfallträchtiger Ort ist das Badezimmer. Haltegriffe neben der Toilette und der Badewanne erleichtern es dem Patienten, sich auf die Toilette zu setzen bzw. wieder aufzustehen oder die Badewanne zu besteigen. Ein erhöhter Toilettensitz kann ebenfalls hilfreich sein. Die Badewanne und auch der Badezimmerboden sollten mit einer rutschfesten Matte ausgestattet werden. Regale, Handtuchhalter und Seifenschalen sollten fest in der Wand verankert sein und sich nicht lockern, falls der Kranke einmal die Balance verliert und danach greift.

Verwirrte und demente Patienten in stationären Einrichtungen

Im Krankenhaus finden sich grundsätzlich zwei Gruppen von verwirrten Patienten: zum einen Patienten mit progredienten Hirnleistungsstörungen bzw. Demenzkranke, zum anderen ältere Menschen, die zu Hause ihren Alltag ohne große Schwierigkeiten bewältigen konnten und die z.B. nach einem Sturz ins Krankenhaus aufgenommen wurden. Bei letzteren muss der Verwirrtheitszustand als Folge des plötzlichen Umgebungswechsels und der Änderung des gewohnten Lebensrhythmus gesehen werden.

Die Wahrscheinlichkeit für das Auftreten eines akuten Verwirrtheitszustandes lässt sich im allgemeinen bereits durch die genaue Kenntnis der persönlichen Situation des Patienten einschätzen.

Bei der Aufnahme kognitive Defizite einschätzen

Bei der Krankenhausaufnahme müssen bereits während des ersten Kontaktes mit dem Patienten seine kognitiven Defizite überprüft werden. Dabei sollte man insbesondere auf mögliche Orientierungsstörungen und Gedächtnisverlust achten. Dies kann im Rahmen eines geriatrischen Assessments (geriatrische Funktionseinschätzung) erfolgen, wie es heute in geriatrischen Kliniken üblich ist. Weiterhin sollten der Grad der Selbständigkeit bei täglichen Verrichtungen und die Fähigkeit zur Kommunikation beurteilt werden.

Orientierung erleichtern

Für die Aufnahme in ein Altenheim gelten im Prinzip die gleichen Voraussetzungen, nur wird hier der behandelnde Hausarzt die Funktionseinschätzung durchführen müssen. Das Mitbringen persönlicher Gegenstände sollte grundsätzlich gestattet werden: Vertraute Bilder oder die bekannte Nachttischlampe, die er selbständig bedienen kann, geben dem Patienten ein Gefühl der Sicherheit. Zur Prophylaxe eines akuten Verwirrtheitszustandes muss man dem Kranken die Orientierung in der ungewohnten Umgebung erleichtern: Kalender, eine gut lesbare Uhr, der Einsatz verschiedener Farben zur Kennzeichnung bestimmter Örtlichkeiten wie Toilette oder Speisesaal und deutlich erkennbare Namensschilder sind nur einige Beispiele für sinnvolle Orientierungshilfen im stationären Bereich.

Wo es möglich ist, sollte eine offene, überschaubare Raumgestaltung angestrebt werden: Geschlossene Türen, Schränke, Fenster etc. irritieren den zur Verwirrtheit neigenden älteren Menschen.

Milieutherapie

Eine Milieutherapie (s. S. 165), bei dem in kleinen Schritten das verbleibende Potenzial des Kranken genutzt wird, sollte einen festen Platz in der stationären Betreuung haben. Dabei muss Überforderung vermieden werden. Dasselbe gilt für Gruppenaktivitäten im Rahmen von Beschäftigungs- und Bewegungstherapie. Das gestörte Kurzzeitgedächtnis verwirrter Patienten und ihre schnelle Ablenkbarkeit können einem einfühlsamen und geschickten Betreuer den Umgang mit dem Kranken erleichtern: Eine Tasse Tee oder ein „Päuschen“ gemeinsam mit der Nachtschwester im Aufenthaltsraum der stationären Einrichtung hat schon manche Situation entspannt.

Es sollte darauf geachtet werden, dass der Demenzkranke feste Bezugspersonen hat, denen er sich anvertrauen kann und die ihn gut genug kennen, um seine Probleme einschätzen zu können. Dies gilt auch für die ärztliche Betreuung: Der Patient sollte während seines Krankenhausaufenthaltes möglichst nur von einem Stationsarzt betreut und über bevorstehende Ereignisse informiert werden. Im Heim sollte der Hausarzt diese Funktion übernehmen.

„Zimmerpflege“

Die Art und Weise, wie das Pflegepersonal mit dem Demenzkranken umgeht, wirkt sich entscheidend auf dessen emotionale Stabilität aus. Professionell Pflegende können sich dem Dementen gegenüber mächtig oder hilflos fühlen oder aber – wenn sie den Patienten aufgegeben haben – zum pflegerischen Nihilismus neigen. Insbesondere in Pflegeheimen mit Personalmangel wird die Pflege des Demenzkranken auf diese Weise zur funktionalen Versorgung degradiert. Bewährt hat sich bei der Betreuung Dementer die sogenannte „Zimmerpflege“: Sie gewährleistet, dass der Patient täglich von derselben Schwester bzw. demselben Pfleger betreut wird. Durch diese Art der Organisation ermöglicht man der entsprechenden Pflegekraft, die Fähigkeiten des Patienten aus pflegerischer Sicht fundiert zu beurteilen. Zimmer- oder Stationswechsel sollten vermieden werden, da sie sich erfahrungsgemäß ungünstig auf den Zustand des Patienten auswirken bzw. sogar den Therapieerfolg in Frage stellen können. Dasselbe gilt für den Therapeuten: Ein Wechsel sollte auch hier vermieden werden, da er zu einer Unter- oder Überforderung des Patienten führen und sich damit negativ auf Motivation und Prognose auswirken könnte.

Gestaltung der Umgebung

Der Patient muss sich zurechtfinden können

Die Möbel in den Krankenzimmern sollten nicht unnötig verstellt werden: Es muss dem Patienten möglich sein, sich im Zimmer allein zurechtzufinden und das Zimmer auch als das seine zu erkennen. Der Patient sollte seinen eigenen Schrank haben, so dass er die Kleidung für den Tag selber wählen kann. Während der Mahlzeiten sollte er seinen festen Platz am Tisch haben.

Ähnliches gilt für die Gestaltung des Badezimmers und die Körperpflege: Der Patient wird sich nur dann zur selbständigen Körperpflege motivieren lassen, wenn er seine Waschutensilien selbst finden kann und sich im Badezimmer ohne Pflegekraft zurechtfindet. Selbsthilfetraining kann nur dann zum Erfolg führen, wenn der Patient die täglichen Handlungen des Ankleidens, Waschens usw. auch ohne Hilfe durchführt. Mit diesen selbständigen Leistungen wachsen das Selbstwertgefühl, die Lebensqualität und auch die Motivation für weitere Übungen.

Strukturierter Tagesablauf

Feste Struktur erleichtert die Orientierung

Der hirnleistungsgestörte Patient, der seinen Tag nicht mehr einzuteilen vermag, bedarf einer vorgegebenen Tagesstruktur: Ein geregelter Tagesablauf erleichtert es dem Demenzkranken, sich zurechtzufinden, insbesondere in einer fremden Umgebung, z.B. im Krankenhaus. Hier stellen Mahlzeiten und Therapiestunden die entscheidenden zeitlichen Orientierungspunkte dar.

Beispiel für einen strukturierten Tagesablauf im Krankenhaus:

- Nach dem Frühstück kommt der Arzt (immer derselbe!) zur Visite und bespricht den Tagesablauf mit dem Patienten.
- Im Anschluss erfolgen die verschiedenen Therapien, täglich zum gleichen Zeitpunkt, d.h. immer in derselben Reihenfolge.
- Nach einer kurzen Ruhepause folgt das Mittagessen, das sich der Patient einen Tag zuvor selbst ausgesucht hat.
- Nach der Mittagspause und einer eventuell noch folgenden Therapie schließt sich das Kaffeetrinken auf der Station an.
- Möglicherweise erhält der Patient am Nachmittag Besuch von Verwandten oder Bekannten.
- Danach nimmt er sein Abendbrot zu sich und geht schließlich zu Bett.

Dieser Ablauf mag auf den ersten Blick sehr eintönig und spröde wirken. Man muss jedoch bedenken, dass sich die Kranken in der ungewohnten Umgebung hilflos und ängstlich fühlen. Ein gut strukturierter Tagesablauf mit zeitlich feststehenden Ereignissen, z.B. Visite, Verbandswechsel und Therapie, vermitteln dem Patienten ein Gefühl der Sicherheit und helfen ihm, sich in seiner neuen Umgebung besser zurechtzufinden.

Gratwanderung zwischen Anregung und Überforderung

Der Tagesablauf zu Hause bzw. im Heim sollte möglichst „natürlich" gestaltet werden und den Dementen in sinnvolle Tätigkeiten einbinden. Allerdings sollten auch Ruhepausen möglich sein. Nach *Wächtler* [319] stellt die optimale Tagesstruktur eine „Gratwanderung" zwischen notwendiger Anregung und zu vermeidender Überforderung dar. In der Institution sollten „natürliche“ Beschäftigungen, Mahlzeiten, Spaziergänge und Gespräche den Tag ausfüllen.

„Natürliche“ Beschäftigungen lassen sich aus der Biographie ableiten. Dazu gehören bei der Generation der heute alten Frauen vor allem hausfrauliche Tätigkeiten wie Essenszubereitung, Waschen und Bügeln, bei Männern Holz- oder Gartenarbeiten. Die tägliche Erfahrung, sinnvolle Tätigkeiten noch leisten zu können, schafft Zufriedenheit und Entspannung.

Mahlzeiten sollten breiten Raum einnehmen

Die Mahlzeiten sollten breiten Raum im Tagesgeschehen einnehmen. Sie bieten Geselligkeit und Gelegenheit zu einem Gespräch und in Heimen auch einmal zu gegenseitiger Hilfe, wodurch das Gefühl vermittelt wird, sich nützlich machen zu können. Während es zu Hause in der Regel keinerlei Probleme aufwirft, den Patienten in die Essensvorbereitungen einzubeziehen, ist dies in Institutionen häufig problematisch.

Tägliche Spaziergänge

Spaziergänge sollten täglich bei Wind und Wetter stattfinden, da sie ebenso einfach wie wertvoll sind: Sie sichern die notwendige körperliche Bewegung und können bei einem Aufenthalt im Heim in Gruppen durchgeführt werden.

In ein solches Tagesprogramm, sei es nun für zu Hause oder in einer Institution geplant, lassen sich die verschiedenen Therapiemaßnahmen sehr gut einbauen.

Anhang

Internationale Klassifikation der Demenz ICD-10

Überblick über die zwei- bis fünfstelligen diagnostischen Kategorien

F00	**Demenz bei Alzheimer-Erkrankung**
F00.0	Demenz bei Alzheimer-Erkrankung mit frühem Beginn (Typ 2)
F00.1	Demenz bei Alzheimer-Erkrankung mit spätem Beginn (Typ1)
F00.2	Demenz bei Alzheimer-Erkrankung, atypische oder gemischte Form
F00.9	nicht näher bezeichnete
F01	**vaskuläre Demenz**
F01.0	vaskuläre Demenz mit akutem Beginn
F01.1	Multiinfarktdemenz (vorwiegend kortikal)
F01.2	subkortikale vaskuläre Demenz
F01.3	gemischte (kortikale und subkortikale) vaskuläre Demenz
F01.8	andere
F01.9	nicht näher bezeichnete
F02	**Demenz bei andernorts klassifizierten Erkrankungen**
F02.0	Demenz bei Pick-Erkrankung
F02.1	Demenz bei Creutzfeldt-Jakob-Erkrankung
F02.2	Demenz bei Huntington-Erkrankung
F02.3	Demenz bei Parkinson-Erkrankung
F02.4	Demenz bei Erkrankung durch das Human Immunodeficiency Virus (HIV)
F02.8	Demenz bei andernorts klassifizierten Krankheitsbildern
F03	**nicht näher bezeichnete Demenz**

Die fünfte Stelle beschreibt das klinische Erscheinungsbild einer Demenz (F00-F03) mit zusätzlichen Symptomen:

F0x.x0	ohne zusätzliche Symptome
F0x.xl	andere Symptome, vorwiegend wahnhaft
F0x.x2	andere Symptome, vorwiegend halluzinatorisch
F0x x3	andere Symptome, vorwiegend depressiv
F0x.x4	andere gemischte Symptome

Quelle: WELTGESUNDHEITSORGANISATION (Hrsg) Internationale Klassifikation psychischer Störungen. ICD-10 Kapitel V (F) Klinisch-diagnostische Leitlinien. Huber, Bern – Göttingen – Toronto 1991 Stand: Januar 1996.

Globale Verschlechterungsskala (Global Deterioration Scale = GDS) der DAT (Demenz vom Alzheimer-Typ) und der altersbedingten kognitiven Störungen

Bewerten Sie die kognitive Leistungsfähigkeit des Patienten durch Markieren des zutreffenden Stadiums

1. Keine kognitiven Leistungseinbußen
Keine subjektiven Hinweise auf ein Gedächtnisdefizit evident.

2. Zweifelhafte kognitive Leistungseinbußen
Subjektive Klagen über Defizite, am häufigsten in nachfolgenden Bereichen:

- vergisst, wo vertraute Gegenstände abgelegt wurden;
- vergisst früher gut bekannte Namen. Keine objektiven Zeichen eines Gedächtnisdefizits im klinischen Interview. Keine objektivierbaren Defizite im Beruf oder im sozialen Umfeld. Angemessenes Verhalten unter Berücksichtigung der Symptomatik.

3. Geringe kognitive Leistungseinbußen
Erste eindeutige Defizite manifestieren sich in mehr als einem der nachfolgenden Bereiche:

- der/die Patient/in kann sich an einem fremden Ort nicht zurechtfinden;
- Mitarbeiter(innen) bemerken die reduzierte Arbeitsleistung;
- Freunde und Bekannte bemerken Wortfindungsstörungen und Schwierigkeiten, sich an die Namen von Bekannten zu erinnern;
- der/die Patient/in behält nur einen geringen Teil einer gelesenen Textpassage;
- der/die Patient/in kann sich Namen bei der Vorstellung neuer Personen schlechter merken;
- der/die Patient/in verlegt oder verliert Wertgegenstände;
- während der klinischen Testung wird ein Konzentrationsdefizit evident.

Objektive Gedächtnisdefizite lassen sich nur in einem ausführlichen klinischen Interview bzw. in psychometrischen Tests finden.
Verringerte Leistungsfähigkeit im Beruf oder im sozialen Umfeld. Der/die Patient/in beginnt, Defizite zu verleugnen. Geringe bis mittelgradige Angst begleitet die Symptome.

4. Mäßige kognitive Leistungseinbußen
Im sorgfältig durchgeführten klinischen Interview manifestieren sich eindeutige Defizite in folgenden Bereichen:

- Kenntnis aktueller oder kurz zurückliegender Ereignisse;
- Erinnern des eigenen Lebenslaufes;
- Konzentration bei den Aufgaben mit seriellen Subtraktionen;

- Fähigkeit, sich an unbekannten Orten zurechtzufinden oder mit Geld umzugehen, usw.

Meist keine Defizite in nachfolgenden Bereichen:

- Orientierung zu Zeit und Person;
- Wiedererkennen vertrauter Personen und Gesichter;
- Fähigkeit, sich an bekannten Orten zurechtzufinden.

Unfähigkeit, komplexe Aufgaben durchzuführen. Das Verleugnen von Defiziten ist die dominierende Abwehrstrategie. Der Affekt verflacht, und der/die Patient/in beginnt, Situationen mit höheren Anforderungen zu vermeiden.

5. Mittelschwere kognitive Leistungseinbußen

Der/die Patient/in kann ohne fremde Hilfe nicht mehr zurechtkommen. Er/sie kann sich während des Interviews kaum an relevante Aspekte seines/ihres Lebens erinnern: z.B. an die Adresse, die langjährige Telefonnummer, die Namen naher Familienangehöriger (etwa die der Enkel), den Namen der Schule, die er/sie zuletzt besucht hat.

Häufig ist Desorientierung zur Zeit (Datum, Wochentag, Jahreszeit etc.) oder zum Ort. Eine gebildete Person kann Schwierigkeiten haben, beginnend bei 40 in Viererschritten oder beginnend bei 20 in Zweierschritten rückwärts zu zählen. Patienten dieses Stadiums erinnern sich allerdings noch einiger Fakten, die sie selbst oder andere betreffen. Sie erinnern sich an ihren Namen ebenso wie den der Ehepartnerin/des Ehepartners oder der Kinder. Sie brauchen keine Hilfe beim Toilettengang oder Essen, können aber Schwierigkeiten bei der Auswahl situationsgerechter Kleidung haben (z.B. Hausschuhe für den Waldspaziergang wählen).

6. Schwere kognitive Leistungseinbußen

Kann gelegentlich den Namen der Ehepartnerin / des Ehepartners vergessen, von dem sein/ihr Überleben abhängt. Keine Kenntnis kurz zurückliegender Ereignisse und eigener Erfahrungen. Lückenhafte Erinnerung an die eigene Vergangenheit. Jahreszeiten und zeitliche Veränderungen werden z.B. nicht mehr wahrgenommen. Kann Schwierigkeiten haben, von zehn bis eins rückwärts zu zählen, gelegentlich sogar beim Vorwärtszählen von 1 bis 10. Benötigt Hilfe bei alltäglichen Verrichtungen, kann z.B. inkontinent werden oder Hilfe benötigen, um sich an bekannten Orten zurechtzufinden. Gelegentlich gelingt es aber auch ohne Hilfe. Der Tag/Nacht-Rhythmus ist häufig gestört. Beinahe immer wird sich an den eigenen Namen erinnert. Häufig können noch bekannte von unbekannten Personen unterschieden werden.

Persönlichkeitsveränderungen und Gefühlsstörungen treten in den Vordergrund. Sehr variabel ausgeprägte Störungen sind:

- Verfolgungsgedanken, z.B. wird der Betreuungsperson Betrug und Diebstahl unterstellt oder mit imaginären Personen oder dem eigenen Spiegelbild gesprochen;

- Zwangssymptome, z.B. wird ständig ein und derselbe Gegenstand gereinigt;
- Angstsymptome, Unruhe und aus der Vergangenheit nicht bekanntes aggressives Verhalten können auftreten;
- fehlender Willensantrieb, z.B. kann erwünschtes Verhalten nicht mehr in die Tat umgesetzt werden, weil der Gedankengang dazu nicht mehr lange genug im Kopf behalten werden kann.

7. Sehr schwere kognitive Leistungseinbußen
Häufig totaler Sprachverlust; gelegentlich sind noch sprachliche Automatismen erhalten. Harninkontinenz; ist auf Hilfe beim Toilettengang und Essen angewiesen. Verlust grundlegender psychomotorischer Fähigkeiten, kann z.B. nicht mehr laufen. Das Gehirn scheint den Körper nicht mehr steuern zu können.
Häufig finden sich generalisierte und fokale neurologische Symptome.

Psychomotorische Kurztests

DemTect

2) Zahlen-Umwandeln

Beispiel	5 → fünf	drei → 3

209 = ____________________

4054 = ____________________

sechshunderteinundachtzig = ____________________

zweitausendsiebenundzwanzig = ____________________

Auswertung

Umrechnung:

Aufgabe	Einzelergebnis (bitte übertragen)	Punkte laut Umrechnungstabelle
1. Wortliste	☐	☐
2. Zahlen-Umwandeln	☐	☐
3. Supermarktaufgabe	☐	☐
4. Zahlenfolge rückwärts	☐	☐
5. Erneute Abfrage der Wortliste	☐	☐
Summe der Punkte		☐

Gesamtergebnis DemTect:

Punktzahl	Diagnose	Handlungsempfehlung
13-18	altersgemäße kognitive Leistung	nach 12 Monaten bzw. bei Auftreten von Problemen erneut testen
9-12	Leichte kognitive Beeinträchtigung	nach 6 Monaten erneut testen – Verlauf beobachten
≤ 8	Demenzverdacht	weitere diagnostische Abklärung, Therapie einleiten

Name

Alter Jahre

Datum

Test zur Früherkennung von Demenzen mit Depressionsabgrenzung

TFDD

Unmittelbare Reproduktion

1 *"Lesen Sie sich bitte jedes Wort laut vor und prägen Sie es sich gut ein!"*

"An welche Wörter erinnern Sie sich?"

- ☐ Verkäufer
- ☐ Komet
- ☐ Nachricht
- ☐ Spiegel
- ☐ Märchen
- ☐ Dampf
- ☐ Abenteuer

"Bitte lesen Sie die Wörter noch einmal!"

Erreichte Punktzahl ☐

Zeitliche Orientierung

2 *"Welches Datum ist heute?"*

Tag ______
Monat ______
Jahr ______

Erreichte Punktzahl ☐

3 *"Welche Jahreszeiten gibt es?"*

- ☐ Frühling
- ☐ Sommer
- ☐ Herbst
- ☐ Winter

Erreichte Punktzahl ☐

4 *"Welche Jahreszeit haben wir jetzt?"*

Toleranz ± 14 Tage

- ☐ falsch
- ☐ richtig

Erreichte Punktzahl ☐

5 *"Welche Monate gehören zu dieser Jahreszeit?"*

Frühling	Sommer	Herbst	Winter
☐ März	☐ Juni	☐ September	☐ Dezember
☐ April	☐ Juli	☐ Oktober	☐ Januar
☐ Mai	☐ August	☐ November	☐ Februar
☐ Juni	☐ September	☐ Dezember	☐ März

Erreichte Punktzahl ☐

Adressen, die weiterhelfen können

Spitzenverbände der Freien Wohlfahrtspflege (BAG)

Arbeiterwohlfahrt
Bundesverband e.V.
Oppelner Straße 130,
53119 Bonn
Tel.: 0228/6685-0

Deutscher Caritasverband e.V.
Karlstraße 40,
79104 Freiburg
Tel.: 0761/200-0

Deutscher Paritätischer
Wohlfahrtsverband
Gesamtverband e.V.
Heinrich-Hoffmann-Straße 3,
60528 Frankfurt
Tel.: 069/6706-0

Deutsches Rotes Kreuz
Präsidium und Generalsekretariat
Friedrich-Ebert-Allee 71,
53113 Bonn
Tel.: 0228/541-0

Diakonisches Werk der EKD
Hauptgeschäftsstelle
Stafflenbergstraße 76,
80184 Stuttgart
Tel.: 0711/2195-0

Zentralwohlfahrtsstelle der Juden in
Deutschland e.V.
Hebelstraße 6,
60318 Frankfurt a.M.
Tel.: 069/944371-0

Diese Verbände sind zusammengeschlossen in der
Bundesarbeitsgemeinschaft der Freien Wohlfahrtspflege e.V. (BAGFW)
Franz-Lohe-Straße 17,
53129 Bonn
Tel.: 0228/ 2260

Weitere bundesweit tätige Organisationen der freien Wohlfahrtspflege, Bundesarbeitsgemeinschaften sowie Informationszentren und Initiativen

Arbeiter-Samariter-Bund
Deutschland e.V.
Bundesverband
Sülzburgstraße 140,
50937 Köln
Tel.: 0221/47605317

Arbeitsgemeinschaft der Deutschen
Hauptfürsorgestellen (Landschaftsverband)
Freiherr-v.-Stein-Platz 1,
48147 Münster
Tel.: 0251/591-3829

Arbeitskreis Gesundheit im Alter
Sekretariat: Dr. Thomas Kunczik
Postfach 1250,
51582 Nümbrecht
Tel.: 02293/3541

Bund Deutscher
Senioren (BDS) e.V.
Genthiner Straße 24-28,
10785 Berlin
Tel.: 030/2613016

Bundesarbeitsgemeinschaft der
Beratungsstellen für ältere
Menschen und ihre Angehörigen
Josefstraße 4,
48151 Münster
Tel.: 0251/520272

Bundesarbeitsgemeinschaft der
Senioren-Organisationen (BAGSO)
Stockenstraße 14,
53113 Bonn
Tel.: 0228/635391

Bundesarbeitsgemeinschaft für
Rehabilitation
Walter-Kolb-Straße 9–11,
60594 Frankfurt a.M.
Tel.: 069/605018-0

Deutsches Zentrum für
Altersfragen e.V.
Manfred-von-Richthofen-Straße 2,
12101 Berlin
Tel.: 030/7866071

Handeln statt Misshandeln – Bonner
Initiative gegen Gewalt im Alter
Breite Straße 107a,
53111 Bonn
Tel.: 0228/636322

Kuratorium Deutsche Altershilfe
An der Pauluskirche 3,
50677 Köln
Tel.: 0221/931847-0

Malteser-Hilfsdienst e.V.
Generalsekretariat
Leonhard-Tietze-Straße 8,
50676 Köln
Tel.: 0221/ 20308-0

Nationale Kontakt- und
Informationsstelle zur Anregung und
Unterstützung von
Selbsthilfegruppen (NAKOS)
Albrecht-Achilles-Straße 65,
10709 Berlin
Tel.: 030/8914019

Reichsbund der Kriegsopfer,
Behinderten, Sozialrentner und
Hinterbliebenen e.V.
Beethovenallee 56-58,
53173 Bonn
Tel.: 0228/9564-0

Senioren-Schutz-Bund (SSB)
„Graue Panther" e.V.
Rathenaustraße 2,
42277 Wuppertal
Tel.: 0202/280700

Sozialverband VDK, Reichsbund der
Kriegs- und Wehrdienstopfer,
Behinderten und Rentner
Deutschlands e.V.
Bundesgeschäftsstelle
Wurzerstraße 4a,
53175 Bonn
Tel.: 0228/82093-0

Verbände der Kranken- und
Pflegekassen auf Bundesebene:
AOK-Bundesverband
Kortrijker Straße 1,
53177 Bonn
Tel.: 0228/8430

Bundesknappschaft
Pieperstraße 14-28,
44789 Bochum
Tel.: 0234/30480

Bundesverband der
Betriebskrankenkassen
Kronprinzenstraße 6,
45128 Essen
Tel.: 0201/17901

Bundesverband der
Innungskrankenkassen
Kölner Straße 1-5,
51429 Bergisch-Gladbach
Tel.: 02204/440

Medizinischer Dienst der
Spitzenverbände der Krankenkassen
Lützowstraße 53,
45141 Essen
Tel.: 0201/81360

Verband der
Angestelltenkrankenkassen
Frankfurter Straße 84,
53721 Siegburg
Tel.: 02241/1080

Verband der privaten
Krankenversicherung
Postfach 511040,
Köln
Tel.: 0221/376620

Beratungsstellen für Alzheimer-Patienten und deren Angehörige

Deutsche Alzheimer
Gesellschaft e.V.
Kantstraße 152,
10623 Berlin
Tel.: 030/31505733
Fax.: 030/31505735
E-mail:
deutsche.alzheimer.ges.@t-online.de

Regionale Alzheimer-Gesellschaften in Deutschland

Alzheimer-Gesellschaft Dresden e.V.
Burserwiese 6,
01109 Dresden
Tel.: 0351/4962178

Alzheimer-Gesellschaft Leipzig e.V.
Lilienstraße 14,
04103 Leipzig
Tel.: 0341/9724304

Alzheimer-Angehörigen-
Initiative e.V.
Brunnenstraße 5,
10119 Berlin
Tel.: 030/44338741

Alzheimer-Gesellschaft Berlin e.V.
(c/o SEKIS)
Albrecht-Achilles-Strasse 65,
10709 Berlin
Tel.: 030/89094357

Alzheimer-Gesellschaft
Brandenburg e.V.
Tornowstrasse 48,
14473 Potsdam
Tel.: 0331/2849724

Alzheimer-Gesellschaft Hamburg
Martinistrasse 29,
20251 Hamburg
Tel.: 040/472538

Alzheimer-Gesellschaft
Lüneburg e.V.
c/o Niedersächsisches
Landeskrankenhaus
Am Wienebüttelerweg 1,
21339 Lüneburg
Tel.: 04131/601416

Alzheimer-Gesellschaft
Kreis Pinneberg e.V.
Rudolf Breitscheid Str.40b,
22880 Wedel
Tel.: 04103/15355

Alzheimer-Gesellschaft
Stormarn e.V.
c/o Peter-Kantzau-Haus
Woldenhorn 3,
22926 Ahrensburg
Tel.: 04102/211515

Alzheimer-Gesellschaft Lübeck e.V.
Altenfeld 16,
23560 Lübeck
Tel.: 04508/79176

Alzheimer-Gesellschaft Schleswig
Holstein e.V.
Starnbergerstraße 67,
24146 Kiel
Tel.: 0431/789367

Alzheimer-Gesellschaft
Oldenburg-Ammerland e.V.
Postfach 1425,
26644 Westerstede
Tel.: 04488/4240

Alzheimer-Gesellschaft
Hannover e.V.
Försterstieg 1A,
30916 Isernhagen
Tel.: 0511/7261505

Alzheimer-Angehörigen-
Selbsthilfegruppe e.V.
Feldstraße 69,
32120 Hiddenhausen
Tel.: 05221/66779

Alzheimer-Gesellschaft
Bielefeld e.V.
Kappoldstraße 24,
33611 Bielefeld
Tel.: 0521/84347

Alzheimer-Gesellschaft
Mittelhessen e.V.
Geiersberg 15,
35578 Wetzlar
Tel.: 06441/43742

Alzheimer-Gesellschaft
Braunschweig
Triftweg 73,
38118 Braunschweig
Tel.: 0531/2565740

Alzheimer-Gesellschaft
Sachsen-Anhalt e.V.
Sudenburger Wuhne 4,
39112 Magdeburg
Tel.: 0391/2565740

Alzheimer-Gesellschaft
Düsseldorf-Mettmann e.V.
c/o Psychiatrische Klinik
Bergische Landstrasse 2,
40629 Düsseldorf
Tel.: 0211/9224201

Alzheimer-Gesellschaft
Kreis Neuss e.V.
Einsteinstraße 108,
41464 Neuss
Tel.: 02131/84541

Alzheimer-Gesellschaft
Dortmund e.V.
Kattenkuhle 49, 44269 Dortmund
Tel.: 0231/7246611

Alzheimer-Gesellschaft Bochum e.V.
Universitätsstraße 77,
44789 Bochum
Tel.: 0234/337772

Alzheimer-Selbsthilfegruppe
Essen e.V.
Pferdemarkt 5,
45127 Essen
Tel.: 0201/207676

Alzheimer-Gesellschaft Münster e.V.
c/o Institut f. Pathologie am
Clemenshospital
Postfach 400808.
48022 Münster
Tel.: 0251/780397

Alzheimer-Gesellschaft Köln e.V.
c/o Caritasverband Köln
Bartholomäus-Schink-Str. 6,
50825 Köln
Tel.: 0221/95570274

Alzheimer-Gesellschaft
Region Trier e.V.
Konstantinstrasse 54,
54329 Konz
Tel.: 06501/5476

Alzheimer-Gesellschaft Siegen e.V.
Birkenweg 18,
57234 Wilnsdorf
Tel.: 0271/390521

Alzheimer-Gesellschaft
Frankfurt/M. e.V.
c/o Klinik für Psychiatrie und
Psychotherapie I
Heinrich-Hoffmann-Str. 1,
60528 Frankfurt
Tel.: 069/63017180

Alzheimer-Gesellschaft
Offenbach e.V.
c/o Tagespflegeheim
Coerdeler Straße 5,
63071 Offenbach
Tel.: 069/87876506

Alzheimer-Gesellschaft
Wiesbaden e.V.
Am Alten Weinberg 32,
65207 Wiesbaden
Tel.: 06122/76016

Alzheimer-Gesellschaft Pfalz e.V.
Mundenheimer Straße 239,
67061 Ludwigshafen am Rhein
Tel.: 0621/569860

Alzheimer-Gesellschaft
Baden-Württemberg e.V.
Buchsenstraße 34-36,
70174 Stuttgart
Tel.: 0711/2264920

Alzheimer-Initiative
Baden-Baden/Rastatt
c/o DRK Kreisverband
Schweigenrother Str. 8,
76532 Baden-Baden
Tel.: 07221/91891

Alzheimer-Gesellschaft Freiburg e.V.
Scheffelstrasse 7, 79102 Freiburg
Tel.: 0761/700061

Alzheimer-Gesellschaft
München e.V.
Richard-Strauss Str. 34,
81677 München
Tel.: 089/475185

Alzheimer-Gesellschaft
Mittelfranken e. V.
c/o Angehörigenberatung e.V.
Adam-Klein-Str. 6,
90429 Nürnberg
Tel.: 0911/266126

Alzheimer-Gesellschaft
Oberpfalz e.V.
Ziegetsdorfer Str. 36,
93015 Regensburg
Tel.: 0941/9455937

Alzheimer-Gesellschaft
Landesverband Bayern e.V.
Pillenreutherstr. 41,
90459 Nürnberg
Tel.: 0911/436949

Alzheimer-Gesellschaft
Würzburg Unterfranken e.V.
c/o Psychiatrische Universitätsklinik
Füchsleinstraße 15,
97080 Würzburg
Tel.: 0931/2031

Über die aufgeführten Gesellschaften hinaus gibt es eine größere Zahl von örtlichen Selbsthilfegruppen, deren Adressen über die regionalen Gesellschaften zu erfahren sind.

Österreich

Österreichische Alzheimer
Gesellschaft
Neurologisches Krankenhaus
Rosenhügel
Riedelgasse 5,
A-1130 Wien

Österreichische Alzheimer-Liga
Prim. Dr. Marion Kalousek
3. Psychiatrische Abteilung
Psychiatrisches Krankenhaus
Baumgartner Höhe 1,
A-1140 Wien

Alzheimer-Angehörigengruppen in
Österreich
Alzheimer-Angehörige Austria
Dkfm. Lisl Pammer, Antonia Croy
Obere Augartenstraße 26–28,
A-1020 Wien
Tel.: 01/3325166
Fax: 01/3342141

Angehörigengruppe an der
Neurologischen Universitätsklinik
Doz. Dr. Peter Dal Bianco,
Patricia Treulich
Neurologische Universitätsklinik
Währinger Gürtel 18–20, Ebene 6 A,
A-1090 Wien
Tel.:01740400-3148

Angehörigengruppe im SMZO
Oberarzt Dr. M. Rainer, A. Croy
Psychiatrische Abteilung, Station 38
Langobardenstraße 122,
A-1120 Wien
Tel.:01/28802-3038

Schweiz

Schweizerische
Alzheimervereinigung
Generalsekretariat
Rue de Pêcheurs 8,
CH-1400 Yverdon-les-Bains
Tel.: 024/426 20 00
Fax: 024 /426 21 67
e-mail: alz@bluewin.ch
www.alzheimer-europe.org./ch

Luxemburg

Association Luxembourg
Alzheimer a.s.b.l.
45, rue Niclas Hein, Dommeldange
B.P. 5021,
L-1050 Luxembourg
Tel.: +352/421676-1
Fax: +352/421676-30
info@alzheimer.lu

Weiterführende Bücher

Gudrun Andres, Heinz Bille, Friedrich Straub
Alzheimer-Krankheit
Eine Krankheit verstehen und annehmen
Fischer, Stuttgart 1997

Joachim Bauer
Die Alzheimer-Krankheit: Neurobiologie, Psychosomatik, Diagnostik und Therapie
Schattauer, Stuttgart 1994

Petra Denzler, H.-J. Markowitsch, Lutz Frölich, Josef Kessler, Rahl Ihl
Demenz im Alter
Beltz, Weinheim 1989

Lili Feldmann
Leben mit der Alzheimer-Krankheit
Eine Therapeutin und Betroffene berichten
Piper-Verlag, München 1989

Ingo Füsgen
Leben mit der Hirnleistungsstörung
Ratgeber für pflegende Angehörige
MMV Medizin Verlag, München 1993

Alfred Fuhrmann
Das Alzheimer-Schicksal meiner Frau.
Lebend begraben im Bett?
TRIAS, Stuttgart 1990

Ingrid Fuhrmann, Hans Gutzmann, Eva-Maria Neumann, Mechthild Niemann-Mirmehdi
Abschied vom Ich – Stationen der Alzheimer-Krankheit
Herder Verlag, Freiburg 1995

Annelies Furtmayr-Schuh
Das große Vergessen – die Alzheimer Krankheit
Kreuz-Verlag, Zürich 1990

Rose Götte, Edith Lackmann
Alzheimer – was tun?
Beltz, Weinheim 1991

Erich Grond
Die Pflege verwirrter alter Menschen
Lambertus, Freiburg 1996

Howard Gruetzner
Alzheimersche Krankheit
Psychologie Verlags Union, Weinheim 1992

Stefan Gutensohn
Endstation Alzheimer?
Mabuse Verlag, Frankfurt/M. 2000

Edda Klessmann
Wenn Eltern Kinder werden und doch die Eltern bleiben
Hans Huber, Bern 1990

Günter Krämer
Alzheimer-Krankheit
Ursachen – Krankheitszeichen – Untersuchung – Behandlung
TRIAS, Stuttgart 1989

Nancy Mace, Peter Rabins
Der 36-Stunden-Tag
Die Pflege des verwirrten älteren Menschen, speziell des Alzheimer-Kranken
Hans Huber, Bern 1988

Barry Reisberg
Hirnleistungsstörungen
Alzheimer-Krankheit und Demenz
Psychologie Verlags Union, Weinheim 1986

Elisabeth Schillinger
Das Lächeln des Narren
Herder, Freiburg 1989

Jitka M. Zgola
Etwas tun!
Die Arbeit mit Alzheimer-Kranken und anderen chronisch Verwirrten.
Hans Huber, Bern 1989

Literatur

1. **Adil A, Abbasi AA, Rudman D.** Undernutrition in the nursing home: prevalence, consequences, causes and prevention. Nutr Rev 52 1994; 52: 113–120.
2. **Adler G, Frölich L, Gertz HJ, Hampel H, Haupt M.** Positionspapier. Diagnostik und Therapie der Demenz in der Primärversorgung. Z Allg Med 1999; 75: 2–6.
3. **Adolf T, Eberhardt W, Heseker H, Hartmann S, Herwig A, Matiaske B, Moch KJ, Schneider R, Kübler W.** Lebensmittel- und Nährstoffaufnahme in der Bundesrepublik Deutschland. In: Ergänzungsband zum Ernährungsbericht 1992 auf der Basis der Nationalen Verzehrstudie. Kübler W, Anders HJ, Heeschen W. (Hrsg). VERA-Schriftenreihe, Wiss. Fachverlag Dr. Fleck, Langgöns-Niederkleen 1994.
4. **Aeversson O, Skoog I.** A population-based study on the incidence of dementia disorders between 85 and 88 years of age. J Am Geriatr Soc 1996; 44: 1455–1460.
5. **Aisen PS.** Inflammation and Alzheimer's disease: mechanisms and therapeutic strategies. Gerontology 1997; 43(1–2): 143–149.
6. **Albert SM, Sano M, Marder K et al.** Participation in clinical trial and long-term outcomes in Alzheimer's disease. Neurology 1997; 49: 38–43.
7. **Alexopoulos GS, Abrams RC.** Depression in Alzheimer's disease. Psychiatr Clin North Amer 1991; 14: 327–340.
8. **American Psychiatric Association.** Practice Guideline for the treatment of patients with Alzheimer's disease and other dementias of late life. Am J Psychiatry 1997; 154 (5, Suppl.): 1–39.
9. **Andersen K, Launer LJ, Oft A.** Do nonsteroidal anti-inflammatory drugs decrease the risk for Alzheimer's disease? The Rotterdam Study. Neurology 1995; 45 (8): 1441–1445.
10. **Arendt A.** Altern des Zentralnervensystems. In: Handbuch der Allgemeinen Pathologie Band VI. Altern. Altmann HW, Büchner F u.a. (Hrsg). Springer, Berlin – Heidelberg – New York 1972, 490–542.
11. **Arzneiverordnungen.** 19 Auflage, 1999, 286–293.
12. **Bäckmann L.** Memory training and memory improvement in Alzheimer's disease: rules and exceptions. Acta Neurol Scand (Suppl) 1992; 139: 84–89.

13. **Baker FM, Wiley C, Kokmen E.** Delirium during the course of clinically diagnosed Alzheimer's disease. Int J Geriat Psychiat 1995; 10: 93–97.
14. **Baldereschi M, DiCarlo A, Lepore V.** Estrogen-replacement therapy and Alzheimer's disease in the Italian Longitudinal Study on Aging. Neurology 1998; 50 (4): 996–1002.
15. **Ballard CG, Patel A, Solis M.** A one-year follow-up study of depression in dementia suffereres. Br J Psychiatr. 1996; 168: 287–291.
16. **Barcley LL, Zemcov A, Blass JP, Sansone J.** Survival in Alzheimer's disease and vascular dementias. Neurology 1985; 35: 834–840.
17. **Barret-Connor E, Edelstein S, Corey-Bloom J., Wiedreholt W.** Weigth loss precedes dementia in community-dwelling older adults. J Am Geriatr Soc 1996; 44: 1147–1152.
18. **Barry PP, Moskowitz MA.** The diagnosis of reversible dementia in the elderly: A critical review. Arch Intern Med 1988; 148: 1914–1918.
19. **Barry PP.** Medical evaluation of the demented patient. Med Clin N Am 1994; 78: 779–784.
20. **Basun H, Fratiglioni L, Winblad B.** Cobalamin level are not reduced in Alzheimer's disease. Results from a population-base-study. J Am Geriatr Soc 1994; 42: 132–136.
21. **Bayles KA.** Age at onset of Alzheimer's disease. Relation to language dysfunction. Arch Neurol 1991; 48: 155–159.
22. **Becker JT, Boller F, Lopez OL, Saxton J, McGoniogle K.** Alzheimer Research Program. The natural history of Alzheimer's disease. Description of study cohort and accuracy of diagnosis. Arch Neurol 1994; 51: 585–594.
23. **Benedetti F, Vighetti S, Ricco C, Lagna E, Bergamasco B, Pinessi L, Rainero I.** Pain threshold and tolerance in Alzheimer's disease. Pain 1999; 80: 377–382.
24. **Bergener M, Vollhardt B.** Gerontopsychiatrie. In: Psychiatrie. V.Faust (Hrsg). Gustav Fischer, Stuttgart – Jena – New York 1995, 375–396.
25. **Bickel H.** Pflegebedürftigkeit im Alter. Ergebnisse einer populationsbezogenen retrospektiven Längsschnittstudie. Gesund-Wes 1996; 58, Sonderheft 1: 56–62.
26. **Bickel H.** Epidemiologie der Demenzen. In: Alzheimer Demenz. Förstl H, Bickel H, Kurz A. (Hrsg). Springer, Berlin – Heidelberg – New York 1999, 9–32.

27. **Bidaut-Russel M, Grossberg GT.** Relationship between alcohol intake, age of onset and duration of Alzheimer's disease: a pilot survey of 84 autopsy-confirmed cases. Int J Geriatr Psychiatr 1991; 6: 797–800.
28. **Birge SJ.** The role of estrogen in the treatment of Alzheimer's disease. Neurology 1997; 48: 36–41.
29. **Boothby WM, Berkson J, Dunn HL.** Studies of the energy of metabolism of normal individuals: a standard for basal metabolism, with a nomogram for clinical application. Am J Physiol 1936; 116: 468–484.
30. **Bowen JD.** Progression to dementia in patients with isolated memory loss. Lancet 1997; 349: 201–202.
31. **Bowen JD, Malter AD, Sheppard L.** Predictors of mortality in patients diagnosed with probable Alzheimer's disease. Neurology 1996; 47: 433–439.
32. **Bracco L, Gallato R, Grigoletto F.** Factors affecting course and survival in Alzheimer's disease. A 9-year longitudinal study. Arch Neurol 1994; 51: 1213–1219.
33. **Breteler MM, Claus JJ, Grobbee DE, Hofman A.** Cardiovascular disease and distribution of cognitive function in elderly people: the Rotterdam Study. Br Med J 1994; 308: 1604–1608.
34. **Brodaty H, Clarke J, Ganguli M.** Screening for cognitive impairment in general pracice: toward a consensus. Alzheimer's Disease and Associated Disorders 1998; 12: 1–13.
35. **Brown WR, Moody DM, Tytell M, Gahzi-Birry HS, Challa VR.** Microembolic brain injuries from cardiac surgery: are they seeds of future Alzheimer's disease? Ann NY Acad Sci 1997; 826: 386–389.
36. **Brun A, Englund B, Gustafson L.** Clinical and neuropathological criteria for frontotemporal dementia. Journal of Neurology Neurosurgery and Psychiatry 1994; 57: 416–418.
37. **Buckwalter JG.** Body weight, estrogen and cognitive functioning in Alzheimer's disease. Arch Gerontol Geriatr 1997; 24: 261–267.
38. **Burkhardt G, Lehrl L, Blaha L.** Demenzen vom Alzheimer-Typ in ärztlichen Praxen selten. In: Demenzmessung in der ärztlichen Praxis. Lehrl, S., Burkhard, G. (Hrsg), Vless Verlag, Ebersberg 1994.
39. **Burns A, Folstein S, Brandt J, Folstein M.** Clinical assessment of irritability, aggression and apathy in Huntington and Alzheimer's disease. J Nerv Ment Dis 1990; 178: 20–25.

40. **Burns A, Jacoby R, Levy R.** Psychiatric phenomena in Alzheimer's disease. Br J Psychiatr 1990; 157: 72–94.
41. **Burns A, Jacoby R, Levy R.** Progression of cognitive impairment in Alzheimer's disease. J Am Geriatr Soc 1991; 39: 39–45.
42. **Buschke H, Kuslansky G, Katz M.** Screening for dementia with the Memory Impairment Screen. Neurology 1999; 52: 231–238.
43. **Butler SM, Ashford JW, Snowdon DA.** Age, education and changes in the Mini-Mental-State Exam. Scores of older women: findings from the Nun Study. J Am Geriatr Soc 1996; 44: 675–681.
44. **Cameron DJ, Thomas RL.** A test of the Diagnostic and Statistical Manual III criteria on medical inpatients. J Am Geriatr Soc1987; 35: 1007–1010.
45. **Carr DB, Duchek J, Morris JC.** Characteristics of motor vehicle crashes of drivers with dementia of the Alzheimer type. J Am Geriatr Soc 2000; 48: 18–22.
46. **Chen HS, Pellegrini JW, Aggarwal SK, Lei SZ, Warach S, Jensen FE, Pipton SA.** Open-channel block of N-methyl-D-aspartate (NMDA) responses by Memantine: therapeutic advantage against NMDA receptor-mediated neurotoxicity. J Neurosci 1992; 12: 4427–4436.
47. **Chui HC, Lyness SA, Sobel E.** Extrapyramidal signs and psychotic symptoms predict faster cognitive decline in Alzheimer's disease. Arch Neurol 1994; 51: 676–681.
48. **Claus JJ, van Gool WA, Teunisse S.** Predicting survival in patients with early Alzheimer's disease. Dement Geriatr Cogn Disord 1998; 9: 284–293.
49. **Coen RF, Swanwick GR, O'Boyle CA.** Behaviour disturbance and other predictors of carer burden in Alzheimer's disease. Int J Geriatr Psychiatr 1997; 12: 331–336.
50. **Cofone M.** Validation nach Feil. praxis ergotherapie 1997; 10: 384–387.
51. **Cole MG, Primeau FJ.** Prognosis of delirium in elderly hospital patients. Can Med Ass J 1993; 149 (1): 41–46.
52. **Cole MG, Primeau F, McCusker J.** Effectiveness of interventions to prevent delirium in hospitalized patients: a systematic review. Can Med Ass J 1996; 155 (9): 1263–1268.
53. **Cooper B, Bickel H, Schäufele M.** Demenzerkrankungen und leichtere kognitive Beeinträchtigungen bei älteren Patienten in der ärztlichen Allgemeinpraxis. Ergebnisse einer Querschnittsuntersuchung. Nervenarzt 1992; 63: 551–560.

54. **Cooper B, Bickel H, Schäufele, M.** Early development and progression of dementing illness in the elderly: a general-practice based study. Psychol Med 1996; 26: 411–419.
55. **Copeland JRM.** Assessment of dementia. Lancet 1998; 351: 769–770.
56. **Cornu F.** Perturbations de la perception de la douleur chez les déments dégenératifs. J Psychol Norm Pathol 1975; 72: 461–471.
57. **Corrigan FM, Reynolds GP, Ward NI.** Zinc and Alzheimer's Disease. Letter to the ed. Lancet 1989; 1: 268–269.
58. **Cronnin-Stubbs D, Beckett L, Scherr P, Field T, Chown M, Pilgrim D, Bennet D, Evans D.** Weight loss in people with Alzheimer's disease: a prospective population based analysis. BMJ 1997; 178–179.
59. **Danysz W, Parsons C, Möbius HG, Stöffler A, Quack G.** Neuroprotecitve and Symptomatological Action of Memantine Relevant for Alzheimer's Disease – A Mechanism of Action. Neurotoxicity Research 2000, in Druck.
60. **Dartigues JF, Commenges D, Letenneeur L.** Cognitive predictors of dementia in elderly community residents. Neuroepidemiology 1997; 16: 29–39.
61. **DeDeyn D, Clyde C and The Risperidone Study Group:** Risperidone in the treatment of psychosis and aggressive behaviour in patients with dementia. Poster at the 8. IPA-congress, Jerusalem 1997.
62. **Devanand DP, Sano M, Tang MX.** Depressed mood and the incidence of Alzheimer's disease in the elderly living in the community. Arch Gen Psychiatry 1996; 53: 175–182.
63. **Diagnostic and Statistical Manual of Mental Disorders (DSM).** Fourth Edition. American Psychiatrie Association. Washington DC, 1994.
64. **Dilling H, Mombour W, Schmidt MH.** Internationale Klassifikation psychischer Störungen. ICD-10 Kapitel V (F). Klinisch diagnostische Leitlinien. Huber Verlag, Bern 1991.
65. **Dinkel RH.** Die Entwicklung der Demenz bis zum Jahr 2050. Gesundheitswesen 1996; 58 (Sonderheft 1): 50–55.
66. **Ditzler K.** Efficacy and tolerability of memantine in patients with dementia syndrome. Drug Res. 1991; 41: 773–780.
67. **Drachman DA, O'Donnell BF, Lew RA.** The prognosis in Alzheimer's disease. "How far" rather than "how fast" best predicts the course. Arch Neurol 1990; 47: 512–516.

68. **Drachman DA, O'Donnell BF, Lew RA, Swearer JM.** The prognosis in Alzheimer's disease. Arch Neurol 1990; 47: 851–856.
69. **Emmerling MR, Gracon S, Roher AE.** Towards a unifying hypothesis of Alzheimer's disease pathogenesis and pathophysiology. In: Alzheimer's disease. S. Gauthier (Hrsg). Martin Dunitz, London 1999, 33–53.
70. **Erdö SL, Schäfer M.** Memantine is highly potent in protecting cortical cultures against excitotoxic cell death avoked by glutamate and N-methyl-D-asparatate. Eur. J. Pharmacol. 1991; 198: 215–217.
71. **Erzigkeit H.** The SKT-A short cognitive performance test as an instrument for the assessment of clinical efficacy of cognition enhancers. In: M.Bergener, B. Reisberg (Hrsg). Diagnosis and treatment of Senile Dementia. Springer Verlag, Berlin – Heidelberg – New York 1989, 164–174.
72. **Erzigkeit H.** SKT – Ein Kurztest zur Erfassung von Gedächtnis- und Aufmerksamkeitsstörungen – Manual. Beltz, Weinheim 1989.
73. **Jacobsen R.** Memantine led to functional improvement and reduced core dependence in severe dementia, Commentary. Evidence-Based Mental Health 1999; 2 (4): 112–113.
74. **Fairweather DS.** Delirium. In: Jacoby, R., Oppenheimer, C. (eds): Psychiatry in the Elderly. Oxford University Press. Oxford – New York – Tokyo 1991, 647–675.
75. **Fanchamps A.** Altersbedingte zerebrale Insuffizienz und Demenz. Sandoz, Basel 1991.
76. **Fanchamps A.** Zur Wirksamkeit von Co-Dergocrinmesilat in höheren Dosen. Z. Geriatrie 1990; 3: 351–356.
77. **Farrer LA, Meyers RH, Cupples IA.** Transmission and Age-at-onset Patterns in Familial Alzheimer's Disease: Evidence of Heterogeneity. Neurology 1990; 40: 395–403
78. **Ferrel BA, Josephson KR, Pollan AM.** A randomized trial comparing aerobic exercise and resistance exercise with a health education program in older adults with osteoarthritis: The fitness arthritis and seniors trial (FAST). JAMA 1997; 277: 25–31.
79. **Fichter MM, Schröppel H, Meller I.** Incidence of dementia in a Munich community sample of the oldest old. Eur Arch Psychiatry Clin Neurosci 1996; 246: 3209–3218.
80. **Finkel SI.** The sign of the behavioral and psychological symptoms of dementia. Clinician 1998; 16: 33–42.
81. **Fischer P**. Die Diagnostik der Demenz. In: Depression und Demenz. S Kasper (Hrsg). Informator Verlag, Wien 1998, 23–32.

82. **Flicker L, Logiudice D, Carlin JB.** The predictive value of dementia screening instruments in clinical population. International Journal of Geriatric Psychiatry 1997; 12: 203–209.
83. **Folstein MF, Folstein SE, McHugh PR.** "Mini Mental State"; A practical method for grading the cognitive state of patients for the clinician. J Psychiatr Res 1975; 12: 189–198.
84. **Forette F, Seux ML, Thijs L.** Detection of cerebral aging, an absolute need: predictie value of cognitive status. Eur Neurol 1998; 39: 21–26.
85. **Forette F, Seux ML, Stassen JA, Thijs L, Birkenhager WH.** Prevention of dementia in randomised double-blind placebo-controlled Systolic Hypertension in Europe (Syst-Eur). Lancet 1998; 352: 1347–1351.
86. **Förstl H.** Internistische Vor-, Begleit- und Folgeerkrankungen der Alzheimer-Demenz. Med Klin 1990; 85: 725–728.
87. **Förstl H, Burns A, Luthert P, Cairns A.** Demenz und internistische Erkrankungen: Die Häufigkeit innerer Erkrankungen bei Alzheimer-Demenz, vaskulärer Demenz und anderen dementiellen Erkrankungen. Z Gerontol 1991; 24: 91–93.
88. **Förstl H.** Neues aus der Demenzforschung. Neurotransmitter 2000; 2: 59–62.
89. **Fox JM.** Therapie mit antidemenziellen Arzneimitteln und Nootropika. In: Handbuch der Arzneimitteltherapie. Band 1. Psychopharmaka. JM Fox und E Rüther (Hrsg). Thieme, Stuttgart – New York 1998.
90. **Frampton JE, Brogden RN.** Pentoxifylline (Oxpentifylline). A review of its therapeutic efficacy in the management of peripheral vascular and cerebrovascular disorders (Review). Drugs Aging 1995; 7: 480–503.
91. **Frankiewicz T, Parsons CG.** Memantine restores long term potentiation impaired by tonic NMDA receptor activation following reduction of Mg^{2+} in hippocampal slices. Neurophamacol 1999; 38: 1253–1259.
92. **Fratiglioni L.** Epidemiology. In: Winblad, B., Wirmo, A., Jonsson , B. (Hrsg): Health economics of dementia. John Wiley & Son. Chichester 1998, 13–31.
93. **Fratiglioni L, De Ronchi D, Agüero-Torres H.** Worldwide Prevalence and Incidence of Dementia. Drugs Ageing 1999; 15: 365–375.
94. **Freedman M, Rewilak D, Xerri T.** L-deprenyl in Alzheimer's disease cognitive and behavioral effects. Neurology 1998; 50 (3): 660–668.

95. **Frölich L, Berger S, Sramko CA, Calabrese P.** Effect of donepezil on behavior and acitivities of daily living in clinical practice. Neurobiol Aging 2000; 21 (Suppl 1): 161.
96. **Frölich L, Kratzsch T, Ihl R, Förstl H.** Diagnose- und Behandlungsleitlinien für die Alzheimer-Demenz. In: Psychopathologie und Neuropsychologie der Demenzen. P. Calabrese, H. Förstl (Hrsg) Pabst Science, Lengerich 2000, 11–30.
97. **Füsgen I.** Gibt es eine Alzheimer-Prophylaxe? Geriatrie Praxis 1994; 12: 24–29.
98. **Füsgen I, Melchior H.** Inkontinenzmanual. Springer, Berlin – Heidelberg – New York 1997.
99. **Füsgen I.** Der ältere Patient in der Hausarztpraxis. Urban u. Vogel, München 1999.
100. **Galasko D, Hansen LA, Katzman R.** Clinical – neuropathological correlation in Alzheimer's disease and related dementias. Arch Neurol 1994; 51: 888–895.
101. **Gao S, Hendrie HC, Hall KS, Hui S.** The relationships between age, sex, and the incidence of dementia and Alzheimer's Disease. Arch Gen Psychiatry 1998; 55: 809–815.
102. **George J, Bleasdale S, Singleton SJ.** Causes and prognosis of delirium in elderly patients admitted to a district general hospital. Age Ageing 1997; 26: 423–427.
103. **Goldberg RJ**. The use of buspirone in geriatric patients. J Clin Psychiatry Monograph 1994; 12: 31–35.
104. **Görtelmeyer R, Erbler H.** Memantine in treatment of mild to moderate dementia syndrome. Drug Res. 1992; 904–913.
105. **Graham JE, Rockwood K, Beattie BL.** Prevalence and severity of cognitive impairment with and without dementia in an elderly population. Lancet 1997; 349: 1793–1796.
106. **Greenamyre JT, Young AB.** Excitatory amino acids and Alzheimer's disease. Neurobiol Aging 1989; 10: 593–602.
107. **Gregg EW.** Arch Intern Med 2000; 169: 174. Zitiert nach Geriatrie Praxis Schweiz 2000; 2: 12.
108. **Grodstein F, Chen J, Pollen DA, Albert MS.** Postmenopausal Hormone Therapy and Cognitive Function in Healthy Older Women. J Am Geriatr Soc 2000; 48: 746–752.
109. **Growdon JH.** Treatment for Alzheimer's disease? N Engl J Med 1992; 327: 1306–1308.

110. **Gurland BJ, Birkett DP.** The senile and presenile dementias. In: Lader, M.H. (ed): Handbook of Psychiatry. Mental and Somatic Illness. Cambridge University Press. Vol.2 pp. 128–146. Cambridge – London – New York – Syndney 1983.
111. **Guyonne TS, Nourhashemi F, Ousset PJ.** Factors associated with weight loss in Alzheimer's disesase. In: Weight loss and eating behaviour in Alzheimer's Patients. Vellas B. (Hrsg) Serdi Paris 1998, 9–13.
111a. **Hachinski VC, et al.** Cerebral Blood Flow in Dementia. Arch Neurol 1975; 32: 632–637.
112. **Hafner M, Meier A.** Geriatrische Krankheitslehre. Huber, Bern – Göttingen – Toronto 1996.
113. **Hager K.** Notfall Delir. Geriatrie Praxis 1999; 4: 17–21.
114. **Hampel H, Bürger K, Padberg F, Möller HJ.** Der Acetylcholinesteraseinhibitor Donepezil in der Behandlung der Alzheimer-Demenz – Schlusswort. Intern. Praxis 2000; 40: 168–169.
115. **Hampel H, Padberg F, Möller HJ.** Donepezil in der Pharmakotherapie der Alzheimer-Demenz. Psychopharmakotherapie 1998; 2: 54–61.
116. **Hampel H, Padberg F, Möller HJ.** Pharmakotherapie älterer Patienten mit dem selektiven MAO-A Inhibitor Moclobemid. Psychopharmakotherapie 1997; 4: 59–65.
117. **Hänninen T, Koivisto K, Reininkainen KJ.** Prevalence of ageing-associated cognitive decline in an elderly population. Age Ageing 1996; 25: 201–205.
118. **Haug H.** Macroscopic and microscopic of the human brain and cortex. A survey in the light of new results. In: Brain Pathology. Pilleri, G., Tagliavini, F. (eds). Vol. 1 (1984) 123–149.
119. **Haupt M, Kurz A, Greifehaben A**. Depression in Alzheimer's disease: phenomenological features and association with severity and pgression of cognitive and functional impairment. Int J Geriatr Psychiatr 1994; 8: 741–746.
120. **Haupt M, Kurz A.** Behandlung von Verhaltensauffälligkeiten bei Demenz. Geriat. Prax. 1991; 10: 50–58.
121. **Haupt M.** Behandlung nicht-kognitiver Störungen. In: Alzheimer-Demenz. H Förstl, H Bickel, A Kurz (Hrsg). Springer, Berlin – Heidelberg – New York 1999, 203–215.
122. **Haupt M.** Nichtkognitive Störungen bei der Alzheimer-Krankheit. Psycho 1996; 22: 562–566.
123. **Haupt M.** Presentation and stability of noncognitive symptom patterns in patients with Alzheimer's disease. Alz Dis Ass Dis (im Druck).

124. **Haupt M.** Therapeutische Strategien gegen Angst und Aggression bei Demenz. Zschr Verhaltsmodif-med 1993; 14: 325–340.
125. **Hayes WC.** Impact near the hip fracture risk in elderly nursing home residents who fall. Calcif Tissue Int 1993; 5 (2): 192–198.
126. **Hebert LE, Scherr PA, Beckett LA.** Relation of smoking and low-to-moderate alcohol consumption to change in cognitive function: a longitudinal study in a defined community of older persons. Am J Epidemiol. 1993; 137: 881–891.
127. **Helmstaedter C, Elger CE.** The phantom of progressive dementia in epilepsy. Lancet 1999; 354: 2133–2134.
128. **Henderson AS, Jorm AF, Christensen H, Jacomb PA, Korten AE.** Aspirin, anti-inflammatory drugs and risk of dementia. Int J Geriat Psychiatr 1997; 12: 926–930.
129. **Henderson AS, Jorm AF, Korten AE, Creasey H, McCusker E, Bore GA, Longley W, Anthony JC.** Environmental risk factors for Alzheimer's disease: their relationship to age of onset and to familial or sporadic types. Psychological Medicine 1992; 22: 429–436.
130. **Herholz K.** Therapie von cerebralen Durchblutungsstörungen und Demenz. In: Pharmakotherapie im Alter. Platt,D., E.Mutschler (Hrsg). WVG Stuttgart 1999, 159–172.
131. **Herholz K, Buskies W.** Regional cerebral blood flow in man at rest and during exercise. J Neurol 1987; 234: 9–13.
132. **Herrschaft H.** Piracetam. In: Riederer P, Laux G, Pöldinger W. (Hrsg) Neuro-Psychopharmaka. Bd 5: Parkinsonmittel und Nootropika. Springer, Wien 1992, 189–200.
133. **Heston L, Mastri AR, Anderson VE.** Dementia of the Alzheimer type: clinical genetics, natural history, and associated conditions. Arch Gen Psychiatry 1981; 38: 1085.
134. **Heun R, Papassotiropoulos A.** Genetik der Alzheimer-Demenz. In: Alzheimer-Demenz. H Förstl, H Bickel, A Kurz (Hrsg). Springer, Berlin – Heidelberg – New York 1999, 33–54.
135. **Hewer W, Förstl H.** Häufige internistische Probleme bei psychisch Kranken im höheren Lebensalter. In: Hewer W, Lederbogen F. (Hrsg): Internistische Probleme bei psychiatrischen Erkrankungen. Enke, Stuttgart 1998, 13–28.
136. **Hewer W.** Komorbide medizinische Erkrankungen bei Alzheimer-Demenz.In: Alzheimer-Demenz. H Förstl, H Bickel, A Kurz (Hrsg) Springer, Berlin – Heidelberg – New York 1999, 217–229.

137. **Hofman A, Schulte W, Tanja TA.** History of Dementia and Parkinson's Disease in 1st Degree Relatives of Patients with Alzheimer's Disease. Neurology 1989; 39: 1589–1592.
138. **Hüll M, Bauer J.** Alzheimer-Krankheit und vaskuläre Demenzformen In: Altersmedizin. D Piatt (Hrsg). Schattauer, Stuttgart – New York 1997, 520–554.
139. **Ihl R, Grass-Kapanke B.** Dementia Screening – A test with high sensitivity and specifity, 26. Symposium der Europäischen Arbeitsgemeinschaft für Gerontopsychiatrie, Berlin 21. bis 23.Mai 1998.
140. **Ihl R, Grass-Kapanke B.** Demenz-Screening. Rheinische Landesklinik, Kliniken der Heinrich-Heine-Universität, Düsseldorf 1998.
141. **Ihl R, Kretschmar C.** Zur Nootropikabewertung für die Praxis. Nervenarzt 1997; 68: 853–861.
142. **Ihl R.** Klinische Diagnosekriterien. In: Alzheimer-Demenz. H Förstl, H Bickl, A Kurz (Hrsg). Springer, Berlin – Heidelberg – New York 1999, 110–128.
143. **International Psychogeriatric Association (IPA).** Behavioral and Psychological Signs and Symptoms of Dementia: Implications for Research and Treatment. Int Psychogeriatr 1996; 8: 215–552.
144. **Itil TM, Eralp E, Ahmed I, Kunitz A, Itil KZ.** The pharmacological effects of Ginkgo-biloba on the brain of dementia patients in comparison with Tacrine. Psychopharmacology Bulletin 1998; 34: 391–397.
145. **Jack CR, Petersen RC, Xu JC.** Hippocampal atrophy and apolipoprotein E genotype are independently associated with Alzheimer's disease. Am Neurol 1998; 43: 303–310.
146. **Jarrett PG, Rockwood K et al.** Illness presentation in elderldy patients. Arch. Intern. Med. 1995; 155: 1060–1064.
147. **Johnell O.** Fracture risk in patients with parkinsonism. Age Aging 1992; 21: 32–38.
148. **Jones RW, Ferris SH.** Age-related memory and cognitive decline. In: Diagnosis and management of dementia. Wilcock G, Bucks R. Rockwood K. (Hrsg). Oxford University Press 1992, 211–230.
149. **Jorm AF, Jolley D.** The incidence of dementia. A metaanalysis. Neurology 1998; 51: 728–733.
150. **Jorm AF, Korten AE, Henderson AS.** The prevalence of dementia: A quantitative integration of the literature. Acta Psychiatr Scand 1987; 76: 465–479.

151. **Jorm AF, van Duijn CM, Chandra V.** Psychiatric history and related exposures as risk factors for Alzheimer's disease: a collaborative re-analysis of case-control studies. Int J Epidemiology 1991; 20 (Suppl 2): 43–47.
152. **Jorm AF.** Is depression a risk factor for dementia or cognitive decline? Gerontology 2000; 46: 219–227.
153. **Kalmijn S, Launer LJ, Ott A, Witteman JCM, Hofman A, Breteler MMB.** Dietary fat intake and the risk of incident dementia in the Rotterdam Study. Arm Neurol 1997; 42: 776–782.
154. **Kanowski S, Fischhof P, Hiersemenzel R, et al.** Wirksamkeitsnachweis von Nootropika am Beispiel von Nimodipin – ein Beitrag zur Entwicklung geeigneter klinischer Prüfmodelle. Zeitschrift für Gerontopsychologie und -psychiatrie 1988; 1: 35–44.
155. **Kanowski S.** Somatotherapie. In: Kisker KP, Lauter H, Meyer J-E, Müller C, Strömgren E. (Hrsg): Alterspsychiatrie. Psychiatrie der Gegenwart 8. 3. Auflage. Springer, Berlin – Heidelberg – New York 1989.
156. **Katz IR, Parmelee P, Brubaker K.** Toxic and metabolic encephalopathy in long-term care patients. Int Psychogeriatr 1991; 3: 337–347.
157. **Katzman R, Brown T, Thal LJ.** Comparison of rate of annual change of mental status score in four independent studies of patients with Alzheimer's disease. Ann Neurol 1988; 24: 384–389.
158. **Kawas C, Resnick S, Morrison A.** A prospecitve study of estrogen replacement therapy and the risk of developing Alzheimer's disease: the Baltimore Longitudinal Study of Aging. Neurology 1997; 48 (6): 1517–1521.
159. **Keefe FJ, Beupré PM, Weiner DK, Sigler IC.** Pain in older adults: A cognitive-behavioral perspective. In: Ferrel BR, Ferrel BA. (Hrsg): Pain in the elderly. Seattle, IASP Press 1996, 11–19.
160. **Kessler J, Markowitsch HJ, Denzler P.** Der Mini Mental Status Test. Beltz Verlag, Weinheim 1990.
161. **Kessler J**. Ein neues Screeningverfahren zur Unterstützung der Demenzdiagnostik. Psycho 2000; 26: 343–347.
162. **Kilander L, Nyman H, Bosberg M, Hansson L, Lithell H.** Hypertension is related to cognitive impairment: a 20-year-follow-up of 999 men. Hypertension 1998; 31: 780–786.
163. **Kilander L.** The association between low diastolic blood pressure in middle age and cognitive function in old age. A population-based study. Age and Ageing 2000; 29 (3): 243–248.

164. **Knapp M, Wilkinson D, Wigglesworth R.** The economic consequences of Alzheimer's disease in the context of new drug developments. Int J Geriat Psychiatr 1998; 13: 531–543.
165. **Kornhuber J, Weller M.** Neue therapeutische Möglichkeiten mit niederaffinen NMDA-Rezeptorantagonisten. Nervenarzt 1996; 67: 77–82.
166. **Kornhuber J.** Blickpunkt Memantine. Aesopus Verlag, Stuttgart 2000.
167. **Krieglstein I.** Hirnleistungsstörungen. Wissenschaftliche Verlagsgesellschaft, Stuttgart 1990.
168. **Kurz A, Haupt M, Hofmeister EM.** Das Erscheinungsbild der Alzheimer Krankheit im täglichen Leben. Nervenarzt 1991; 62: 277–282.
169. **Kurz A, Lauter H.** Demenz – Untersuchungswege und Behandlungsmöglichkeiten bei erworbener globaler Hirnleistungsstörung. Internist 1991; 32: 453–459.
170. **Kurz, A.** Gegensätzliche Wirkungen des E4-Allels? Geriatrie Praxis 1998; 5: 12.
171. **Ladurner G, Weitbrecht WU.** Pharmakotherapie dementieller Erkrankungen. In: Dementielle Erkrankungen (Hrsg: Weitbrecht WU). Springer, Berlin – Heidelberg – New York 1988, 120–129.
172. **Ladurner G**. Demenz. In: Handbuch der Gerontologie, Band 5. Platt D. (Hrsg), Gustav Fischer, Stuttgart 1989.
173. **Landgraf W, Upmeyer HJ, Orengo P, Kugler J.** ACE-Hemmer für den älteren Hypertoniker: Wirkt auch gegen Demenz. MMW–Fortschr Med 2000; 142: 61.
174. **Larson EB, Kukull WA, Buchner D.** Adverse drug reactions associated with global cognitive impairment in elderly persons. Ann Intern Med 1987; 107: 169–173.
175. **Launer LJ, Feskens EJM, Kalmijn S, Kromhout D.** Smoking, drinking, and thinking. The Zutphen Elderly Study. Am J Epidemiol 1996; 143: 219–227.
176. **Lauter H, Kurz A.** Demenzerkrankungen im mittleren und höheren Lebenalter. In: Alterspsychiatrie. Psychiatrie der Gegenwart 8, 3. Auflage. Kisker KP, Lauter H, Meyer JE. (Hrsg). Springer, Berlin – Heidelberg – New York 1989.
177. **Le Bars PL, Katz MM, Berman N, Itil TM, Freedman AM.** A placebo-controlled, double-blind randomized trial of an extract of Ginkgo biloba for dementia. JAMA 1997; 278: 1327–1332.
178. **Lebert F, Pasquier F, Petit H.** Behavioral effects of trazodone in Alzheimer's disease. J Clin Psychiatry 1994; 55: 536–538.

179. **Lederbogen F, Hewer W.** Interdisziplinäre Probleme: Kardiologie – Gerontopsychiatrie. Geriatrie Praxis 1999; 4: 36–41.
180. **Lee PN.** Smoking and Alzheimer's disease: A review of the epidemiological evidence. Neuroepidemiology 1994; 13: 131–144.
181. **Lehr S, Fischer B.** GeJo Leitfaden. Vless Verlag, Ebersberg 1990.
182. **Lehrl S.** Steigerung der geistigen Leistungsfähigkeit. Therapiewoche 1986; 26: 2585–2594.
183. **Lehrl S.** Unveröffentlichte Daten. Präsentation in Hamburg, 5.2.2000.
184. **Lerner AJ, Hedera P, Koss E.** Delirium in Alzheimer's disease. Alzheimer's Dis Assoc Disord 1997; 11: 16–20.
185. **Lipowski ZJ.** Delirium: acute confusional state. Oxford: Oxford University Press 1990.
186. **Liptzin B, Levkoff S.** An empirical study of delirium subtypes. Br J Psychiat 1992; 161: 843–845.
187. **Lohmann FW, Lang S, Gotzen R.** Der Einfluß einer antihypertensiven Therapie auf die zerebrale Durchblutung beim älteren Menschen. med welt 1993; 44: 345–354.
188. **Lovestone S, Grahem N, Howard R.** Guidelines on drug treatments for Alzheimer's disease. Lancet 1997; 35: 232–233.
189. **Luchins DJ, Hanrahan P.** What is appropriate health care for end-stage dementia. J Am Geriatr Soc 1993; 41: 25–30.
190. **MacDonald C.** Clinical heterogeneity in senile dementia. Br J Psychiatry 1969; 115: 267–271.
191. **Mahoney F, Barthel D.** Functional evaluation: The Barthel-Index. Md State Med J 1965; 14: 61–65.
192. **Mann DMA, Yates PO, Marcyniuk B.** Changes in nerve cells of the nucleus basalis of Meynert in Alzheimer's disease and their relationship to ageing and to the accumulation of lipofuscin pigment. Mech Ageing Dev 1984; 25: 169–204.
193. **Masaki KH.** Association of Vitamin E and C supplement use with cognitive function and dementia in elderly men. Neurology 2000; 54: 1265–1272.
194. **Maurer K, Ihl R, Frölich L.** Alzheimer. Springer, Heidelberg 1993.
195. **Mayeux R, Ottman R, Maestre G.** Synergistic effects of traumatic head injury and apolipoprotein epsilon 4 in patients with Alzheimer's disease. Neurology 1995; 45: 555–557.

196. **McKeith G, Galasko D.** Consensus guidelines for the clinical and pathologic diagnosis of dementia with Lewy-Bodies. Neurology 1996; 47: 1113–1124.
197. **McKeith G, Grace JB, Walker Z et al.** Rivastigmine in the treatment of dementia with Lewy bodies: preliminary findings from an open trial. Int J Geriat Psychiatry 2000; 15: 387–392.
198. **Meins W.** Diagnose Lewy-Körper-Demenz. Geriatrie Praxis 1999; 2: 19–23.
199. **Melton LJ.** Fracture Risk in Patients with Alzheimer's Disease. J Am Geriatr Soc 1994; 42: 614–619.
200. **Mendelsohn AB, Belle SH, Stoehr GP, Ganguli M.** Use of antioxidant supplement and ist association with cognitive function in a rural elderly cohort. The MoVIES Project. Am J Epidemiol 1998; 148: 38–44.
201. **Mendez MF, Selwood A, Mastri AR.** Pick's disease versus Alzheimer's disease: A comparison of clinical characteristics. Neurology 1993; 43: 289–292.
202. **Meyer JS, Judd BJ, Tawakha T.** Improved cognition after control of risk factors for multi infarct dementia. J Am Med Ass 1986; 256: 2203–2209.
203. **Meyer JS, Roger L, McCtintic K.** Randomized clinical trial of daily aspirin therapy in multiinfarct dementia. J Amer Ger Soc 1989; 3: 549–555.
204. **Möller HJ.** Tacrin, Möglichkeiten und Grenzen bei der Behandlung der Demenz vom Alzheimertyp. Psychopharmakotherapie 1996; 3: 103–108.
205. **Moller JT, Cluitmans P, Rasmussen LS.** Long-term postoperative cognitive dysfunction in the elderly: ISPOC-DI Study. Lancet 1998; 351: 857–861.
206. **Moore AR, O'Keeffe ST.** Drug-lnduced Cognitive Impairment in the Elderly. Drugs a. Aging 1999; 15: 15–28.
207. **Moore NC, Gershon S.** The Brain Renin-Angiotensin-System and Behavior. Dementia 1990; 225–236.
208. **Mortimer JA, Ebbitt B, Sung-Pyo F.** Predictors of cognitive and functional progression in patients with probable Alzheimer's disease. Neurology 1992; 42: 1689–1696.
209. **Mück H.** Hirnleistungsstörungen im Alter. Schwer, Stuttgart 1990.
210. **Mück W, Ahr G, Kuhlmann J.** Nimodipin. Azneimittelinteraktionen bei älteren Menschen. Drugs & Aging 1995; 6: 229–242.
211. **Mühlberg W, Platt D.** Alternsveränderungen der Nieren und ihre Bedeutung für die Pharmakotherapie. Med. Welt 1998; 49: 572–580.

212. **Müller WE, Mutschler E, Riederer P.** Noncompetitive NMDA receptor antagonists with fast open-channel blocking kinetics and strong voltage-dependency as potential therapeutic agents for Alzheimer's dementia. Pharmacopsychiat 1995; 28: 113–124.
213. **Müller WE.** Besonderheiten der Psychopharmakotherapie im Alter. In: Förstl H. (Hrsg) Lehrbuch der Gerontopsychiatrie. Enke, Stuttgart 1997, 141–151.
214. **Munichiando JF, Kendall K.** Comparison of the effectiveness of two bowel programs for CVA patients. Rehab Nurs 1993; 18: 169–172.
215. **Nappi G, Bono G, Merlo P.** Long-term nicergoline treatment of mild to moderate senile dementia. Clin Drug Invest 1997; 13: 308–316.
216. **Naurath HJ, Riezler R, van den Berg A.** Vitamin-B-Mangel – ein Schlüssel zu chronischem Kranksein im Alter? Z Allgem Med 1994; 70: 136–140.
217. **Neely AS.** Multifactorial Memory Training in Normal Aging. In: Cognitive Rehabilitation in old age. Hill RD, Bäckmann L. (Hrsg) Oxford Press, Oxford – New York 2000, 63–80.
218. **Nyth AL, Gottfries CG.** The clinical efficacy of citalopram in treatment of emotional disturbances in dementia disorders: a Nordic multicentre study. Br J Psychiatry 1990; 157: 894–901.
219. **O'Keeffe ST, Chonchubhair A.** Postoperative delirium in the elderly. Br J Anesth 1994; 73: 673–687.
220. **O'Keeffe ST, Lavan JN.** The clinical significance of delirium subtypes. Age Ageing 1999; 28: 115–119.
221. **O'Meara ES, Kulull WA, Sheppard L.** Head injury and risk of Alzheimer's disease by apolipoprotein E genotype. Am J Epidemiol 1997; 146: 373–384.
222. **Oken BS, Storzbach DM, Kaye JA.** The efficacy of Ginkgo-biloba on cognitive function in Alzheimer's Disease. Arch Neurol 1998; 55: 1409–1415.
223. **Oliveira JR, Filho, JL, Shimokomaki CM, Okuma M, Passos-Bueno MR, Zatz M, Brito-Marques PR.** The Use of Apolipoprotein E Genotype for Preclinical Detection of Riks's Group for Alzheimer's disease. American Journal of Medical Genetics 1997; 74: 216–217.
224. **Orgogozo JM, Dartigues JF, Lafont S.** Wine consumption and dementia in the elderly: a prospective community study in the Bordeaux area. Rev Neurol (Paris) 1997; 153: 185–192.
225. **Ortof E, Crysal HA.** Rate of progression of Alzheimer's disease. J Am Geriatr Soc 1989; 37: 511–514.

226. **Ostbye T, Crosse E.** Net economic costs of dementia in Canada. Can Med Ass J 1994; 151: 1457–1464.
227. **Oswald WD, Rupprecht R, Gunzelmann T.** Effekte eines einjährigen Gedächtnis-, Kompetenz- und psychomotorischen Trainings auf Leistungsfähigkeit im höheren Lebensalter. In: Psychosoziale Gerontologie. A Kruse (Hrsg). Hogrefe, Göttingen – Bern – Toronto 1998, 94–107.
228. **Ott A, Breteler MMB, de Bruyne MC, van Harskamp F, Grobbee DE, Hofman A.** Atrial fibrillation and dementia in a population-based study. The Rotterdam Study. Stroke 1997; 28: 316–321.
229. **Ott A, Breteler MMB, de Bruyne MC.** Smoking and risk of dementia and Alzheimer's disease in a population based cohort study: the Rotterdam Study. Lancet 1998; 351: 1840–1843.
230. **Padberg S, Möller HJ, Stübner S, Bürger K, Bötsch T, Ehardt D, Hampel H.** Aktuelle Therapiemöglichkeiten der Alzheimer-Demenz. Med Welt 1999; 50: 105–113.
231. **Paganini-Hill A, Henderson VW.** Estrogen replacement therapy and risk of Alzheimer's Disease. Archs intern. Med 1996; 156: 2213–2217.
232. **Pan Fortbildung.** Psychische Störungen und Verhaltensauffälligkeiten bei Demenz. 1999; 4: 5–24 news.
233. **Panisset M, Stern Y.** Prognostic factors. In: Alzheimer's disease. S Gauthier (Hrsg) Martin Dunitz, London 1999, 157–166.
234. **Panknin HT.** Gewalt gegen Alzheimer-Kranke. extracta geriatrica 1999; 12: 10–13.
235. **Parikh SS, Chung F.** Postoperative delirium in the elderly. Anesth Analg 1995; 80: 1223–1232.
236. **Parsons CG, Danysz W, Quack G.** Memantine is a clinically well tolerated N-methyl-D-aspartate (NMDA) receptor antagonist – a review of preclinical data. Neuropharmacology 1999; 38: 735–767.
237. **Pasquier F, Leys D.** Why are stroke patients prone to develop dementia? J Neurol 1997; 244 (3): 135–142.
238. Perls TT, Morris JN, Ooi WL, Lipsitz LA. The relationship between age, gender and cognitive performance in the very old: the effect of selective survival. J Am Geriatr Soc 1993; 41: 1193–1201.
239. **Perry G, Smith MA, MacCann CE, Siedlak SL, Jones PK, Friedland RP.** Cerebrovascular muscle atrophy is a feature of Alzheimer's disease. Brain Res 1998; 63–66.

240. **Petersen RC, Smith GE, Warring SC.** Mild cognitive impairment – clinical characterization and outcome. Archives of Neurology 1999; 56: 303–308.
241. **Petersen RC.** Mild cognitive impairment: Transition from aging to Alzheimer's disease. Neurobiology of Aging 2000; 21: 1.
242. **Pfeffer RI, Kurosaki TT, Harrah CH.** Measurement of functional activities of older adults in the community. J Gerontol 1982; 37: 323–329.
243. **Pick A.** Ueber die Beziehungen der senilen Hirnatrophie zur Aphasie. Prag Med Wschr 1892; 17: 165–167.
244. **Pickering G, Eschalier A, Dubray C.** Pain and Alzheimer's Disease. Gerontology 2000; 46: 235–241.
245. **Platt D.** Die Bedeutung der Pharmakokinetik für die medikamentöse Behandlung multimorbider geriatrischer Patienten. In: Pharmakotherapie und Alter. Platt, D. (Hrsg). Springer, Berlin – Heidelberg – New York 1993, 3–38.
246. **Platz S, Weyerer S.** Gedächtnistraining im Alter : theoretischer Hintergrund und Entwicklung eines Interventionsprogrammes für Altenheimbewohner. Z Gerontol 1990; 23: 197–203.
247. **Plendl H.** Die Pharmakotherapie der Demenz. Neurotransmitter 1999; 1: 11–14.
248. **Prince M, Rabe-Hesketh S, Brennan P.** Do antiarthritic drugs decrease the risk for cognitive decline? An analysis based on data from the MRC Treatment Trial of Hypertension in Older Adults. Neurology 1998; 50: 374–379.
249. **Pryse-Phillips W, Wahlund LO.** Other dementias. In: Diagnosis and management of dementia. Wilcock GV (Hrsg) Oxford University Press. New York 1999, 252–276.
250. **Raskind MA, Peskind ER, Wessel T.** Galantamine in AD. Neurology 2000; 54: 2261–2268.
251. **Rasmusson DX, Brandt J, Martin DB, Folstein MF.** Head injury as a risk factor in Alzheimer's disease. Brain Injury 1995; 9: 213–219.
252. **Ray WA.** Psychotherapy drug use and the risk of hip fracture. N Engl J Med 1987; 316: 363–369.
253. **Reisberg B, Ferris SH, Franssen EH.** Mortality and temporal course of probable Alzheimer's disease: a 5-year prospective study. Int Psychogeriatr 1996; 8: 291–311.
254. **Reisberg B, Windscheif U, Ferris S, Hingora VN, Stoeffler A, Moebius MJ.** Memantine in moderately severe to severe Alzheimer's disease: Results of a placebo-controlled 6-month trial. Neurobiology of Aging 2000; 21: 275.

255. **Renvall MJ, Spindler A, Ramsdell JW, Raskvan MA.** Nutritional status of non-institutionalized Alzheimer's patients. Am J Med Sci 1989; 298: 20.
256. **Retz W, Röster M, Möller H-J, Hampel H.** Rivastigmin. Arzneimittellherapie 1999; 7: 213–218.
257. **Rice DP, Fox PJ, Max W**. The economic burden of Alzheimer's disease care. Health Affairs 1993; 12: 164–176.
258. **Robinson BE.** Demenz – Diagnostik in der Praxis. Geriatrie Praxis Schweiz 1999; 6: 11–15.
259. **Rocca WA, Cha RH, Waring SC, Kokmen E.** Incidence of dementia and Alzheimer's disease: a reanalysis of data from Rochester, Minnesota 1975–1984. Am J Epidemiol 1998; 148: 51–62.
260. **Rogers J, Kirby LC, Hempelmann SR.** Clinical trial of indomethacin in Alzheimer's disease. Neurology 1993; 43(8): 1609–1611.
261. **Rogers SL, Fiedhoff LT.** Long-term efficacy and safety of donepezil in the treatment of Alzheimer's disease: an interim analysis of the results of a US multicentre open label extension study. Eur Neuropsychopharmacol 1998; 8: 67–75.
262. **Rozzini R, Ferrucci L, Losonczy K, Havlik RJ, Guralnik JM.** Protective effect of chronic NSAID use on cognitive decline in older persons. J Am Geriatr Soc 1996; 44: 1025–1029.
263. **Rubenstein LV, Calkins DR, Greenfield S.** Health Status Assessment for Elderly Patients. Report of the Society of General Internal Medicine Task Force on Health Assessment. J Am Geriatr Soc. 1988; 37: 562–569.
264. **Rudolf GAE.** Der psychogeriatrisch Kranke in der ärztlichen Sprechstunde. Vieweg, Braunschweig – Wiesbaden 1993.
265. **Rüther E, Glaser A, Bleich S, Degner D, Wiltfang J.** A Prospective PMS Study to Validate the Sensitivity for Change of the D-Scale in Advanced Stages of Dementia Using the NMDA-Antagonist Memantine. Pharmacopsychiatry 2000; 33: 103–108.
266. **Saag KG, Rubenstein LM, Chrischilles EA, Wallace RB.** Nonsteroidal antiinflammatory drugs and cognitive decline in the elderly. J Rheumatol 1995; 22: 2142–2147.
267. **Sano M, Ernesto C, Thomas RG.** A controlled trial of selegiline, alpha-tocopherol, or both as treatment for Alzheimer's disease. N EngI J Med 1997; 336(17): 1216–1222.
268. **Schäfer U.** Primäre Demenzen in der geriatrischen Krankenhausversorgung. Diss. Universität Witten/Herdecke 1994.

269. **Schneider LS, Farlow M.** Combined tacrine and estrogen replacement therapy in patients with Alzheimer's disease. Ann N Y Acad Sci 1997; 826: 317–322.
270. **Schneider LS, Farlow MR, Henderson VW, et al.** Effects of estrogen replacement therapy on response to tacrine in patients with Alzheimer's disease. Neurology 1996; 46(6): 1580–1584.
271. **Schneider LS, Pollock VE, Lyness SA.** A Metaanalysis of Controlled Trials of Neuroleptic Treatment in Dementia. J Am Geriatr Soc 1990; 38: 553–563.
272. **Schneider LS.** Meta-analysis of controlled pharmacologic trials. Int Psychogeriatr 1996; 8: 375–381.
273. **Schrader J, Kulschewski A.** Hypertonie und Demenz. Med. Welt 2000; 4: 82–86.
274. **Seltzer B, Sherwin I.** A comparison of clinical features in early- and late-onset primary degenerative dementia: one entity or two? Arch Neurol 1983; 40: 143–146.
275. **SHEP Cooperative Research Group.** Prevention of stroke by antihypertensive drug treatment in older persons with isolated systolic hypertension. JAMA 1991; 265: 3255–3264.
276. **Six P.** Psychische und somatische Folgen der Demenz vom Alzheimertyp. In: Uchtenhagen A, Jovie N. (Hrsg) Psychogeriatrie: Neue Wege – Hinweise für die Praxis. Asanger, Heidelberg 1988, 59–89.
277. **Skelly J, Flint AJ.** Urinary Incontinence associated with dementia. J Am Geriatr Soc 1995; 43: 286–294.
278. **Skoog I, Nilsson L, Palmertz B.** A population-based study of dementia in 85-years-olds. N Engl J Med 1993; 328: 153–158.
279. **Skoog I.** The prevalence of psychotic, depressive and anxiety syndromes in demented and non-demented 85-year-olds. Int J Geriatr Psychiatry 1993; 8: 247–253.
280. **Small BJ, Vitanen M, Bäckman L.** Mini-mental state examination item scores as predictors of Alzheimer's disease: Incidence data from the Kungsholmen Project. Stockholm J Gerontol 1997; 52 A: M299– M304.
281. **Small GW, Rabins PV, Barry PP.** Diagnosis and treatment of Alzheimer's Disease and related disorders. Consensus Statement of the American Association for Geriatric Psychiatry, the Alzheimer's Association and the American Geriatrics Society. JAMA 1997; 278: 1363–1371.
282. **Solomon PR, Hirschoff A, Kelly B.** A 7 minute neurocognitive screening battery highly sensitive to Alzheimer's diseases. Archives of Neurology 1998; 55: 349–355.

283. **Sparks DL.** Coronary artery disease, Hypertension, ApoE, and cholesterol: a link to Alzheimer's disease? Ann NY Acad Sci 1997; 826: 128–146.
284. **Speck CE, Kukull WA, Brenner DE.** History of depression as a risk factor for Alzheimer's disease. Epidemiology 1995; 6: 366–369.
285. **Sramek J, Cutler NR.** Recent Developments in the Drug Treatment of Alzheimer's Disease. Drugs and Aging 1999; 14: 359–373.
286. **Stadtärztlicher Dienst Zürich.** Zürich 1988.
287. **Staessen JA, Fagard R, Thijs L.** For the Systolic Hypertension in Europe (Syste-Eur) Trial Investigators. Randomized double-blind comparison of placebo and active treatment for older patients with isolated systolic hypertension. Lancet 1997; 350: 757–764.
288. **Stähelin HB.** Was sagt der Schweizer Geriater? Geriatrie Praxis Schweiz 1999; 6: 14.
289. **Starr JM, Whalley LJ.** Drug induced dementia: incidence, management and prevention. Drug Saf 1994; 11: 310–317.
290. **Steele C, Rovner B, Chase GA.** Psychiatric symptoms and nursing home placements of patients with Alzheimer's disease. Am J Psychiatr 1990; 147: 1049–1051.
291. **Stengel F.** Gedächtnis spielend trainieren. Klett Verlag, 4. Auflage 1987.
292. **Stern RG, Mohs RC, Davidson M.** A longitudinal study of Alzheimer's disease: measurement, rate, and predictors of cognitive deterioration. Am J Psychiatr 1994; 151: 416–421.
293. **Stern Y, Brandt J, Albert M, Jacobs DM, Lie X, Bell K, Marder K, Sano M.** The absence of an apolipoprotein E4 allele is associated with a more aggressive form of Alzheimer's disease. Ann Neurol 1997; 41: 615–620.
294. **Stern Y, Tang MX, Albert MS.** Predicting time to nursing home care and death in individuals with Alzheimer's disease. JAMA 1997; 277: 806–812.
295. **Stern Y, Tang MX, Denaro J, Mayeux R.** Increased risk of mortality in Alzheimer's disease patients with more advanced educational and occupational attainment. Ann Neurol 1995; 37: 590–595.
296. **Stewart WF, Kawas C, Corrada M, Metter EJ.** Risk of Alzheimer's disease and duration of NSAID use. Neurology 1997; 48: 626–632.
297. **Stoppe G, Brandt C, Staedt J**. Behavioural problems associated with dementia: the role of newer antipsychiotics. Drugs Ageing 1999; 14: 55–68.

298. **Strassburger TL.** Interactive effects of age and hypertension on volumes of brain structures. Stroke 1997; 28(7): 1410–1417.
299. **Struwe B.** Pharmakotherapie von Verhaltensstörungen bei Dementen. In: KVH aktuell Geriatrie vom 6 8. 1999, 13–17.
300. **Sultzer DL, Gray KF, Gunay I.** A double-blind comparison of trazodone and haloperidol for treatment of agitation in patients with dementia. Am J Geriatr Pschiatry 1997; 5: 60–69.
301. **Sunderland T.** Neurotransmission iin the aging central nervous system. In: Salzman C. (Hrsg) Clinical geriatric psychopharmacology. Williams & Williams, Baltimore 1992, 41–59.
302. **Svanborg A, Berg S, Mellström D.** Possibilities of preserving physical and mental fitness and autonomy in old age. In: Häfner M, Moschel G, Sartorius N. Springer, Heidelberg–New York 1986.
303. **Swartz J.** Behavioral phenomenology in Alzheimer's disease, frontotemporal dementia, and late life depression: A retrospective analysis. J Geriatr. Psych Neurol 1997; 10: 67–74.
304. **Tanya E, Froehlich BA, Robinson T, Inouye SK.** Screening for dementia in the out-patient setting: The time and change test. J Am Geriatr Soc 1998; 46: 1506–1511.
305. **Tardiff BE, Newman MF, Saunders AM.** Preliminary report of a genetic basis for cognitive decline after cardiac operations. The Neurologic Outcome Research Group of the Duke Heart Center. Ann Thorac Surg 1997; 64: 715–720.
306. **Tariot PN, Solomon PR, Morris JC.** A 5-month, randomized, placebo-controlled trial of galantamine in AD. Neurology 2000; 54: 2269–2276.
307. **Tatemichi TK, Foulkes MA, Mohr JP.** Dementia in Stroke Survivors in the Stroke Data Bank Cohort. Stroke 1990; 21: 858–866.
308. **Thal LJ, Grundman K, Klauber MR.** Dementia: characteristics of a referral population and factors associated with progression. Neurology 1988; 38: 1083–1090.
309. **Timiras PS.** Aging of the nervous system. In: Physiological Basis of Aging. Timiras PS (Hrsg). CRP Press Boca Raton, USA 1994, 103–114.
310. **Tomlinson BE, Blessend G, Roth M.** Observations on the brains of demented old people. Neurol Sci 1970; 11: 205–242.

311. **Tragl KH.** Handbuch der Internistischen Geriatrie. Springer, Wien – New York 1999, 21.
312. **Trift AG.** Risk of primary intracerebral haemorraghe associated with as aspirin and non-steroidal anti-inflammatory drugs: Case-control study. BMJ 1999; 318: 759–764.
313. **van den Berg CM, Kazmi Y, Jann MW.** Cholinesterase Inhibitors for the treatment of Alzheimer's disease in the elderly. Drugs Ageing 2000; 16: 123–138.
314. **van Duijn CM, Clayton D, Chandra V.** Familial Aggregation of Alzheimer's Disease and Related Disorders: A Collaborative R-Analysis of Case-Control Studies. International Journal of Epidemiology 1991; 20 (Suppl 2): S21–S20.
315. **van Duijn CM, Stijnen T, Hofman A.** Risk factors for Alzheimer's disease: Overview of the EURODEM collaborative re-analysis of case-control studies. Int J Epidemiology 1991; 20 (Suppl 2): 4–12.
316. **Vellas B, Riviere S.** Weight loss – editorial. In: Weight loss and eating behaviour in Alzheimer's patients. Vellas B. (Hrsg). Serdi Paris, 1998, 7–8.
317. **Vetter C.** Nikotinrezeptoren sind Dreh- und Angelpunkt. Psycho 2000; 26: 1–4.
318. **von Strauss E, Viitanen M, De Ronchi D.** Dementia is an ageing related disorder even in the oldest old: evidence from a population aged 90 years and over. Arch Neurol 1999; 56: 587–592.
319. **Wächtler C.** Demenzen. Thieme, Stuttgart 1997.
320. **Wächtler C.** Psycho- und Soziotherapie der Alzheimer'schen Krankheit. Geriatrie Praxis 1990; 2: 81–84.
321. **Wagner R., Oesterreich K.** Gesamtkonzept psychologischer Therapie: Arbeitstherapie bei dementieller Erkrankung. Altenpflege 1986; 5: 260–261.
322. **Walsh JS, Welch HG, Larson EB.** Survival of patients with Alzheimer-type dementia. Ann Intern Med 1990; 113: 429–434.
323. **Watson U.** An new method for detection of cognitive impairment. J Am Geriatr Soc 1993; 41: 1235–1240.
324. **Watson YI, Arfken CL, Birge SJ.** Clock completion: an objective screening test for dementia. Journal of the American Geriatrics Society 1993; 41: 1235–1240.
325. **Weitbrecht W-U.** Klinische Differentialdiagnose dementieller Erkrankungen unter Berücksichtigung neurophysiologischer Befunde. In: Dementielle Erkrankungen (Hrsg: Weitbrecht W-U.). Springer, Berlin – Heidelberg – New York 1988, 74–82.

326. **Weltgesundheitsorganisation, WHO.** Internationale Klassifikation psychischer Störungen. ICD 10. Kapitel V(F). Dilling, H., Mombour, W., Schmidt, M.H. (Hrsg). Huber, Bern – Göttingen – Toronto 1991.
327. **West RL, Welch DC, Yassuda MS.** Innovative Approaches to Memory Training for Older Adults. In: Cognitive Rehabilitation in Old Age. Hill D, Bäckmann L. (Hrsg). Oxford press, Oxford – New York 2000, 81–105.
328. **Wetterling T.** Delir – Stand der Forschung. Fortschr Neurol Psychiatr 1994; 62(8): 280–289.
329. **Wettstein A.** Cholinesterasehemmer und Ginkgoextrakte. Fortschr Med 1999; 5: 48–49.
330. **White H, Pieper C, Schmader KA.** A longitudinal analysis of weight change in Alzheimer's disease. J Am Geriatr Soc 1997; 45: 531–532.
331. **Whitehouse PJ, Price DL, Clark AW, Coyle JT.** Alzheimer's disease: evidence for selective loss of cholinergic neurons in the nucleus basalis. Ann Neurol 1998; 10: 122–126.
332. **WHO.** Draft of the International Classification of Diseases, 10th revision (ICD10), Genova 1989.
333. **Wiesehahn I, Lüttje D.** Harninkontinenz. Z Allg Med 1997; 73: 344–353.
334. **Williamson J, Chopin JM.** Adverse reactions to prescribed drugs in the elderly: a multicentre study. Age Ageing 1980; 9: 73–80.
335. **Williams-Russo P, Urquhart BL, et al.** Postoperative delirium: Predictors and prognosis in elderly orthopedic patients. J Am Ger Soc 1992; 40: 759–767.
336. **Winblad B, Poritis N.** Memantine in severe dementia: results of the 9M-best study (benefit and efficacy in severly demented patients during treatment with memantine). Int J Geriatr Psychiatry 1999; 14: 135–146.
337. **Wind AW, Schellevis FG, van Staveren G.** Limitations of the Mini-Mental State Examination in diagnosing dementia in general practice. International Journal of Geriatric Psychiatry 1997; 12: 101–108.
338. **Wragg RD, Jeset DV.** Overview of depression and psychosis in Alzheimer's disease. Am J Psychiatr 1989; 146: 577–587.
339. **Yaffee K, Sawaya G, Lieberburg I, Grady D.** Estrogen therapy in postmenopausal women. Effects on cognitive function and dementia. JAMA 1998; 279: 688–695.
340. **Yesavage JA, Tinklenberg JR, Hollister LE, Berger PA.** Vasodilatators in senile dementia. Arch Gen Psychiatry 1979; 36: 220–223.

341. **Yesavage JA.** Gedächtnisstörungen im Alter: Therapeutische Ansätze. Der ältere Patient in der Allgemeinpraxis. In: Meier-Ruge W. (Hrsg). Karger, Basel 1987.
342. **Yesavage JA.** Geriatrie Depression Scale. Psychopharmacol Bull 1988; 24: 709–711.
343. **Zgola JM.** Etwas tun!: Die Arbeit mit Alzheimerkranken und anderen chronisch Verwirrten. Übersetzung von Martin U, mit einem Vorwort von Martin M. Huber, 1. Auflage Bern – Stuttgart – Toronto 1989.
344. **Zimmer R.** Ätiologie und Pathogenese der Alzheimer'schen Krankheit. In: Der dementielle Patient. H Gutzmann ((Hrsg). H. Huber, Bern – Göttingen – Toronto 1992, 51–57.

Register

A

ACE-Hemmer 37, 136 f.
Acetylcholin 129
Acetylcholinesterase 129
Acetylsalicylsäure (ASS) 135
Adaptation 175, 180
ADL-Skalen 102
Adrenozeptorenblocker 37
Aggressivität 53 f.
Agitation 51 f., 55
Aktivierung 112 f.
Aktivitäten des täglichen Lebens (ADL) 101 ff., 116
Alkoholkonsum 31
Allein leben 183 f.
Allgemeinbehandlung 116 f.
Alltagskompetenz 98
Alpha-Adrenozeptoren 126
Altenheim 192 ff.
Altern, normales 15, 18
Alternsprozess, physiologischer 15 ff.
„Altersdemenzen“ 38
Alzheimer-Demenz 26
Alzheimer-Gesellschaft 180, 205
Alzheimer-Krankheit 38, 40 ff.
– neurologische Symptome 41 f.
– Prodromalsymptome 40
– Progression 41
– Risikofaktoren 40 f.
– Stadien der – 42
– Teilleistungsschwächen 41
– Verlauf 40
Anamneseerhebung 73
Angehörige
– Arbeit mit – 175 f.
– Befragung der – 73
– Belastung der – 176 ff.
– Beratung der – 175, 180
– Reaktionen der – 177
– Rolle der – 175
– Situation der – 176
– Unterstützung der – 180 f.
– Verhaltenshinweise für – 180 f.
Angst 51 f., 139 ff.
Angstzustände 52
Antidementiva 123 ff.
Antidepressiva 141, 142 f.
– trizyklische 142 f.
Antihypertensiva
– zerebroprotektive Eigenschaften von – 35 f.
antihypertensive Therapie 35 ff.
Antioxidanzien 33 f.
Antriebsarmut 53
Antriebsstörungen 55f., 139 ff.
Apathie 53, 55, 61
Apo-E-Polymorphismus 40
Apolipoprotein E4 (Apo-E4) 19, 29, 31, 34, 40 f.
Apolipoprotein-E-Status 19
Appetitlosigkeit 170
Arbeitstherapie 156 f.
arterielle Hypertonie 34 f.
Arteriosklerose 34

Arzneimitteleffekte im Alter 120
Arzneimittelinteraktionen 121
Arzt-Patient-Konflikt 68
Assoziationsareal, motorisches 16
Austrocknung s. Dehydratation
Autofahren 184
Autoregulation, eingeschränkte 36 f.

B

Barthel-Index 103 ff.
„Befindlichkeit" 108
Begleitmedikation 96
Begleitsymptome 49 ff., 63
Behandlung, psychosoziale 146 ff.
Belastung, familiäre 28 f., 64 f.
Benzodiazepine 141 f.
Beschäftigungen, „natürliche" 196
Betreuung 114, 188
Betreuungsgesetz 187 f.
Bewegungsstörungen 60, 143 f.
– Behandlung von – 144, 157 ff.
Bewegungstherapie 157 ff.
Binswanger-Krankheit 46 f.
Blutdruckeinstellung 35 ff.
– bei zerebralen Gefäßveränderungen 36 f.
Blutdrucksenkung s. antihypertensive Therapie

C

Cholinesterasehemmer 129 ff.
Co-Dergocrin 125 f.
CT (Computertomographie) 45, 48, 72, 86

D

Defizit-Ressourcen-Modell 165
Dehydratation 172 f.
Dekubitalgeschwüre
– Prophylaxe von – 189
Delir 88 ff.
– diagnostische Kriterien 90
– Therapiemaßnahmen 91
delirante Syndrome
– Auslöser 96
Demenz
– bei internistischen Erkrankungen 39
– bei neurologischen Erkrankungen 39
– Definition 21 ff.
– Diagnose 66 ff.
– degenerative – 38
– Formen der – 38 ff.
– Kosten 27
– primäre – 70
– Reversibilität 21 f.
– Schweregrade der – 98
– sekundäre – 39
– Stadien der – 98 ff.
– Synonyme 21
– vaskuläre – 39, 46 ff.
– vom Alzheimer Typ (DAT) 40 ff.
Demenzentwicklung 18 f.
Demenzkriterien
– nach DSM-IV-R 23 f.
– nach ICD-10 22

Demenzsyndrom 22, 66, 68 f.
Demenzursachen, behandelbare 39
Depression 32, 91 ff.
- Behandlung 142 f.
- beim Alterspatienten 91 f.
- Symptome 91
Depressionsskala, geriatrische 92, 94 f.
depressive Symptome 51 ff.
- Häufigkeit 51 f.
Diabetes mellitus 37
Diagnosekriterien
- Alzheimer-Demenz 71
- vaskuläre Demenz 71
Diagnoseschema 71 f.
Diagnosesysteme
- DSM-IV-R 22 ff.
- ICD-10 22, 197
Diagnoseweg 70
diagnostische Instrumente 66
Differenzialdiagnose
- akute vs. chronische Verwirrtheit 88 ff.
- Depression vs. Demenz 91 ff.
Donepezil 130
Druckstellen 189

E

Eigenanamnese 72 f.
Einrichtungen, stationäre 192 ff.
Einzelinfarkte, strategische 47 f.
„Emotionale Inkontinenz“ 47
Empathie 182
Enthemmung 46, 56
epileptische Anfälle 57, 145
Erkrankungen, dementielle
- Häufigkeit 24 ff.
Erlebnistraining 155 f.
Ernährung 165 ff.
- Schwerpunkte der - 168 ff.
Ernährungstherapie 170 ff.
- Ergänzungsdiäten 170
- Grundsätze der - 171
- nasogastrische Sonde 171
- perkutane endoskopische Gastrostomie (PEG) 171 f.
Erstuntersuchung 69

F

Fähigkeiten
- funktionelle 102
- kognitive 17
Fahrtauglichkeit 185
Fehleinschätzung 178
Fehlidentifikationen s. Verkennungen
Folsäure 31 f.
Forschung, epidemiologische 24
Fragebogen zur Verlaufskontrolle in den Bereichen Aphasie, Apraxie, Agnosie 84 ff.
Frakturrisiko 61
Fremdanamnese 73 f.
Frontallappendegeneration (FLD) 44
frontotemporale Demenz 44 f.
- klinische Symptome 44
- Kriterien der - 45
Frühdiagnose 67 f.

Functional Assessment Questionnaire (FAQ) 102 f.

G

Galantamin 131 f.
Gangschulung 160
Gangstörungen 60 f.
gastrokolischer Reflex 58
Gedächtnisprüfung 69
Gedächtnisspiele 148 ff.
Gedächtnisstörungen 40
Gedächtnistraining nach Stengel 148 ff.
– Formulierung 152
– Konzentration 150
– Merkfähigkeit 151 f.
– Reproduktion von Gedächtnisinhalten 152
– Wortfindung 151
Gefahrenquellen 191
Gehhilfe 160
„Geriatric Depression Scale“ (GDS) 92, 94 f.
Geriatrisches Assessment 192
Gesamtbehandlungsplan 110
Geschäftsfähigkeit 187, 188
Geschlechtsunterschiede 25, 28, 64
Gesprächsführung 68
Gesundheitsverhalten 37
Gewichtskontrolle 109
Gewichtsverlust 52, 165 f.
Ginkgo-biloba-Extrakt 127 f.
Global Deterioration Scale (GDS) 20, 198 f.
Glutamat 132 f.
Gruppenfähigkeit 153 f.
Gruppengymnastik 161
Gruppentherapie 157

H

Halluzinationen 43, 54, 139 ff.
Harndrang 58
Harninkontinenz 57 f.
– Behandlung der – 144 f.
Haushaltstraining 154
Haustiere 186 f.
Hilfsmittel 160
Hilfsorganisationen 180, 203 ff.
Hippocampus 19
Hippocampusatrophie 86
Hirnatrophie, mediotemporale 19
Hirninfarkt, ischämischer 48
Hirnleistungsstörung 21, 68, 76
Hirnrinde 16
Hirnvolumen
– Abnahme des – 16
Hochbetagte 18
Hypertonie 34 ff.
Hypokinese 61
Hypoproteinämie 169
Hypovolämie 168, 169

I

Informationsverarbeitung 15, 17
Integration 108
Intelligenz
– „flüssige“ 17
– “kristallisierte” 17 f.
Intelligenzniveau, prämorbides 76
Intimsphäre 188
Inzidenz 24 f.
Inzidenzraten, altersabhängige 26

Ischämieskala nach Hachinski 75
ischämischer Insult
– Demenzrisiko 48 f.
Isolation 153, 155

K

Kalziumantagonisten 36, 131 f.
Kalziumeinstrom, pathologischer 132 f.
kardiovaskuläre Erkrankungen 34
Kleidung 190
Kognition 17
– eingeschränkte 18
kognitive Milieutherapie 165
– praktisches Vorgehen 166
kognitive Störungen 40
– leichte 18 ff.
– Erfassung 19 f.
– Prävalenz 18 f.
Kommunikation 153
– nonverbale – 154 f.
Komorbidität 37
Konzentration 150
Koordinationstraining 155
Körpergewicht 109
Körperpflege 188 ff., 194
– praktische Tipps 189
Krankenhaus 192 ff., 195
Kurzzeittests 201 f.

L

Laboruntersuchungen 74 f.
– obligatorische 75
Lebensqualität 107, 111, 115
Leistungsminderung, reversible neuropsychologische 22, 39
Leukoaraiose s. Binswanger-Krankheit
Lewy-Körperchen 43
Lewy-Körper-Demenz 42 ff.
– Kriterien der – 43 f.
– Therapie 44
Lupus erythematodes 48

M

Magensonde 170 ff.
Mahlzeiten 196
– Einnahme der – 168
Mangel
– an Folsäure 31
– an Vitamin B_6 31
– an Vitamin B_{12} 31
Mangelernährung 167
Medikamente
– kognitive Beeinträchtigung durch – 97
– neurologische Symptome durch – 61
Memantine 133 ff., 144, 146
Merkfähigkeit 151
Miktionsprotokoll 162
Mini-Mental-Status nach Folstein 78 ff.
Morbus Parkinson s. Parkinson-Krankheit
Morbus Pick 38, 44
Multiinfarkt-Demenz 47
Multimorbidität 37, 96
– medikamentöse Behandlung der – 120 ff.
Mundhygiene 189

N

Nahrungsmitteleiweiße 169
Flüssigkeitsmangel 172 f.
Natriummangel 174
Nebenwirkungen 120, 138
Nervenbahnen, cholinerge 129
Neuerkrankungsrisiko 24
neurale Plastizität 15
neurogene fäkale Inkontinenz 59, 163 f.
Neuroleptika 139 ff.
– atypische 139, 140 f.
– niederpotente 140, 142
Neuroleptika-Hypersensitivität 140
Neurotransmission 15 f.
Nicergolin 126 f.
nicht-kognitive Störungen 50 f.
– medikamentöse Therapie 138 ff.
nicht-steroidale Antirheumatika 135
Nimodipin 131 f.
NMDA-Rezeptorantagonisten 132 ff.
Nootropika 123 ff.
Nürnberger Altersinventar (NAI) 83
Nutzen-Risiko-Relation 117 f.

O

Obstipation 59
– Behandlung der – 164
Organpräparate 137
Organveränderungen, altersphysiologische 120
Orientierungshilfen 193
Orientierungsstörungen 40
orthostatische Dysregulationen 37
Östrogen 135 f.
Östrogen-Substitution 32 f.

P

P-450-System 130
Panikreaktionen 56
„paradoxe Diarrhö“ 59
paranoide Selbsttäuschung 53
Parkinson-Krankheit 38, 42 f.
Patienten, hochbetagte 26
Patientenwillen, mutmaßlicher 118
Pentoxifyllin 136
Perkutane endoskopische Gastrostomie (PEG) 171 f.
Persönlichkeitsveränderungen 56 f., 74
PET (Positronen-Emissions-Tomographie) 45, 47, 72
Pflegepersonal 193 ff.
Pharmakokinetik, veränderte 120
Pharmakotherapie 119
– Grundsätze der – 121
Pick-Erkrankung s. Morbus Pick
Pick-Zellen 44
Piracetam 128

Polypragmasie 121
Prävalenz 24 f.
– von Begleiterkrankungen 95
Prävalenzraten, altersspezifische 24
Prävention 35 f.
Primärsymptome 99 ff.
Prognose 61 ff.
– individuelle 62
Prophylaxe 28, 34
– von Dekubitalgeschwüren 189
Protektive Faktoren
– Antioxidanzien 33 f.
– nicht-steroidale Antiphlogistika 32 f.
– Östrogen-Substitution 32 f.
– Vitamin C 33
– Vitamin E 33
„Pseudodemenz" 92 f.
psychometrische Tests 19 f., 77 f.
Psychopharmaka 16, 61
psychosoziales Training 156
Pyritinol 128

R

Rauchen 31, 185 f., 191
Realitätsorientierungstraining (ROT) 152 ff.
Rehabilitation 118 f.
– psychosoziale 146 ff.
Rektogramm 59
Renin-Angiotensin-System 136
Reserpin 37
Resignation 179
Rezeptoren 15
Risikofaktoren 28 ff.
– Alter 28
– Apo E4 29
– chronischer Mangel an Vitamin B_6, B_{12} und Folsäure 31
– depressive Störungen 32
– Diabetes mellitus 37
– familiäre Belastung 28 f.
– geringe Schulbildung 30
– kardiovaskuläre Erkrankungen und Hypertonie 34
– Kopfverletzungen 29
– übermäßige Zufuhr von Aluminium 29 f.
– Zinkdefizit 30
Rivastigmin 130
Rückzug, sozialer 52
„Ruhigstellung" 112
„Rund-um-die-Uhr"-Pflege 100

S

„Sandoz Clinical Assessment Geriatric"-Skala (SCAG) 82 f.
Schlafstörungen 52, 54 f.
– Behandlung von – 55
– „Sun-Downing-Phänomen" 54
Schlaf-Wach-Rhythmus
– Störung des – 142
Schmerzen 122
Schmerztherapie 122
Schulbildung 18, 30, 64
Screening-Verfahren 77 ff.
Sekundärsymptome 99 ff.
Selbsthilfegruppe 180
Selbsthilfetraining 154, 193, 194

Selegelin 136
Selektive Serotonin-Wiederaufnahme-Hemmer (SSRI) 140, 141, 142
Sondenernährung
– Komplikationen der – 172
Spaziergänge 160, 196
SPECT (Single-Photon-Emissions-Tomographie) 45, 47, 72
Sprachstörungen 40, 60
Stadium der Demenz
– Endstadium 101
– fortgeschrittenes – 99 f.
– frühes – 99
– spätes – 100 f.
Sterbealter 27 f.
Stuhlinkontinenz 58 f.
– Maßnahmen bei – 163
Stürze 61, 190
subklinische kognitive Defizite 18
subkortikale vaskuläre Enzephalopathie s. Binswanger-Krankheit
Symptome, begleitende 108
Symptommuster 24
Syndrom, demenzielles 24
Syndrom-Kurztest nach Erzigkeit 19 f., 81 f.

T

Tacrin 129 f.
Tageslauf, strukturierter 195 f.
Tagesstruktur 195 f.
„Testbatterie“ 83, 107
testpsychologische Untersuchung 75 ff.
Therapie
– Grundregeln der – 115
Therapieansatz, ganzheitlicher 112, 115 f.
Therapieaufklärung 113 ff
– Dokumentation 114
Therapiekontrolle 107 ff.
Toilettentraining
– bei Harninkontinenz 162
– bei Obstipation 164 f.
Training, kognitives 20
Trainingsverfahren, psychologische 110
Transmittersysteme 16, 125
Treppensteigen 160

U

Überaktivierung 52
Überlebenszeit 62, 65
Uhrentest nach Watson 81
Umgang mit Geld 186
„Umherwandern“ 55
Unabhängigkeit 103
Unfallrisiko 190
Unfallverhütung 190 ff.
– praktische Tipps 191
Unruhezustände, motorische 55
Untersuchungen, apparative
– Alzheimer-Demenz 86
– vaskuläre Demenz 86 f.

V

Validation nach Feil 182 f.

vaskuläre Demenzen 46 ff., 74 f.
- Bedeutung 38
- Kriterien 71
- Verlauf 46
- Multiinfarkt-Demenz 47
- strategische Einzelinfarkte 47 f.
- subkortikale vaskuläre Enzephalopathie 46 f.
- Vaskulitiden 48
Veränderungen, zerebrale 15 f.
Vergesslichkeit 74
Verhalten
- aggressives 54
- überforderndes 179
- unterforderndes 179
Verhaltensstörungen 45
- soziale - 56
Verkennungen 57
Verlangsamung 53
Verlaufsbeobachtung 20, 79
Verlaufskontrolle 107 ff.
Vermögensverwaltung 186
Verwirrtheitszustand, akuter 192 f.
Vitamin B_6 31 f.
Vitamin B_{12} 31 f.
Vitamin C 33
Vitamin E 136
Vormundschaftsgericht 188

W

Wahn 53 f., 139 ff.
Wahrnehmungstraining 154 f.
Wasserverarmung s. Dehydratation
Wortfindung 151
Wortfindungsstörungen 40

Z

Zahnprothese 189 f.
Zerstreutheit 150
Zimmerpflege 194
Zusatznahrung 170